Temporomandibular Joint Disorders
Principles and Current Practice

当代颞下颌关节疾病
诊疗原则与实践

主　编　[印度] 达尔潘·巴尔加瓦（Darpan Bhargava）
主　译　焦　凯
副主译　王　爽　曾　光　叶青松
译　者　（按姓氏笔画排序）
　　　　马璋玉　王　燕　王文芳　王可心　王演怡　卢伟诚
　　　　朱培香　任江炎　刘宇博　闫舰飞　孙唯夫　李　煌
　　　　李宝东　李明瑶　杨宇轩　吴梦婕　冷　静　辛乾英
　　　　沈　佩　张红梅　张海娟　苗泽垚　郑吉驷　贺　燕
　　　　夏雪妍　黄晴苡　韩苗苗　韩潇潇　覃文聘　程钰迅
　　　　焦子先

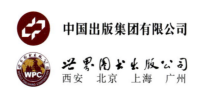

图书在版编目 (CIP) 数据

当代颞下颌关节疾病诊疗原则与实践 / (印度) 达尔潘·巴尔加瓦 (Darpan Bhargava) 主编; 焦凯主译. -- 西安: 世界图书出版西安有限公司, 2025.2. -- ISBN 978-7-5232-1872-3

I. R782.6

中国国家版本馆 CIP 数据核字第 20259QX072 号

First published in English under the title
Temporomandibular Joint Disorders: Principles and Current Practice, by Darpan Bhargava, 1st edition
Copyright © The Editor(s) (if applicable) and The Author(s), under exclusive license to Springer Nature Singapore Pte Ltd. 2021
This edition has been translated and published under licence from Springer Nature Singapore Pte Ltd.
Springer Nature Singapore Pte Ltd. takes no responsibility and shall not be made liable for the accuracy of the translation.

书　　名	**当代颞下颌关节疾病诊疗原则与实践** DANGDAI NIEXIAHE GUANJIE JIBING ZHENLIAO YUANZE YU SHIJIAN
主　　编	[印度] 达尔潘·巴尔加瓦 (Darpan Bhargava)
主　　译	焦　凯
责任编辑	杨　菲
装帧设计	绝色设计
出版发行	世界图书出版西安有限公司
地　　址	陕西省西安市雁塔区曲江新区汇新路 355 号大夏国际中心 B 座
邮　　编	710061
电　　话	029-87214941　029-87233647 (市场营销部) 029-87234767 (总编室)
网　　址	http://www.wpcxa.com
邮　　箱	xast@wpcxa.com
经　　销	新华书店
印　　刷	西安金和印务有限公司
开　　本	787mm×1092mm　1/16
印　　张	18.5
字　　数	450 千字
版次印次	2025 年 2 月第 1 版　2025 年 2 月第 1 次印刷
版权登记	25-2024-292
国际书号	ISBN 978-7-5232-1872-3
定　　价	238.00 元

医学投稿　xastyx@163.com ‖ 029-87279745　029-87285296
(如有印装错误, 请寄回本公司更换)

致我的祖父母

Harishankar Bhargava-Gopi Bhargava
P.N. Sharma-Ramakanti Sharma 博士

主 编 Chief Editor

Darpan Bhargava
Clinical Director
TMJ Consultancy Services
Bhopal, Madhya Pradesh
India

Associate Professor, Oral and Maxillofacial Surgery
People's College of Dental Sciences and Research Centre, People's University
Bhopal, Madhya Pradesh
India

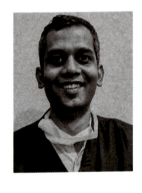

Darpan Bhargava 博士毕业于金钠伊的米纳克希·阿玛尔牙科医学院，获得口腔颌面外科学士学位和硕士学位。他是泰米尔纳德邦 MGR 博士医科大学（本科）和金钠伊米纳克希高等教育与研究学院（研究生）的优秀毕业生，并荣获金奖。他拥有格拉斯哥皇家内外科医学院颁发的口腔颌面外科会员资质，并在医院管理和临床研究领域获得硕士学位。他因将双混合神经阻滞引入下颌麻醉而闻名。目前，他是印度中央邦博帕尔人民大学口腔科学与研究中心人民学院口腔颌面外科副教授和临床顾问，已发表了 80 多篇学术文章。

Darpan Bhargava 博士拥有印度首个颞下颌关节假体手术技术的专利和版权。他因在"使用 DARSN TM 关节假体对印度次大陆患者进行人工颞下颌关节重建的可预测性和可行性"方面的杰出研究，获得了金钠伊米纳克希大学的博士学位。

共同作者 Contributors

Nikita Agrawal Department of Pediatric Dentistry, People's College of Dental Sciences and Research Centre, Bhopal, Madhya Pradesh, India

Rajkumar Ahirwal Department of Anaesthesiology and Critical Care, Gandhi Medical College and Associated Hospitals, Bhopal, Madhya Pradesh, India

P. Anantanarayanan Anantan Dental and Facial Surgery, Chennai, Tamil Nadu, India
Oral and Maxillofacial Surgery, Meenakshi Ammal Dental College and Hospital, Chennai, Tamil Nadu, India

M. Anthony (Tony) Pogrel Department of Oral and Maxillofacial Surgery, University of California, San Francisco, CA, USA

Vishal Bansal Department of Oral and Maxillofacial Surgery, Swami Vivekanand Subharti University, Meerut, Uttar Pradesh, India

Ajay Bhambal Department of Public Health Dentistry, People's College of Dental Sciences and Research Centre, People's University, Bhopal, Madhya Pradesh, India

Mimansa Bhoj Department of Oral and Maxillofacial Surgery, ITS CDSR, Muradnagar (Ghaziabad), Uttar Pradesh, India

Ramesh Chowdhary Branemark Osseointegration Centre, Bengaluru, Karnataka, India
Department of Prosthodontics, Rajarajeswari Dental College and Hospital, Bengaluru, Karnataka, India

Aashna Dhingra Nationwide Quality of Care Network (NQOCN), Delhi, India

George Dimitroulis Maxillofacial Surgery Unit, Department of Surgery, St. Vincent's Hospital Melbourne, The University of Melbourne, Melbourne, Australia
Epworth-Freemasons Hospital, East Melbourne, VIC, Australia

A. Einstein Oral Pathology and Microbiology, Thai Moogambigai Dental College and Hospital, Dr. MGR Educational and Research Institute, Chennai, Tamil Nadu, India

P. Elavenil Anantan Dental and Facial Surgery, Chennai, Tamil Nadu, India
Oral and Maxillofacial Surgery, SRM Dental College and Hospital (Ramapuram Campus), Chennai, Tamil Nadu, India

Suhani Ghai Dharamshila Narayana Superspeciality Hospital, New Delhi, India

Himanta Ghritlahare Oral Pathology and Microbiology, Government Dental College, Raipur, Chhattisgarh, India

Saloni Gupta Department of Oral and Maxillofacial Surgery, Swami Vivekanand Subharti University, Meerut, Uttar Pradesh, India

Preeti Gurjar Oral and Maxillofacial Surgery, TMJ Consultancy Services, Bhopal, Madhya Pradesh, India

Shoomali Hassan Oral Pathology and Microbiology, Bhabha College of Dental Sciences, Bhopal, Madhya Pradesh, India

Rahul Hegde D Y Patil College of Dental Sciences, Pune, Maharashtra, India

Prashant Prakash Jaju Oral Medicine and Radiology, Rishiraj College of Dental Sciences and Research Centre, Bhopal, Madhya Pradesh, India

Sushma Prashant Jaju Conservative Dentistry and Endodontics, Rishiraj College of Dental Sciences and Research Centre, Bhopal, Madhya Pradesh, India

S. Karthiga Kannan Oral Medicine and Radiology, Dental Education Department, College of Dentistry, Majmaah University, Al Majma'ah, Saudi Arabia

Ankit Kapoor Department of Oral and Maxillofacial Surgery, Swami Vivekanand Subharti University, Meerut, Uttar Pradesh, India

Ganesh Koneru Department of Oral and Maxillofacial Surgery, Sibar Institute of Dental Sciences, Guntur, Andhra Pradesh, India

Shail Kumari CHC, Kalyanpur, Kanpur, Uttar Pradesh, India

Vaishnavi Devi Majeti Department of Oral and Maxillofacial Surgery, Lenora Institute of Dental Sciences, Rajahmundry, Andhra Pradesh, India

R. Manikandhan Department of Oral and Maxillofacial Surgery, Meenakshi Ammal Dental College and Hospital, Chennai, Tamil Nadu, India

Craniofacial Surgery, Meenakshi Ammal Dental College and Hospital, Chennai, Tamil Nadu, India

Shubhangi Mhaske Oral Pathology and Microbiology, People's College of Dental Sciences and Research Centre, People's University, Bhopal, Madhya Pradesh, India

Louis G. Mercuri Department of Orthopaedic Surgery, Rush University Medical Center, Chicago, IL, USA

Sunil Kumar Mishra Department of Prosthodontics, Rama Dental College, Hospital and Research Centre, Kanpur, Uttar Pradesh, India

Kishore Moturi Department of Oral and Maxillofacial Surgery, Vishnu Dental College, Bhimavaram, Andhra Pradesh, India

R. S. Neelakandan Meenakshi Academy of Higher Education and Research (Meenakshi University), Chennai, Tamil Nadu, India

Department of Oral and Maxillofacial Surgery, Meenakshi Ammal Dental College and Hospital, Chennai, Tamil Nadu, India

Daniel Oren Oral and Maxillofacial Surgery, Oral Medicine and Dentistry Institute, Galilee Medical Center, Nahariya, Israel

The Azrieli Faculty of Medicine, Bar-Ilan University, Zefat, Israel

Abhay Kumar Pandey NCD, Sadar Hospital, Govt of Jharkhand, Ranchi, Jharkhand, India

Ankit Pandey Amrit Dental and TMJ Centre, Bhopal, Madhya Pradesh, India

Prateeksha Pawar Oral and Maxillofacial Surgery, TMJ Consultancy Services, Bhopal, Madhya Pradesh, India

Kanak Pushkarna Rishiraj College of Dental Sciences and Research Centre, Bhopal, Madhya Pradesh, India

Rahul Rochani Sparkle Dental Hub and Centre for Excellence in Orthodontics, Bhopal, Madhya Pradesh, India

M. Fatih Şentürk Oral and Maxillofacial Surgery, Ankara Yıldırım Beyazıt University Faculty of Dentistry, Ankara, Turkey

Ratna Sharma Department of Psychology, The Sanskaar Valley School, Bhopal, Madhya Pradesh, India

Yogesh Sharma Department of Dentistry, Netaji Subhash Chandra Bose Medical College, Jabalpur, Madhya Pradesh, India

Sudeep Shrivastava Fellow, OM Multispeciality Head and Neck Surgery Centre, Ahmedabad, Gujarat, India

Trilok Shrivastava Department of Orthodontics, People's College of Dental Sciences and Research Centre, People's University, Bhopal, Madhya Pradesh, India

Vankudoth Dal Singh Department of Oral and Maxillofacial Surgery, Lenora Institute of Dental Sciences, Rajahmundry, Andhra Pradesh, India

Beena Sivakumar Department of Oral and Maxillofacial Surgery, Meenakshi Ammal Dental College and Hospital, Chennai, Tamil Nadu, India

Surabhi Somkuwar Department of Dentistry, All India Institute of Medical Sciences, Raipur, Chhattisgarh, India

Samer Srouji Oral and Maxillofacial Surgery, Oral Medicine and Dentistry Institute, Galilee Medical Center, Nahariya, Israel

Galilee College of Dental Sciences, Galilee Medical Center, Nahariya, Israel

The Azrieli Faculty of Medicine, Bar-Ilan University, Zefat, Israel

Bone Regeneration Lab, Galilee Medical Center, Nahariya, Israel

Shaji Thomas Department of Oral and Maxillofacial Surgery, People's College of Dental Sciences and Research Centre, People's University, Bhopal, Madhya Pradesh, India

Parimala Tyagi Department of Pediatric Dentistry, People's College of Dental Sciences and Research Centre, Bhopal, Madhya Pradesh, India

译者名单 Translators

主　译　焦　凯（空军军医大学唐都医院）
副主译　王　爽（西安交通大学口腔医院）
　　　　　曾　光（空军军医大学唐都医院）
　　　　　叶青松（武汉大学人民医院）
译　者　（按姓氏笔画排序）
　　　　　马璋玉（空军军医大学唐都医院）
　　　　　王　燕（空军军医大学唐都医院）
　　　　　王文芳（西安交通大学口腔医院）
　　　　　王可心（空军军医大学唐都医院）
　　　　　王演怡（南京大学医学院附属口腔医院）
　　　　　卢伟诚（空军军医大学唐都医院）
　　　　　朱培香（南京大学医学院附属口腔医院）
　　　　　任江炎（南京大学医学院附属口腔医院）
　　　　　刘宇博（空军军医大学唐都医院）
　　　　　闫舰飞（空军军医大学口腔医院）
　　　　　孙唯夫（空军军医大学唐都医院）
　　　　　李　煌（南京大学医学院附属口腔医院）
　　　　　李宝东（空军军医大学唐都医院）
　　　　　李明瑶（空军军医大学唐都医院）
　　　　　杨宇轩（西安交通大学口腔医院）
　　　　　吴梦婕（浙江大学医学院附属口腔医院）
　　　　　冷　静（空军军医大学唐都医院）
　　　　　辛乾英（空军军医大学唐都医院）
　　　　　沈　佩（上海交通大学医学院附属第九人民医院）
　　　　　张红梅（空军军医大学唐都医院）
　　　　　张海娟（西安交通大学口腔医院）
　　　　　苗泽垚（西安交通大学口腔医院）
　　　　　郑吉驷（上海交通大学医学院附属第九人民医院）
　　　　　贺　燕（武汉科技大学天佑医院）
　　　　　夏雪妍（浙江大学医学院附属口腔医院）
　　　　　黄晴苡（浙江大学医学院附属口腔医院）
　　　　　韩苗苗（南京大学医学院附属口腔医院）
　　　　　韩潇潇（空军军医大学唐都医院）
　　　　　覃文聘（空军军医大学唐都医院）
　　　　　程钰迅（空军军医大学唐都医院）
　　　　　焦子先（上海交通大学医学院附属第九人民医院）

主译简介 Chief Translator

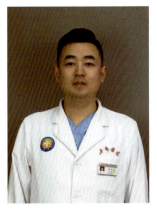

焦凯，空军军医大学第二附属医院（唐都医院）口腔科主任，支部书记，口腔医学教研室主任，博士生导师，研究员。全球前 2% 科学家，国家"万人计划"青年拔尖人才，军队青年科技英才，陕西省杰出青年科学基金获得者，陕西省科技新星，空军高层次人才，国家自然科学基金同行评审专家。

主要从事口颌面慢病发病机制及防治策略研究。近 5 年以通信作者发表科技论文 48 篇（单篇最高 IF 为 32.085 分，IF>10 分的 16 篇，累计 IF 为 376 分，累计他引 3200 余次）。主持国家重点研发计划课题 1 项，国家自然科学基金青年及面上项目 5 项，国家临床医学研究中心重点项目 2 项，军队后勤科研重点项目子课题 1 项，军队青年拔尖项目 2 项。荣获中华口腔医学会科技奖一等奖，陕西省科技进步一等奖，陕西省科技创新团队，"三秦学者"创新团队，2017 及 2019 年度陕西省优秀学术论文二等奖，陕西省优秀博士学位论文，世界牙科研究协会联合利华奖，中华口腔医学会登士柏青年人才奖，全国医药卫生青年论坛二等奖等。获授权国际发明专利 3 项，国家发明专利 26 项，其中 16 项为第一发明人。

长期从事《口腔解剖生理学》《口腔黏膜病学》及《口腔系统疾病》理论及（临床）实践教学；主持教学课题 5 项，发表 11 篇教学论文，以副主编身份参编教学专著 1 部，参编专著 9 部；获陕西省教学成果二等奖 1 项。

序 言 Foreword

  我很荣幸能为这本关于颞下颌关节问题的全新教材撰写序言。本书简洁明了，结构清晰，以清晰的逻辑简化了这个复杂的话题，无疑是对相关文献的宝贵补充。令人遗憾的是，颞下颌关节疾病仍然普遍存在，且病理机制仍未完全明晰。颞下颌关节在人体中是独特的，它具有关节盘结构，且双侧联动；当牙齿咬合时，关节可能被迫处于非最佳位置，是人体中唯一具有此特征的关节；此外，它是唯一没有被骨科手术专业纳入常规治疗范围的关节。

  然而，近年来，颞下颌关节疾病的诊断和治疗理念不断发展。目前，这些问题不再被单纯归类为咬合问题（𬌗学问题），而是更倾向于被视为生物学问题。因此，颞下颌关节疾病的诊疗更加趋近于其他关节疾病的诊疗。整体而言，此类疾病可以分为两类：关节周围肌肉及韧带的疾病，关节内部的疾病。通常，肌肉和韧带疾病可以通过多种非手术方法治疗，而关节内部疾病则主要通过手术方法治疗。本教材系统地阐述了这些疾病，并涵盖了近年来手术技术的新进展，包括关节镜手术和人工关节置换。我衷心祝愿这本新教材取得圆满成功。

M. Anthony（Tony）Pogrel
美国加利福尼亚州旧金山大学口腔颌面外科

前言 Preface

萨拉斯瓦蒂女神，赐福者，愿望的实现者，向您致敬；
保佑我，我将开始我的学业，愿我学有所成。

祝愿本书的读者均能取得辉煌的成就。

本书汇集了我多年来在颞下颌关节疾病治疗方面的经验以及相关循证医学资料。全书包含简明扼要的理论知识，更重要的是，结合临床实践，详细阐述了治疗技巧。目前，在知道或执行所需的治疗措施之前，深入了解如何正确诊断颞下颌关节疾病仍然是一个至关重要的问题。在这里，我想引用一句修改后的名言："心若不知，眼不能见。"对于许多不了解颞下颌关节疾病发病机制以及现有诊疗措施的医务人员而言，他们仍然对"关节疼痛"进行简单的诊断，且对大多数主诉关节相关问题的患者，仅开具止痛药和肌肉松弛药。颞下颌关节疾病的研究目前处于不断发展的阶段，明确的指南非常稀缺，因此，有关颞下颌关节疾病的文献介绍的主要是面向研究人员的研究性内容，这一现实情况让临床医生陷入了两难境地——日常在诊室面对颞下颌关节疾病患者时，该遵循什么进行诊断和治疗？我的患者非常信任我对他们的诊疗，我那些渴求新知的学生积极地从我的工作中学习技巧和窍门，这些都激励着我编纂一部图书，帮助人们解决颞下颌关节疾病治疗中的一些复杂问题。希望这本书能帮助更多的临床医生和口腔医生，使他们在缓解颞下颌关节疾病患者的痛苦和折磨时，感受到与我一样的成就感。

最后，我还要感谢那些与我一起努力，让我意识到这个主题的重要性，并最终将其以图书的形式传播出去的人。感谢我的父母 Ragini Bhargava 和 Madan Mohan Bhargava 博士，他们始终无条件地支持我，我将永远铭记他们为我的成功所做的一切牺牲；感谢我的妻子 Preeti 博士和我的儿子 Darsh，没有他们的支持与爱，这个项目根本无法完成，他们给予了我所能给予的一切帮助，我很遗憾因为这本书我缺席了很多本应陪伴他们的美好时光；感谢 Springer Nature 出版集团亚太地区医学与生命科学书籍编辑部主任 Naren Aggarwal 博士，他深知本书意义非凡，赞同我在颞下颌关节疾病方面基于循证的临床方法，并为我在出版过程中提供了必要的指导和帮助；感谢 Springer Nature 的项目协调员 Saanthi Shankharaman 女士，她高效解决问题的能力以及灵活的沟通方式使得本书顺利完成；感谢 Straive 公司的项目经理 Hashwini Vytheswaran 女士，本书的制作由她全权负责；感谢所有信任我的同事和朋友。

作为本书的主编，说服 48 位编委达成共识，从众多的内容中筛选出真正需要纳入本书的内容，为临床医生提供清晰的思路而非正在研究的数据，实非易事。

这本纳入许多实用知识的图书，并不想教授给读者所有的技能，而是想帮助读者正确地了解和诊断颞下颌关节疾病相关问题，掌握可用的方案，必要时进行恰当的转诊。希望读者在诊疗颞下颌关节疾病时，能够忆及本书中讨论的既定方案，从而采用更先进、更精细的治疗方法。

"颌面外科需要奉献，而奉献没有捷径。"

Darpan Bhargava
印度中央邦博帕尔

郑重声明

本书提供了相关主题准确且权威的信息。医学是不断更新并拓展的领域，因此相关实践操作、治疗方法及药物都有可能发生改变，建议读者审查相关主题的最新信息，包括产品的制造商、建议剂量、配方、方法和疗程、不良反应及相关措施。作者、编辑、出版者和经销商不对书中的错误或疏漏以及应用其中信息所产生的任何后果负责，关于出版物的内容不作任何明确或暗示的保证。作者、编辑、出版者和经销商不承担由本出版物所造成的任何人身或财产损害责任。

目录 Contents

第1章　颞下颌关节的发展历程：从古埃及文字的初次记载到现代全关节置换以及未来的发展方向 ·············· 1

第2章　颞下颌关节的发展历程：识别颞下颌关节疾病和恰当转诊的重要性 ············ 4

第3章　颞下颌关节的解剖学和基础生物力学 ············ 6

第4章　颞下颌关节疾病的发病率 ············ 17

第5章　颞下颌关节疾病初探 ············ 20

第6章　颞下颌关节的临床评估 ············ 52

第7章　颞下颌关节健康与疾病中的影像学检查 ············ 65

第8章　颞下颌关节疾病的心理评估 ············ 89

第9章　颞下颌关节疾病的非手术和药物治疗 ············ 92

第10章　𬌗与颞下颌关节疾病 ············ 104

第11章　颞下颌关节疾病的咬合板治疗 ············ 113

第12章　颞下颌关节疾病的滑液分析 ············ 122

第13章　颞下颌关节疾病的手术分类 ············ 127

第14章　关节的手术入路 ············ 134

第15章　颞下颌关节内紊乱 ············ 147

第16章　颞下颌关节创伤 ············ 161

第17章　颞下颌关节强直 ············ 169

第18章　颞下颌关节过度活动症 ············ 183

第19章　颞下颌关节穿刺术 ············ 199

第 20 章　颞下颌关节关节镜手术的基础知识 …………………………………………… 207

第 21 章　单通道入路颞下颌关节关节镜手术 …………………………………………… 213

第 22 章　颞下颌关节的全关节假体重建 ………………………………………………… 233

第 23 章　影响颞下颌关节的综合征 ……………………………………………………… 246

第 24 章　儿童的颞下颌关节疾病 ………………………………………………………… 254

第 25 章　颞下颌关节手术的并发症 ……………………………………………………… 262

第 26 章　牵张成骨在恢复下颌支 – 髁突单元中的作用 ………………………………… 270

第 27 章　颞下颌关节手术患者纤维支气管镜插管 ……………………………………… 274

第1章 颞下颌关节的发展历程：从古埃及文字的初次记载到现代全关节置换以及未来的发展方向

Louis G. Mercuri

> 医学，就像所有知识一样，有着过去、现在和未来……过去是改进之路不可或缺的土壤。
> ——Alfred Stille，1813—1900年

> 那些不能记住过去的人注定要重蹈覆辙。
> ——George Santayana，1863—1952年

几个世纪以来，疼痛性颞下颌关节疾病的非手术和手术治疗方法不断发展。遗憾的是，病因学上的谬误和未经证实的机械论治疗理念依然存在。回顾颞下颌关节疾病的治疗历史，不仅可以了解问题的复杂本质，对我们认识过往诊疗方面存在的误区也具有重要意义，只有这样，随着诊断和治疗技术的发展，临床医生和研究人员才不会重蹈覆辙。

古埃及人 Hippocrates 与 Vesalius 的著作中都描述了下颌脱位的复位手术[1]。此后，手术成为治疗颞下颌关节疾病的最早方法。1826年，Astley Paston Cooper 在描述与颞下颌关节盘相关的情况时最早提出了颞下颌关节盘紊乱的概念[2]。1887年，Thomas Annandale 讨论了颞下颌关节内紊乱的问题，并报道了1例用马毛修复伴有颞下颌关节持续疼痛的女性患者撕裂的颞下颌关节盘的病例[3]。在随后的几十年里，出现了很多使用关节盘切除术治疗颞下颌关节盘移位的报道[4-6]。然而，这些报道并未提出纳入、排除和治疗成功的标准以及随访情况。

20世纪中期开始出现有关使用关节盘切除术治疗与退行性关节疾病相关的颞下颌关节盘前移位的病例报道[7-9]。1951年，Ireland[10] 讨论了使用髁突切除术治疗颞下颌关节盘前移位的方法；1957年，Henny 和 Baldridge[11] 报道了一系列采用关节成形术治疗疼痛性颞下颌关节功能障碍的病例。

20世纪60年代，手术治疗不再流行，临床医生倾向于用非手术方法来治疗颞下颌关节疾病。手术被限定在临床和影像学表现明显的病理情况中使用，例如强直和肿瘤。

L. G. Mercuri (✉)
Department of Orthopaedic Surgery, Rush University
Medical Center, Chicago, IL, USA
e-mail: louis_g_mercuri@rush.edu

© The Author(s), under exclusive license to Springer Nature Singapore Pte Ltd. 2021
D. Bhargava (ed.), *Temporomandibular Joint Disorders*,
https://doi.org/10.1007/978-981-16-2754-5_1

倾向非手术治疗与另一种以机械为基础的理论有关。Costen[12]重新提出了一个古老的观点，即牙齿脱落会导致髁突向后上方移位，从而撞击外耳道，引起颞下颌关节和耳部疼痛[13-17]。然而，Sicher[18]和Zimmerman[19]从解剖学角度否定了这一观点。

随着Costen下颌过度闭合理论被否定，与咬合不协调和错𬌗畸形有关的假说应运而生，并产生深远影响。这些以机械为导向的解剖学理论认为，在下颌闭合过程中，咬合干扰会导致下颌髁突移位，对关节盘后带组织造成压力，该区域有丰富的神经血管支配，关节结构失去血液供应导致疼痛和骨质退化[20-23]。有大量文献表明，错𬌗畸形与颞下颌关节疾病之间没有特定的关联。因此，目前没有理由进一步推断错𬌗畸形在颞下颌关节疾病的病理生理中存在作用。临床医生应谨慎对待这种殆学观念[24]。

Schwartz[1]最早证明在大多数颞下颌关节疼痛患者的检查中都可以检测到咀嚼肌紧张状态。他将肌肉紧张与情绪压力联系起来，提出了"颞下颌关节疼痛-功能障碍综合征"这一术语。随后，Laskin在大量临床和实验室研究的基础上，提出了肌筋膜疼痛-功能障碍(MPD)综合征理论，与Schwartz提出的理论一样，该理论强调导致咀嚼肌疼痛和颞下颌关节功能障碍的是情绪因素而非机械因素[25]。

在随后的几十年中，这一领域经历了许多分类学和概念上的变化。目前，与肌肉相关的颞下颌关节疼痛的非手术治疗主要基于生物-心理-社会模型，即涉及生物、心理和社会因素的结合[26,27]。因此，目前研究的领域包括骨科学、疼痛的神经生理学、疼痛处理相关的神经解剖学、肌肉和关节的分子遗传学、细胞病理生理学以及慢性疼痛的行为学[28]。

20世纪70年代初，尽管许多与肌肉有关的颞下颌关节疼痛和功能障碍患者通过使用生物-心理-社会模型的原理得到了成功的治疗，但仍有一批未治愈的慢性颞下颌关节疼痛患者。Farrar和Wilkes重新发现和提出了内紊乱的概念。他们将慢性颞下颌关节痛、头痛、耳痛、下颌功能障碍以及其他颅面部疼痛与关节盘、髁突、关节结节和翼外肌上头的功能不协调联系起来。在这一概念的指导下，外科医生开始将慢性颞下颌关节疼痛和功能障碍作为关节内紊乱进行治疗，包括开放性颞下颌关节关节盘复位术[29-33]或切除术[34]。

关节镜及关节穿刺术是颞下颌关节内紊乱的非手术治疗[35]和手术治疗之间的桥梁。Ohnishi和Murakami最早对颞下颌关节内紊乱和关节病患者进行关节镜检查[36,37]。Holmlund和Hellsing[38]、McCain[39]和Sanders[40]发表了与颞下颌关节镜下松解和灌洗相关的研究。Yang[41]和McCain[42]开发了关节镜下颞下颌关节盘复位手术。

颞下颌关节镜磁共振成像（MRI）[43]提供了与关节盘和颞下颌关节疾病病理生理学相关的详细信息，为微创颞下颌关节穿刺术打下了基础[44]。

1982年，美国食品药品监督管理局（FDA）授权Vitek公司（Houston，TX）销售Proplast-Teflon关节盘置换植入物和全颞下颌关节植入物[45]。但是许多患者在使用这些植入物后出现了不可逆的、影响生活的严重不良反应，后续研究显示这与植入物失效造成的硬组织和软组织损伤以及异物巨细胞反应有关。因此，1991年1月，FDA命令Vitek公司将其植入物从市场上下架。

由于Proplast-Teflon造成了严重的骨质破坏，导致关节窝结构与正常结构有很大差异，因此要对现有的颞下颌关节置换装置的部件进行正确对齐和稳定以重建这些患者的颞下颌关节，是非常困难的[47]。因此，1989年出现了计算机辅助设计／计算机辅助制造（CAD/CAM）的个性化定制全颞下颌关节置换装置，以解决这些解剖差异以及装置组成和固定的长期稳定性问题。

1990年，Mercuri和Techmedica公司（Camarillo，CA）开展了一项多中心前瞻性CAD/CAM个性化定制全颞下颌关节置换装置的临床试验研究[48]。利用该研究的机械和临床结果的数据，1999年，颞下颌关节Concepts公司（Ventura，CA）生产的患者定制型颞下颌关节重建假体被FDA批准为安全、有效的植入物。

从1995年到2005年，Zimmer Biomet公司（Jacksonville，FL）使用与Quinn共同开发的Biomet Microfixation Walter Lorenz全颞下颌关节置换系统进行了一项临床试验[49]。该设备的植入于2005年获得FDA批准。

长期随访数据[50,51]证明了这两种装置治疗终末期颞下颌关节疾病的安全性和有效性[52]。

Ellege等[53]报道有15个国家已经开发或正在开发27种颞下颌关节置换系统。其中21种是个性化定制的，还有一些是3D打印的。他们发现，所有已发表的颞下颌关节置换系统在设计、材料成分、临床前实验室测试、制造方法、监管状态和临床结果报告方面都不尽相同。这些重要因素在新出现的系统中差别很大。未来必须解决这些重要问题，确保这些新出现的颞下颌关节置换装置真正安全、有效。

Polley等[54]总结发现，使用异体颞下颌关节－下颌骨假体治疗骨骼发育成熟但患有严重颅面畸形的患者，可以达到出色的功能和美学效果，他们认为这为自体移植修复失败的颅面畸形患者提供了最佳的修复方案。

Hawkins等[55]的研究表明，在接受调查的经验丰富的颞下颌关节外科医生中，95%的人更倾向于采用异体颞下颌关节置换术，而不是自体软骨移植术，因为异体颞下颌关节置换术的术后并发症更少，而且结果更可预测。

鉴于异体颞下颌关节－下颌骨假体的使用率越来越高，为了确保临床结果报告和分析有意义，Ellege等提出了一个分类系统[56]。

总之，只要基础科学和临床研究人员秉持严谨的科学方法论，践行循证医学理论，立足于坚实的骨科学和关节相关原则，摒弃过往的谬误与机械理论，就能加深对颞下颌关节紊乱病的理解——无论源于肌肉的关节外病变，还是关节内的病理过程，都能理解其病因、病理生理及治疗方法。

展望未来，颞下颌关节研究与临床实践的探索之路将面临诸多命题亟待解答：患者的遗传特征在颞下颌关节疼痛和功能障碍中起什么作用？病因、病理生理和治疗方法是什么？是否有滑膜生物标志物可提示颞下颌关节病理类型？改进关节置换装置的设计和材料是否能提高其性能和寿命？这些问题，不仅是挑战，也是促进学科发展的必经之路。

成功者的傲慢是认为自己昨天所做的足以应付明天。

——C. William Pollard

参考文献

请登录www.wpcxa.com"下载中心"查询或下载。

第2章 颞下颌关节的发展历程：识别颞下颌关节疾病和恰当转诊的重要性

R.S. Neelakandan，Darpan Bhargava

颞下颌关节（TMJ）是一个具有纤维性无血管关节盘结构的独特关节。它是一个滑动铰链关节，下颌骨双侧髁突匹配嵌入到耳前区颞骨表面对应的凹面之中。关节面相互嵌合构成，可进行横轴和纵轴上的运动。双侧关节与牙列、咬合负荷以及各种咀嚼肌同步工作，共同维护口颌系统健康。该系统的任何一个组成部分受到干扰，都会对 TMJ 产生不利影响。表 2.1 概述了 TMJ 的特殊性。

颞下颌关节疾病（TMD）常常与各种原因引起的口面部疼痛、耳痛或颈椎部位的疼痛相混淆，因为 TMJ 与这些解剖结构密切相关。因此临床医生在诊断 TMD 时可能会遇到困难。患者会表现出多种症状，如咀嚼时疼痛、耳部或耳前疼痛，或前额和颈部出现非特异性牵涉痛。大多数患者会向内科医生或牙科医生求诊，其中有一些患者可能会在没有正确诊断 TMD 的情况

表 2.1　颞下颌关节的特点

1. 作为生长中心，关节本身的结构会随着年龄的增长而发生变化
2. 下颌骨和颞骨之间的双侧滑膜关节同步工作
3. 滑动铰链关节——人体中唯一可以转动和滑动的关节
4. 存在无血管结构的关节盘
5. 纤维软骨性关节盘的位置随着关节运动而动态变化，其运动受翼外肌控制
6. 颞下颌关节受到口颌系统（咬合、周围肌肉）的影响，其功能需要相互协调
7. 颞下颌关节是行使言语、咀嚼等功能的重要关节
8. 颞下颌关节的局部手术涉及面神经等重要解剖结构，需要经过特殊培训才能进行开放性关节手术
9. 关节盘、骨性关节结构和控制运动的肌肉相互协调以行使功能

R. S. Neelakandan
Meenakshi Academy of Higher Education and Research (Meenakshi University),
Chennai, Tamil Nadu, India

Department of Oral and Maxillofacial Surgery,
Meenakshi Ammal Dental College and Hospital,
Chennai, Tamil Nadu, India

D. Bhargava (✉)
TMJ Consultancy Services,
Bhopal, Madhya Pradesh, India

Oral and Maxillofacial Surgery, People's College of Dental Sciences and Research Centre,
People's University, Bhopal, Madhya Pradesh, India
e-mail: drdarpanbhargava@gmail.com

© The Author(s), under exclusive license to Springer Nature Singapore Pte Ltd. 2021
D. Bhargava (ed.), *Temporomandibular Joint Disorders*,
https://doi.org/10.1007/978-981-16-2754-5_2

下被转诊至耳鼻喉专科医生处。当患者有骨关节方面的疾患存在时，他们会选择咨询骨科专家，当发生面部牵涉痛时，也会向神经科医生求诊。

大多数的主诊医生可能不经常参与TMJ问题的治疗，因此很难准确诊断和治疗TMD。医学或口腔专业的毕业生或专科医生往往对TMD专科医生所采取的各种治疗方法知之甚少，导致他们会将耳部或耳前区疼痛的病例直接转诊给耳鼻喉科医生，而不考虑TMD的潜在可能性。

对于治疗TMJ及其相关疾病的临床医生而言，了解与TMJ相关的副功能习惯、牙列状态和TMJ相关肌肉的影响至关重要。了解关节运动与口颌系统其他组成部分的同步性以及关节运动和关节盘运动的平衡也至关重要。上述任何一个部分受到干扰，都会对TMJ的形态和功能产生重大影响。要解决TMJ的相关问题，必须接受适当的培训并积累一定的诊疗经验[1,2]。

本书全面深入地阐述了针对TMD的临床及放射学评估策略，涵盖了影响该关节的各种病理状况的诊疗方法，并展示了切实可行的临床治疗方案，旨在为TMD的治疗提供翔实指导。

参考文献

请登录www.wpcxa.com"下载中心"查询或下载。

第 3 章 颞下颌关节的解剖学和基础生物力学

Darpan Bhargava，Preeti Gurjar

3.1 引言

颞下颌关节（TMJ）的解剖结构是独特的，它拥有复杂的结构以及与之相关的肌肉、软骨、韧带、血管和神经供应。

3.2 TMJ 的胚胎学

胚胎功能性下颌关节源自第一鳃弓，在 Meckel 软骨内部作为一个原始关节发育，进行下颌运动，这种运动在受精后第 8 周出现，远远早于 TMJ 的最终发育。鳃弓由中胚层构成，中胚层发育为肌肉和血管。来自神经嵴细胞的间充质参与骨骼和软骨的发育。在进化和胚胎学基础上，真正的 TMJ 作为一个全新且独立的基质发育而成，分 3 个阶段（表 3.1）。TMJ 的发育与其他滑膜关节不同，因为其他滑膜关节的初始关节腔在受精后第 7 周就已完成，而此时 TMJ 甚至还不存在。TMJ 在来自耳囊的颞胚和来自下颌骨继发性髁状软骨的髁状胚之间生长。

表 3.1 形成成熟颞下颌关节的 3 个阶段

阶段	阶段命名	特点
I	胚芽期	大约第 7 周，关节窝和原始髁突形成
II	成形期	在第 9~10 周，关节下腔开始出现 胚芽开始分化成多层，形成下滑膜层，此为未来的关节盘
III	成熟期	大约在第 11 周开始形成关节上腔 大约在第 17 周形成关节囊 在第 19~20 周时，囊内软骨开始发育 颞下颌关节在婴儿出生后仍在继续发育

颞胚首先开始骨化。关节表面形成纤维软骨而不是透明软骨。Meckel 软骨在真正的 TMJ 生长发育中没有发挥作用（表 3.2）。髁突和关节窝的形态受到多种机械力的影响，包括周围肌肉、牙齿和咀嚼运动。出生时，儿童的关节窝扁平，关节囊松弛，没有软骨，取而代之的是纤维结缔组织。随着儿童的成长，在 5~10 岁，髁突向后、

D. Bhargava (✉)
TMJ Consultancy Services,
Bhopal, Madhya Pradesh, India

Oral and Maxillofacial Surgery, People's College of
Dental Sciences and Research Centre,
People's University, Bhopal, Madhya Pradesh, India
e-mail: drdarpanbhargava@gmail.com

P. Gurjar
Oral and Maxillofacial Surgery, TMJ Consultancy
Services, Bhopal, Madhya Pradesh, India

表 3.2　TMJ 及其周围结构的发育过程

受精后周数	胚胎发育
6 周	Meckel 软骨外侧首次出现膜状骨形成，形成最初的下颌骨体和下颌升支
6~7 周	颞肌原基出现
7 周半	• 双凹关节盘的出现是由基因决定的，而不是功能性塑造 • 它又分为上层、中层和下层 • 关节盘腹侧与翼外肌腱相连 • 其背面的附着细分为上层、中间层和下层。上层沿着颞骨鳞部插入岩鳞裂 • 中间层通过岩鼓裂延伸到中耳，插入到锤骨和锤骨前韧带（盘锤韧带） • 下层向尾部弯曲，插入下颌骨髁突背侧
8 周	• 翼外肌在未来髁突区域内侧发育 • 咬肌发育
10 周	• 两个裂隙的发育形成两个关节腔，从而界定中间的关节盘 • 颞下颌关节上腔和下腔之间的间充质形成颞下颌关节盘 • 关节下腔最先形成，将未来的关节盘与发育中的髁突分隔开来 • 在此阶段，髁突软骨首次出现 • 翼外肌上头 / 下头可以分辨
11 周	由纤维组织构成的关节囊形成颞下颌关节侧副韧带
11 周半	• 关节上腔的初始外观 • 空腔是由降解而非酶液化 / 细胞死亡所形成的
关节腔形成的必要条件（11 周半）	1. 滑膜介入 • 滑膜分泌的滑液可润滑关节的活动 2. 肌肉运动 • 分隔独立小空间的结缔组织应被破坏，使这些空间融合形成功能性腔体 • 功能性压力有助于形成关节面的轮廓
10~12 周	• 髁突附属软骨作为初始原基开始发育 • 颞骨关节窝逐渐形成最终的凹陷形状 • 最初较宽的间充质因髁突生长而变窄，并分化成多层骨组织
接近 12 周	• 软骨内骨化和软骨生长

向外侧和向上发育，逐渐形成一个在形态学和组织学上成熟的关节结构（图 3.1）[1,2]。

3.3 TMJ 的解剖学

TMJ 是一种双侧联动的滑膜关节。由于它既能进行铰链运动也能进行滑动运动，因此被分类为铰链关节或滑动铰链关节（表 3.3，图 3.2 至 3.4）。此关节由下方的下颌骨髁突与上方的颞骨关节窝形成。与身体大多数关节不同，髁突表面被纤维软骨 / 白色纤维组织而不是透明软骨覆盖（图 3.5、3.6）。

表 3.3　颞下颌关节分类

解剖学	功能学
运动关节（两块骨头不连续地连接在一起，可进行受相关肌肉支配和韧带限制的自由运动）	复合关节（由 4 个关节面组成：颞骨和下颌骨髁突的关节面以及关节盘的上表面和下表面）

3.4 关节（骨）表面

（1）下颌窝（关节窝）是颞骨鳞部的一个凹陷，其前缘是关节结节（突起）。外耳道位于下颌窝的后方（图 3.5）。

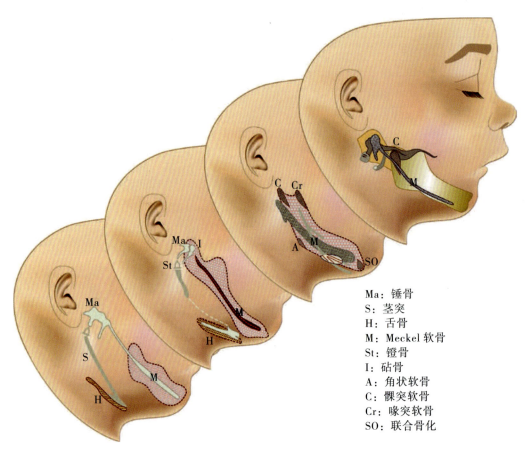

图3.1 颞下颌关节胚胎不同发育阶段的头面部侧视图 [经许可，引自 I. Rozylo-Kalinowska, K. Orhan (eds.), Imaging of the Temporomandibular Joint, https://doi.org/10.1007/978-3-319-99468-0_3]

Ma：锤骨
S：茎突
H：舌骨
M：Meckel 软骨
St：镫骨
I：砧骨
A：角状软骨
C：髁突软骨
Cr：喙突软骨
SO：联合骨化

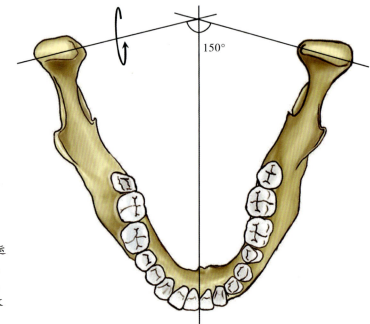

图3.2 在颞下颌关节的旋转运动中，两个关节的轴线呈横向，轴线相交形成的角度约150°，像一个铰链促使下颌外展和内收

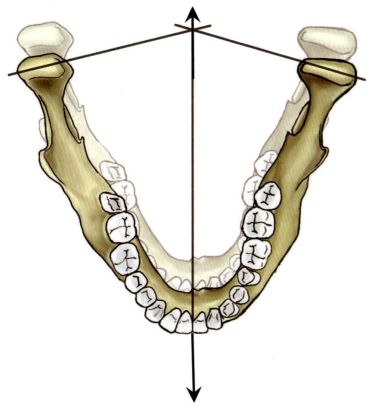

图 3.3 在平移过程中,下颌骨同时出现前伸和后退。轴线通过下颌骨中点与中轴线平行

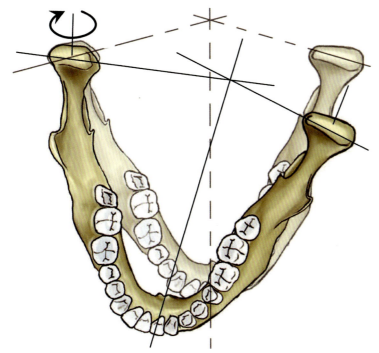

图 3.4 右侧颞下颌关节的研磨运动(如图所示为工作侧)在此过程中,髁突在垂直轴上旋转,对侧关节向前内移动

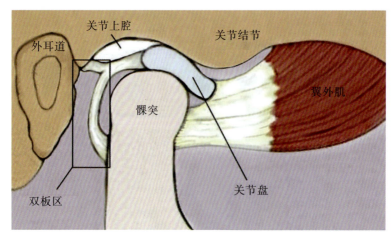

图3.5 闭口时的颞下颌关节解剖图[经许可，引自 Slusarenko da Silva Y, Borba AM, Naclério-Homem MDG. A clinical-based protocol of diagnosis of temporomandibular joint open lock and treatment with arthrocentesis. Oral Maxillofac Surg, 2020 Jun, 24(2):211–215. https://doi.org/10.1007/s10006-020-00844-9]

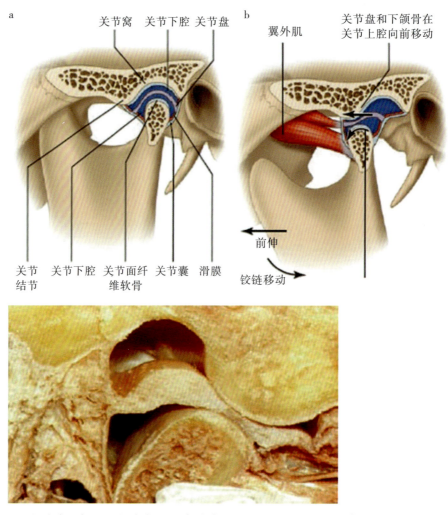

图3.6 颞下颌关节的解剖结构（a）以及在关节下腔发生的旋转运动和在关节上腔发生的滑动运动（b）尸体解剖矢状面，关节窝、关节盘和髁突的解剖结构[经许可，引自S.T. Connelly et al. (eds.), Contemporary Management of Temporomandibular Disorders, https://doi.org/10.1007/ 978-3-319-99909-8_3]

（2）从上方看，下颌髁突的头部大致呈卵圆形。从外侧到内侧宽度为15~20 mm，前后径为8~10 mm，但实际上其大小和形状差异较大[3,4]（图3.2、3.5）。

关节盘将TMJ分为两个部分，即关节上腔和关节下腔。关节上腔允许滑动或平移运动，被称为滑动关节。关节下腔允许铰链运动或旋转，被称为铰链关节。因此，TMJ被归类为"滑动铰链关节"，在同一关节中，双侧均可进行旋转和平移运动。

3.5 关节盘

关节盘是由纤维结缔组织构成的无血管结构，缺乏神经支配，存在于关节面之间。其形状由髁突的形状和关节窝的凹度决定。内侧有翼外肌的附着，使髁突的运动与关节盘的功能同步。关节盘的外侧与关节囊韧带相连。

关节盘为双凹结构，前部厚，后部薄。它通过侧副韧带连接到髁突的内侧和外侧两极。髁突和关节盘在滑动时一起移动。关节盘分成前后两份，有助于实现顺畅的关节功能（表3.4）。关节盘被认为是第3个关节面，髁突既可以在其中转动，又可以与关节盘形成复合体在颞骨关节面上进行滑动[4]（图3.6）。

3.6 软骨、滑膜和韧带

一般而言，滑膜关节由表面覆盖透明软骨的两个关节面组成。关节被纤维囊包裹，形成关节腔。关节腔充满滑膜分泌的滑液，滑膜位于非关节面上。滑液有助于关节的润滑和活动。在TMJ中，关节面被纤维软骨而非透明软骨覆盖，外侧有关节囊，内侧为滑膜，因此TMJ具有滑膜关节的特性。TMJ被包裹在纤维关节囊内，关节囊是一个具有纤维弹性的囊结构组织，前方与关节结节相连，后方与鳞鼓裂相连，周围与颞骨和髁突相连。关节囊的内表面由滑膜覆盖，滑膜表面光滑闪亮。TMJ的侧副韧带加强了关节囊的外侧。与TMJ相关的其他几种韧带可以加强关节，防止关节的过度运动（表3.5，图3.7）[3,4]。

3.7 盘后组织

关节盘后部与富含血管神经的双板区融合，它也参与滑液的产生。双板区上部含有弹性纤维，在过度平移运动中限制关节盘位置。双板区下部由胶原纤维组成，这些纤维为限制韧带，防止旋转运动期间关节盘的过度旋转。

表3.4 关节盘前部和后部的解剖区域

关节盘前带	上层	下层
	附着于关节结节前缘	附着于髁突头前部
	翼外肌的肌纤维附着在关节盘上，帮助髁突和关节盘联合运动	
关节盘后带	下层	双板区
	纤维性关节盘的延伸。延伸至髁突头的后表面，与髁突颈部的骨膜融合	存在于纤维盘中的一种质地疏松的组织，含有血管和弹性纤维 后部包含在关节囊韧带中，上部与关节囊韧带混合，它附着在鳞鼓裂

表 3.5 与颞下颌关节相关的韧带（图 3.7）

韧带	来源	起点	止点	功能
关节囊韧带	与关节囊相同	附着于关节面边缘		在关节最大运动范围（ROM）内限制运动 在关节上/下腔包裹滑液
侧副/颞下颌韧带	与关节囊相同	颞下颌关节囊的外侧部分，从关节结节到髁突的后颈部。分为两种不同的纤维：外斜纤维（OOP），内侧水平纤维（IHP）		OOP：在平移和旋转运动中限制髁突的下移 IHP：在铰链运动中限制髁突的后移
蝶下颌韧带	Meckel 软骨残余	蝶骨角棘	关节囊内侧壁和下颌小舌	在关节过度滑动和张口大于 10° 后保护关节
茎突下颌韧带	第一和第二鳃弓（通过 Reichert 软骨）	颞骨茎突	下颌角后缘	限制下颌的过度前伸
翼下颌韧带	第一和第二鳃弓之间的间充质连接	蝶骨翼突钩顶点	磨牙后三角区的后部区域	限制过度的下颌运动
盘锤韧带	关节盘形成时期的中间层	第一部分：与中耳前韧带相关的锤骨 第二部分：鼓室外区，与盘后组织接触	盘后区	第一部分：保持中耳压力 第二部分：通过平衡周围结构的张力来保护滑膜
关节盘韧带	与关节囊和关节盘相同	关节盘的中间层筋膜	髁突的内极和外极	将关节盘锚定于髁突 限制关节盘远离髁突

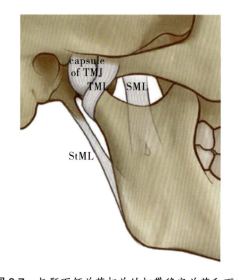

图 3.7 与颞下颌关节相关的韧带稳定关节和下颌运动。SML 表示蝶下颌韧带，StML 表示茎突下颌韧带，TMJ 表示颞下颌关节，TML 表示颞下颌韧带斜行部，capsule of TMJ 表示关节囊（经许可，引自 T. von Arx, S. Lozanoff, Clinical Oral Anatomy, https://doi.org/10.1007/978-3-319-41993-0_25）

3.8 血液供应

TMJ 的主要血供是：①颞浅动脉的分支；②耳深动脉；③鼓室前动脉；④咽升动脉。它们穿过关节囊并向关节盘的边缘和关节后部提供分支。盘后组织后部存在一个丰富的静脉丛（图 3.8）[4,5]。

3.9 神经支配

TMJ 的神经供应来自三叉神经下颌支的分支：①耳颞神经；②咬肌神经；③颞深神经。这些神经进入关节囊和关节盘中，负责关节头、关节窝、关节盘和关节囊的神经支配。关节腔内存在多种神经末梢，感应疼痛、压力、触觉和温度，这些神经末梢不仅参与痛感和触感的传导，还涉及调节血管收缩和血管感觉功能。

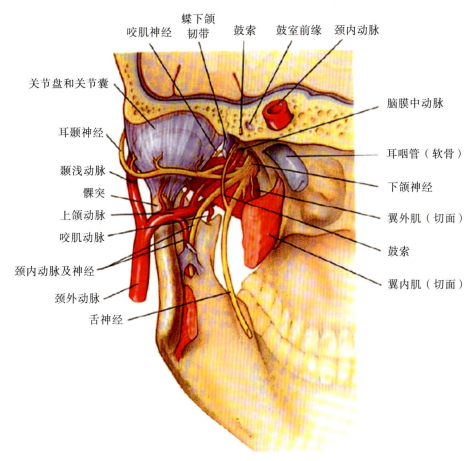

图 3.8 从后方观察颞下颌关节周围深层结构示意图。关节的神经支配 [经许可，引自 T. Connelly et al. (eds.), Contemporary Management of Temporomandibular Disorders, https://doi.org/10.1007/978-3-319-99909-8_3]

3.10 肌 肉

TMJ 与多种肌肉相关，这些肌肉帮助关节实现功能。闭口肌群包括咬肌、颞肌和翼内肌。开口肌群则包括翼外肌、二腹肌、颏舌骨肌、下颌舌骨肌[4-6]。

3.10.1 控制下颌运动的咀嚼肌（图 3.9 至 3.11）

颞肌起源于颅骨侧面的颞窝，颞窝上界为颞线，下界为颧弓。它覆盖了额骨、顶骨和颞骨鳞部以及蝶骨大翼。前部肌纤维垂直向下走行，后部纤维水平向前走行，而中间纤维则斜向下汇聚于肌腱。肌腱穿过颧弓下方深处，附着在下颌骨的喙突。附着区域覆盖了喙突的整个内侧面，包括其尖部。

咬肌是一个四边形的肌肉，位于下颌支的外侧，起于颧弓。根据起点被分为浅层和深层。浅层纤维起自颧弓下缘的前 2/3，而深层纤维则起自其下缘的后 1/3。前部纤维起源于上颌骨的颧突。该肌肉止于下颌角和下颌支外侧面。

翼外肌分为上头和下头。上头起自蝶骨大翼的颞下嵴，向后和向外延伸，止于关节盘和髁突。下头起自翼外板的外侧面，止于髁突颈部前表面的翼肌窝和关节囊。

翼内肌的浅头起自上颌结节和邻近骨

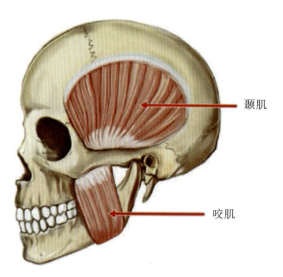

图 3.9 颞肌和咬肌 [经许可，引自 Stockstill J.W., Mohl N.D. (2015) Static and Functional Anatomy of the Human Masticatory System//Kandasamy S., Greene C., Rinchuse D., et al.(eds) TMD and Orthodontics. Springer, Cham.https://doi. org/10.1007/978-3-319-19782-1_1]

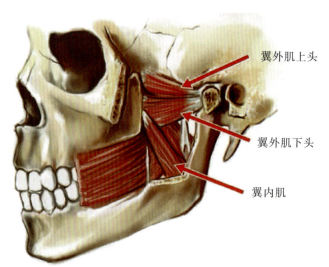

图 3.10 翼外肌及翼内肌 [经许可，引自 Stockstill J.W., Mohl N.D. (2015) Static andFunctional Anatomy of the Human Masticatory System//Kandasamy S., Greene C., Rinchuse D., et al. (eds)TMD and Orthodontics. Springer, Cham. https://doi.org/10.1007/978-3-319-19782-1_1]

骼，而深头起自翼外板的内面和腭骨锥突。肌纤维向下、向后和向外走行，止于下颌角内面的翼肌粗隆，位于下颌孔和下颌舌骨肌的下后方。

3.10.2 辅助下颌运动的舌骨上肌群（图 3.11、3.12）

下颌舌骨肌为三角形的扁肌，分为后部、中部和前部纤维。它们起源于口腔底部，位于二腹肌前腹（下颌舌骨肌线）的深层。纤维向内、向下走行。后部纤维止于舌骨体。中部和前部纤维与对侧的纤维相连，位于下颌骨和舌骨之间。

颏舌骨肌是位于下颌舌骨肌内侧的一块狭窄肌肉，起于颏棘，向后、向下延伸，止于舌骨体前表面。

第3章 颞下颌关节的解剖学和基础生物力学

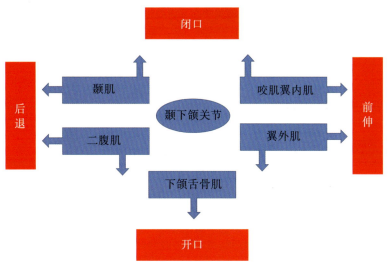

图3.11 下颌骨和颞下颌关节相关肌肉，对下颌运动有重要影响

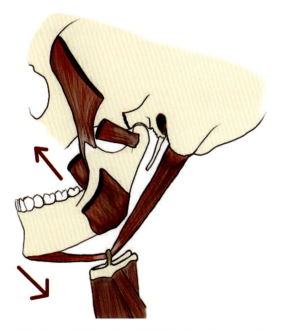

图3.12 下颌骨和颞下颌关节相关肌肉，对下颌运动有显著影响，图中标明了肌肉拉力的矢量（图片由 Dr. Ujjwal Sharma 提供）

二腹肌由前腹和后腹组成，两者通过中间腱相连。前腹起自下颌骨的二腹肌窝，向下、向后走行。后腹起自颞骨的乳突切迹，向下、向前走行。前腹和后腹在中间腱汇合，该腱穿过茎突舌骨肌，借筋膜形成滑车系于舌骨。二腹肌的牵拉作用在下颌下降过程中起重要作用，在翼外肌收缩后开始收缩。

3.11 出生后 TMJ 的生长

下颌骨在出生后经历显著的生长。髁突是生长的重要部位，髁突软骨能够承受关节处的压力。关于髁突在下颌骨生长中的作用，有两种不同的观点：最初，认为骨沉积发生在髁突–软骨界面，导致关节向颅底生长，使下颌骨向前、向下移位；但最近，研究者认为软组织的生长以及结缔组织和肌肉的推动使下颌骨向前远离颅底，髁突的骨沉积继发于周围软组织的改变。

在青春期，髁突的生长增加，生长高峰在12~15岁，成人在20岁时停止生长（文献记载有性别差异，女性较早）[7]。

3.12 TMJ 的生物力学

下颌运动导致 TMJ 的静态和动态变化，关节表面的负荷包括压缩、拉伸和剪切等不同的应力以及这几种应力的组合。关节负荷和受力也受到咀嚼肌活动和咬合运动的影响。关节盘作为一种黏弹性结

表 3.6　颞下颌关节在开闭口过程中的运动

关节运动阶段	颞下颌关节的位置
咬合期	最大牙尖交错位时的静态下颌位置 前带位于髁突和关节结节后斜面之间 后带位于关节窝的最深处
后退张口期	髁突向下移动 5~6 mm 到关节盘中带 内极向前上方移动，外极向后下方移动 此位置存在于张口度 ≤ 18 mm 时
前伸张口早期	髁突在双板区的拉伸下，向前下移动 6~9 mm 至关节盘中带下方 在髁突向前平移时，后部区域空间增加
前伸张口晚期	髁突的移动发生在关节盘前带下方，向前下移动 髁突旋转，关节上腔后方空间先增加，随后关节下腔的空间增加 髁突向前平移时，盘后组织对关节盘向后的牵拉力限制其前移
闭口初期	髁突向后朝关节盘中带方向平移约 6~9 mm，关节上腔后部空间减少
后退闭口期	髁突在后带下方旋转，关节下腔空间减少，下颌回到咬合平面

构，允许关节平滑移动。相对于髁突，正常的关节盘后带位于 12 点钟位置，中间带位于 1 点钟位置。关节运动分为不同阶段（表 3.6）。髁突的运动通过关节盘和关节窝之间的滑动或通过髁突和关节盘之间的铰链/旋转运动来进行。这种动态组合有助于下颌运动，用于开口、闭口、说话和咀嚼[6,8-11]。

参考文献

请登录 www.wpcxa.com "下载中心" 查询或下载。

颞下颌关节疾病的发病率

第4章

Darpan Bhargava, Ajay Bhambal, Aashna Dhingra

4.1 引言

颞下颌关节（TMJ）是一个滑动铰链关节，其功能与髁突、关节盘、关节窝、关节韧带和相关肌肉协调一致[1]。颞下颌关节疾病（TMD）是一组能引起TMJ和控制其运动的肌肉出现疼痛或功能障碍的疾病[2]。TMD的病因复杂、年龄差异大，需要多种诊断和治疗方法，因此研究TMD的流行病学很重要[3]。

4.2 TMD的流行病学

一项某大学附属牙科中心的随机抽样调查报告显示，就诊患者中不同形式、不同严重程度的TMD的发病率为41%[4]。其他流行病学研究表明，50%~75%的人受到不同程度TMD的影响并表现出相关症状。正常人群中TMD的患病率存在差异，这一现象可归因于研究方法的异质性，临床评估与疼痛问卷两种方法得出的结果存在差异，但患病率在30%左右。不同研究的具体方法不同，给疾病分布模式的标准化带来了困难。TMD患者的年龄跨度很广，高发年龄为20~40岁[4-6]。研究表明，婴儿和儿童很少患有TMD，但在青春期和成年后，TMD随着年龄的增长会变得更普遍[7-9]。

在一项针对青少年的研究中，根据TMD研究诊断标准（RDC/TMD），通过问卷调查和临床检查对TMD的患病率、诊断和治疗方案等各方面进行了调查，结果发现TMD疼痛在女性中更为常见。在评估各种因素后，发现压力、躯体不适和情绪障碍在青少年TMD患者中起着重要作用。评估躯体刺激和情绪刺激的影响时发现，与对照组相比，患有TMD疼痛的青少年不仅对厌恶性躯体刺激更敏感，而且对愉悦性躯体刺激也同样更敏感。这表明年轻TMD受试者的慢性疼痛状态不仅与痛觉产生过程有关，还与认知过程有关[10,11]。情绪和心理社会因素相互关联，在TMD的发生和发展中起着关键作用。研究表明，未解决的情绪问题可能会阻碍和减少细胞水平上信号肽的保护功能，从而导致功能

D. Bhargava (✉)
TMJ Consultancy Services,
Bhopal, Madhya Pradesh, India

Oral and Maxillofacial Surgery, People's College of
Dental Sciences and Research Centre,
People's University, Bhopal, Madhya Pradesh, India
e-mail: drdarpanbhargava@gmail.com

A. Bhambal
Department of Public Health Dentistry,
People's College of Dental Sciences and Research
Centre, People's University, Bhopal,
Madhya Pradesh, India

A. Dhingra
Nationwide Quality of Care Network (NQOCN),
Delhi, India

障碍和病理变化。也有人提出，情绪压力会导致紧咬牙，从而增加咀嚼肌活动，改变肌肉张力，产生导致 TMD 进展的血运改变[10,12]。与男性相比，女性患病率明显较高，最常见的是在 20~40 岁的育龄期。有研究称，患有 TMD 的女性髁突软骨中能检测到女性生殖激素（雌激素和孕激素）的受体。雌激素水平的降低可能与 TMD 和头痛相关，也可以调节神经元离子通道特性[7-9,11,30]。

TMD 伴随疼痛和功能受限，由于下颌运动范围受限导致咀嚼困难，影响正常功能。情绪压力、紧咬牙、口腔颌面部创伤、咬合干扰、牙齿错位/缺失、下颌姿势位改变、咀嚼肌以及邻近结构功能障碍或者这些因素的综合作用，可导致 TMJ 结构发生各种外在和内在变化，以上情况被认为是导致 TMD 的因素[12]。临床医生在对这些患者进行初步评估时，必须对 TMD 的流行病学有广泛的了解，这有助于诊断患者的病情，并在保守治疗无效的情况下指导患者进一步转诊至 TMD 专科医生处。表 4.1 总结了不同学者在其研究样本中报告的常见 TMD 发病率[10-18]。

一项在瑞典人群中开展的流行病学研究中，研究者应用了各种指标确定了耳鸣患者颞下颌紊乱病的发病率和患病率，结果，发现与对照组相比，耳鸣患者咀嚼肌疲劳/压痛和频繁头痛的患病率更高，这与临床发现的咀嚼肌触诊疼痛、下颌运动障碍和副功能习惯密切相关。大多数患者表示，下颌运动和（或）对 TMJ 或相关耳前区施加压力时，症状会加重[17]。据报道，与健康受试者相比，突发性耳聋（SSHL）患者在下颌运动和咀嚼肌触诊时颌面部疼痛、压痛和耳部症状的发生率显著高于健康受试者，且差异具有统计学意义[18]。耳部疾病和 TMD 可能存在相同的症状和体征，我们应该对耳部和口腔颌面系统进行全面评估以进行区分[19]。

与颈椎相关的疾病也会影响 TMJ。研究表明，治疗 TMD 可以显著改善颈椎的活动度，这表明颈部和颈椎疾病与下颌运动受限之间存在显著相关性。文献中给出的可能的解释是，颈椎区域的症状和口颌系统的症状相互牵涉，这可能是三叉神经-颈核水平的神经重叠和关联造成的。必须

表 4.1 不同学者在其研究样本中报告的常见颞下颌关节疾病的发病率

疾病状况	发病率
关节偏斜[4]	17%
类风湿性关节炎[4]	10%
肌筋膜疼痛综合征（MPDS）[13,14]	1%~10% 一项研究报道印度南部人群的患病率低至 0.8%，巴西人群中发病率约为 10.3%
关节内紊乱[13,14]	38% 一项研究报告日本人群的发病率为 78%
关节盘移位[14]	8%
颞下颌关节痛[14]	3%~4%
骨关节炎[13]	14%~15%
颞下颌关节结核[15]	10%（肺外结核的表现）
颞下颌关节强直[16]	关节强直在发展中国家有较高的发病率，并在印度有上升趋势。在关节强直病例中，创伤后关节强直最为常见（87%）。这种情况在儿童中更为普遍

对头颈部进行全面评估,以准确判断病情,从而改善 TMD 患者的整体生活质量[20-23]。

4.3 TMJ 骨折的发病率

下颌骨髁突骨折的发病率因受伤原因而异,主要病因是交通事故(RTA)(68.8%),其次是跌倒坠落(16.8%)、袭击(11.0%)和其他多方面原因(3.8%)。遭遇外伤时,男性髁突骨折的发病率(83.27%)高于女性(16.27%)。Dingman 和 Natvig 强调下颌骨骨折最常见的部位是髁突(29.0%),其次是下颌骨前部(22.0%)。髁突可以由外力直接或间接冲击而发生骨折。下颌骨髁突起到减震器的作用,通过吸收力而不将力传递到颅窝,从而发生髁突骨折[24-26]。

4.4 TMJ 相关肿瘤的发病率

涉及 TMJ 的肿瘤和类肿瘤较少见。成人报道的常见良性肿瘤包括软骨母细胞瘤、成骨细胞瘤、软骨骨瘤和骨瘤。转移性肿瘤和肉瘤是该区域常见的恶性肿瘤。儿科患者报告的疾病包括骨纤维异常增殖症、髁突囊肿、朗格汉斯细胞组织细胞增生症和侵袭性纤维瘤[27-29]。在所有影响 TMJ 组织的肿瘤中,良性肿瘤占 10.2%,恶性肿瘤占 18.2%,大多数病例属于瘤样病变(71.6%)。影响关节的主要瘤样病变包括滑膜软骨瘤(61.8%)、骨软骨瘤(29.4%)、色素沉着绒毛结节性滑膜炎(4.4%)和嗜酸性肉芽肿(4.4%)。良性肿瘤的发病率仅次于瘤样病变,位居第二,包括软骨母细胞瘤(17.2%)、骨样骨瘤(13.8%)、软骨瘤(10.9%)、成骨细胞瘤(10.9%)、骨瘤(10.9%)和其他(37.9%)。恶性肿瘤包括肉瘤(53.8%)、转移瘤(32.7%)和其他恶性肿瘤(13.5%)[27]。

4.5 总 结

就诊于医疗或牙科机构的患者中 TMD 患者并不少见。患者可能会出现一种或多种体征和症状,其病因可能与多种致病因素有关,尤其是 20~40 岁的女性最易患病[30]。相当多的患者可能会出现张口偏斜。口腔内科医生/颌面外科医生通常会遇到儿童 TMJ 强直、成人肌筋膜疼痛综合征和关节内紊乱。骨关节炎是另一种常见疾病,多发于女性。其他不太常见的疾病包括类风湿/银屑病关节炎、累及髁突的恶性或良性肿瘤,以及感染(包括结核病)引起的化脓性关节炎。根据潜在的风险因素,如年龄、性别、情绪状态和其他相关因素,了解 TMD 和其他关节病变发病率的增加情况,将为关节疾病提供适当的诊断,并将早期干预纳入治疗计划。此外,认识到 TMD 在青少年中的普遍性,可以早期采取干预措施,防止疾病恶化,提高生活质量。回顾近年来的研究,随着现代生活方式的改变,TMD 的流行病学发生了明显的改变,其发病率在普通人群中明显增加。

参考文献

请登录 www.wpcxa.com "下载中心"查询或下载。

第5章 颞下颌关节疾病初探

A. Einstein，Shoomali Hassan，Himanta Ghritlahare

颞下颌关节疾病（TMD）是一组骨骼、肌肉和神经紊乱引发形态和功能异常，影响颞下颌关节（TMJ）的疾病[1,2]。它包括关节盘位置和（或）结构紊乱以及相关肌肉组织功能障碍[3]。TMD 是口颌面部非牙源性疼痛的主要原因。TMD 通常表现为关节区疼痛、弹响、运动受限或偏斜，以及口颌面部其他区域的疼痛。TMD 临床表现多样，同一患者可有多个 TMD 诊断，因此需要根据与患者主诉的相关性，对这些不同的诊断进行排序[4]。

鉴于 TMD 相关的诊断标准和分类尚不一致，RDC/TMD 国际联盟网站最早提出了其官方的、权威的 TMJ 评估诊断标准[5]，为部分 TMD 提供了标准化评估，以获取可靠的研究数据。之后，美国颌面部疼痛学会（AAOP）首次对 TMD 进行了分类[4]，纳入了更广泛的 TMD，并在临床上得到了更广泛的认可。

2001 年，由美国国立牙颌颅面研究院（NIDCR）资助的多中心项目强调了现有标准的不足，并提出了修订后的 RDC/TMD 轴 I 诊断标准，涵盖了大多数常见 TMD。这是该项目首次向本领域公开征求数据和意见，对诊断标准进行完善，并持续至今（参见 www.rdc-tmdinternational.org）[6]。

2009 年，在迈阿密举行的国际牙科研究协会（IADR）会议上，专家们以闭门研讨会的形式，综合了多年来的主要研究结果，形成了一套用于临床和研究的共识标准，称为颞下颌关节疾病诊断标准（DC/TMD）[7]。这些努力的成果是基于循证的 DC/TMD 轴 I 和轴 II 诊断方案，根据生物-心理-社会健康模型对 TMD 患者进行全面评估，适用于临床和研究的即时实施。AAOP 已将 12 种 DC/TMD 诊断纳入其新修订的指南手册中，以便与 DC/TMD 对 TMD 的分类系统保持一致。

为了扩大当前的 TMD 分类以便对较不常见但临床上重要的疾病进行临床诊断和研究，同时建立一个基于共识的分类系统和相关的诊断标准，IADR 的 RDC/TMD 国际联盟网站成员、国际疼痛研究协会（IASP）的口面疼痛专业兴趣小组（SIG）成员以及其他专业协会的成员组成了一个工作组。该工作组根据临床意义、诊断标准的可用性和可操作性对纳入的疾病进行了审查，提出了新的 TMD 分类。扩展后的 TMD 分类包括了 37 种 TMD，共分为 4 类：TMJ 疾病、咀嚼肌疾病、头痛疾病和影响相关结构的疾病（表 5.1）[8]。扩展 TMD 分类、DC/TMD 指南和 AAOP TMD 分类系统共同构成了我们讨论的基础。

5.1 TMJ 疾病的病因学

没有单一的病因或独立的理论模型能够完全解释 TMD 的病因。尽管以下因素并非病因，但与 TMD 有关：

- 诱发因素：可能引发 TMD 的因素。
- 易感因素：增加 TMD 发生风险的因素。
- 持续因素：干扰康复或促进 TMD 进展的因素。

5.1.1 创 伤

如果施加在咀嚼结构上的力超过了正常功能负荷，会发生创伤，这可能是重创伤（直接和间接）和（或）微创伤。

直接创伤 通常任何突然且独立的打击都可能导致直接创伤。在 TMD 中，这种创伤包括对下颌骨和（或）TMJ 的直接损伤，导致结构损坏和功能丧失，这些创伤包括张口过大或持续时间过长，自述由于打哈欠或张口过久而引起的下颌损伤，插

表 5.1　颞下颌疾病的分类 [7,8]

颞下颌关节疾病	骨折
关节疼痛	先天性 / 发育障碍
• 关节痛	• 发育不全
• 关节炎	• 发育不良
关节紊乱	• 增生
• 关节盘紊乱	咀嚼肌紊乱
– 可复性关节盘移位	肌肉疼痛
– 可复性关节盘移位伴间歇性绞索	• 肌痛
– 不可复性关节盘移位伴张口受限	– 局限性肌痛
– 不可复性关节盘移位不伴张口受限	– 弥漫性肌筋膜痛
• 非关节盘紊乱导致的运动受限障碍	– 牵涉性肌筋膜痛
– 粘连 / 附着	• 肌腱炎
– 关节强直	• 肌炎
纤维性	• 痉挛
骨性	挛缩
• 过度活动障碍	肥大
– 脱位	肿瘤
半脱位	运动障碍
脱位	• 口面运动障碍
关节疾病	• 口下颌肌张力障碍
• 退行性关节疾病	与全身性 / 中枢性疾病相关的咀嚼肌疼痛
– 骨关节炎	• 纤维肌痛 / 广泛性疼痛
– 骨关节病	• 中枢性肌痛
• 全身性关节炎	头痛相关疾病
• 髁突吸收 / 特发性髁突吸收	与 TMD 相关的头痛
• 骨软骨病	
• 骨坏死	相关结构
• 肿瘤	喙突增生
• 滑膜软骨瘤病	

管、拔除第三磨牙以及上呼吸道治疗程序后 TMJ 的暂时和永久功能障碍[9]。

间接创伤 不直接接触受伤结构的突然冲击会造成间接创伤。与 TMD 相关的间接创伤包括没有直接打击面部（直接因果关系仍有争议）的加速－减速（屈伸）损伤（鞭甩伤）[10]。TMD 的症状可能不是由于创伤引起的下颌骨损伤，而是通过从颈区到三叉神经区的异位疼痛通路所引起的牵涉痛[11]。

微创伤 长时间重复的力，例如通过姿势不平衡或副功能习惯对咀嚼系统进行持续和重复的不利负荷可能导致微创伤。体位习惯，如头前伸或头夹电话，可能导致 TMD 患者的肌肉骨骼疼痛，包括头痛[12]。TMD 症状与副功能习惯之间的关系仍然存在争议。

5.1.2 解剖因素

骨性因素 遗传、发育或医源性的不良生物力学关系，如严重的骨骼畸形、牙弓间和牙弓内不调以及牙齿既往损伤等，都可能在 TMD 中发挥作用[13]，但这种作用仍不足以令人信服。

咬合关系 尽管咬合特征，如工作和非工作状态下的后牙接触，以及后退接触位（RCP）和牙尖交错位（ICP）之间的差异，通常被认为是 TMD 的易感、诱发和持续因素，但最近的证据表明咬合对 TMD 的发生和发展的影响很小[14]。

5.1.3 病理生理因素

全身因素 包括全身性病理生理学，如退行性、内分泌、感染、代谢、肿瘤、神经、风湿和血管疾病，可能会影响局部 TMD，全身因素同时在中枢和局部（外周）水平产生作用[15]。此类情况应与患者的保健医生或其他医学专家合作处理。

局部（外周）因素 与 TMD 有关的各种局部（外周）因素包括咀嚼效率、咀嚼肌压痛、颈部肌肉活动、TMJ 疾病（如骨关节炎）的病理性和适应性反应、细胞因子谱、关节盘粘连、关节囊内压、雌性激素、关节盘机械损伤以及机械应力后自由基的积累[16,17]。

遗传因素 编码儿茶酚 -O- 甲基转移酶（COMT）基因的单倍型与实验性疼痛敏感度相关，并与肌源性 TMD 的发生风险相关[18]。已有证据表明，一些疼痛增敏中间表型中存在遗传关联，且它们在 TMD 中发挥作用。研究确定了涉及疼痛感知的生物学系统中 358 个基因的单核苷酸多态性（SNP），这支持了多种遗传和生物学途径导致 TMD 风险的观点[19]。

5.1.4 心理－社会因素

影响患者适应能力的因素，如个体、人际和情境变量，构成了心理－社会因素。据报道，与健康对照组相比，TMD 患者更容易出现焦虑。在一些心理疾病患者中，情绪压力可能仅引发 TMD 或颌面部疼痛症状[20]。相反，与健康个体相比，TMD 患者的心理障碍可能仅是 TMD 引发的持续疼痛造成的[21]。根据颌面部疼痛前瞻性评估和风险评估（OPPERA）研究小组评估，TMD 病例在多个表型方面与对照组存在差异，包括人口统计学因素、临床变量、心理功能、疼痛敏感度、自主神经反应和基因关联[22]（参见第 8 章）。

5.2 TMJ 关节内紊乱

5.2.1 关节疼痛

TMJ 内及周围疼痛和相关头痛是面部疼痛患者常见的主诉，人们认为这与 TMJ

紊乱有关[23]。从逻辑上看，当肌肉对关节施加压力时，这种疼痛似乎应该起源于关节面。然而，在健康的关节中，这是不可能的，因为关节面没有神经支配。

关节疼痛只可能源自位于关节周围软组织中的伤害性感受器。3种关节周围组织含有此类伤害性感受器，即盘韧带、囊韧带和盘后组织。当这些韧带被拉长或关节盘后组织被压缩时，伤害性感受器会发出信号，从而感知到疼痛。患者无法区分这3种结构，且其中任何一种结构的伤害性感受器受到刺激都会发出信号，这些信号被感知为关节疼痛。

对伤害性感受器的刺激会对运动下颌骨的肌肉产生抑制作用。因此，当突然意外地感到疼痛时，下颌运动会立即停止（伤害性反射）。当感到慢性疼痛时，运动会变得有限且非常谨慎（保护性协同收缩）。

5.2.1.1 关节痛

关节痛是指由下颌运动、功能或副功能运动引起的关节源性疼痛[23]。它是TMD疼痛的第二常见诊断（肌痛最常见），也是许多患者咨询颌面外科医生、牙科医生和耳鼻喉科医生的常见主诉。诊断是基于患者自述的疼痛史和临床检查结果做出的。在检查时，通过激发试验，在下颌运动或TMJ触诊过程中再现这种疼痛。诊断敏感度为0.89，特异度为0.98。

病因 应检查咬合是否协调，寻找可能导致髁突在关节窝内压力增加的异常咬合模式和错𬌗。咀嚼时，修复体的高点和牙齿位置的异常造成咬合干扰，可能导致两侧关节之间运动和应力分布不均匀，从而引起疼痛。此外，疼痛的发生还与紧咬牙习惯和夜磨牙有关，这些都是焦虑的肌肉表现。

临床表现 病史显示在过去30 d内有下颌、颞部、耳前或耳内疼痛，检查者确认疼痛位于咀嚼结构中，并且疼痛随下颌运动、功能或副功能运动而改变。

关节疼痛与运动有关，因此不适可能发生在最大张口、咀嚼食物、紧咬牙，磨牙（磨牙症），以及说话时的下颌运动中。疼痛通常是在单侧，但如果是双侧，往往一侧较另一侧更严重[24]。耳痛可能是患者最初的症状，因为TMJ、外耳和鼓膜都由耳颞神经支配，因此TMJ不适会被感知为耳痛。一些患者在关节处会出现短暂且无痛的弹响或摩擦音。

确认疼痛位于TMJ区域需进行以下至少一项测试：

- 触诊外极（0.5 kg压力）或外极周围（1.0 kg压力）。
- 最大无辅助或有辅助张口，左右侧向运动，或前伸运动。

TMJ检查引起类似的疼痛（定义为触诊区域出现了与患者在过去30 d内所经历的相似或相同的疼痛）。患侧关节疼痛，运动受限，未受影响一侧的髁突可以在正常张口运动中完全滑动，导致下颌偏向患侧，因此，当患者大张口时，有明显不适的表现[24]。关节内可能会有也可能不会有关节摩擦音（摩擦音是检查时因TMJ内关节盘摩擦而产生的嘎吱声或咔嚓声）。

影像学检查 所有关节痛病例均应进行TMJ影像检查。即使症状仅出现在一侧，也需要进行双侧检查。在张口位和闭口位都进行影像检查，便于获取关于髁突形状、轮廓、关节面之间是否存在足够的软骨区以及髁突运动范围的诊断信息[24]。

治疗 治疗包括药物治疗，咬合和机械性矫正，最后是关节成形术。可以使用的药物包括精神类药物，特别是镇静剂，如甲丙氨酯、盐酸氯氮卓，以及与肌肉松弛药联合使用的抗抑郁药物，如地西泮等。

咬合矫正用于消除正常咀嚼过程中可能存在的干扰。除了改善咬合，还可以使用咬合板矫治器来分散咬合面，使下颌滑动时不受上牙列的干扰，从而减轻 TMJ 的不良应力。关节成形术适用于药物和咬合平衡治疗无效的患者。

5.2.1.2 关节炎

当 TMJ 触诊时感到疼痛（与关节痛相似），同时 TMJ 还具有炎症或感染的临床特征，如水肿、红斑和（或）体温升高时，即可诊断为关节炎。[23] 它可能由创伤引起。相关症状可包括咬合改变，如单侧关节内肿胀时出现同侧后牙开𬌗。对于这种局部状况，不应有系统性炎症疾病病史。诊断敏感度和特异度尚未确定。

除了有关节痛的阳性病史外，患者还会出现耳前肿胀、发红和（或）温度升高，以及由关节炎性渗出物引起的咬合改变（如后牙开𬌗）。检查结果为上述特征阳性。单侧或双侧后牙开𬌗不能归因于其他原因。患者未患有类风湿性疾病，包括全身性关节炎。这种疼痛不能被其他疼痛诊断更好地解释。

关于关节炎及其各种类型的详细讨论，请参见"关节疾病"主题。

5.2.2 关节紊乱

5.2.2.1 关节盘－髁突复合体紊乱

关节盘－髁突复合体紊乱（TMJ 的内部紊乱代表关节盘－髁突复合体紊乱的早期阶段）在一般人群中占 TMJ 疾患的大多数 [4,25]。由于关节盘移位在一般人群和 TMD 人群中均非常普遍，它们通常被认为只是一种生理适应而没有临床意义。回顾关节盘－髁突复合体的正常生物力学将有助于更好地理解关节盘－髁突复合体紊乱。

TMJ 既能在关节下腔进行旋转运动，也能在关节上腔进行滑动运动。在功能活动中，外侧韧带和内侧韧带允许下颌髁突在关节盘下表面自由旋转，而盘－髁复合体在关节窝内滑动，并沿关节结节后斜面无障碍地平移。此外，还可能做有限的侧向运动。

在所有这些正常的 TMJ 运动中，关节盘始终位于关节窝/关节结节和髁突之间，这是由翼外肌上头的作用以及盘后附着的最上层弹性组织（盘后组织上板）所实现的。髁突的平移运动是由于翼外肌下头的作用，它与其他降下颌肌（包括舌骨下肌群和舌骨上肌群）协同作用，使下颌前伸。

关节盘的运动也受到上后方关节盘后组织的控制，在张口时，髁突向前平移，盘后组织被动地将关节盘拉向后方。在闭口时，翼外肌上头收缩以稳定关节盘在关节结节后斜面。正常的盘/髁/窝关系见图 5.1。

关节盘－髁突复合体的紊乱包括可复或不可复的关节盘前移位。关节盘要发生移位，关节盘后组织和侧韧带必须拉伸，从而使关节盘向前移动 [26]，如图 5.2 所示。关节盘后移位非常罕见 [27]。一旦关节盘移位，位于关节盘原来位置的盘后组织现在会受到髁突的反复负荷，导致适应性变化，从而提供关节盘的大部分物理特征；这种改变的关节盘后组织也被称为假关节盘 [28]。前移位的关节盘无法回缩到正常的关节盘－髁突关系，因为已经被拉伸的韧带无法缩短也无法收紧了。

Wilkes 内紊乱分类 通过体格检查、MRI 和关节镜检查，根据疼痛特征、张口度、盘位置/状况和关节解剖结构的改变，可以对关节盘－髁突紊乱进行分期（表 5.2）[29]。

可复性关节盘移位（图 5.3）

当患者存在弹响病史，并在患者移动

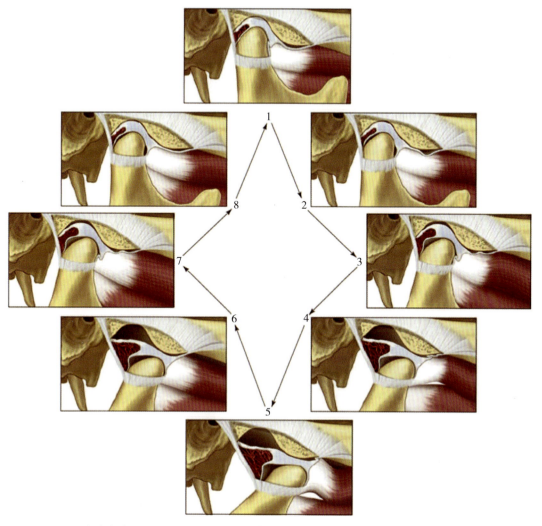

图 5.1 髁突和关节盘在最大张闭口过程中的正常功能运动。请注意,当髁突从关节窝中移出时,髁突上方的关节盘会向后旋转。闭口运动与张口运动正好相反(经许可,引自 Okeson JP. Management of temporomandibular disorders and occlusion.8th Ed.2020, p. 19,Fig, 1.31, Copyright Elsevier, St. Louis)

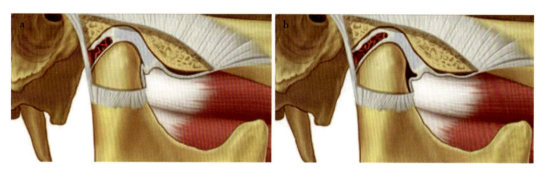

图 5.2 髁突上方关节盘的正常位置(a)与关节盘的功能性移位(b)。注意,在图 b 中,关节盘的后缘变薄,关节盘和盘下后韧带被拉长,使得翼外肌活动,导致关节盘向前(和向内)移位(经许可,引自 Okeson JP. Management of temporomandibular disorders and occlusion. 8th Ed. 2020, p. 143, Fig, 8.7, Copyright Elsevier, St. Louis)

表 5.2 基于 Wilkes 内紊乱分类的关节盘疾病分期[29]

	疼痛	张口	关节盘位置	解剖学
Ⅰ期	偶有无痛弹响	无限制	轻微前移	正常
Ⅱ期	疼痛性弹响	间歇性绞锁	中度盘前移位，可复	关节盘变形
Ⅲ期	功能疼痛	绞锁和活动受限	完全盘移位，不可复	关节盘变形/无骨质或早期改变
Ⅳ期	持续疼痛	绞锁和活动受限	完全盘移位，不可复	中度退行性骨质改变
Ⅴ期	严重疼痛	绞锁和严重运动受限	盘后组织穿孔，可能的关节盘穿孔	严重的退行性骨质改变

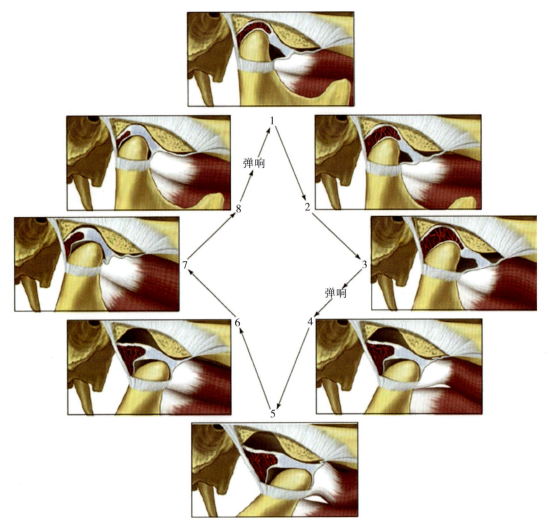

图 5.3 可复性关节盘移位。注意，在张口过程中，髁突越过关节盘后缘，到达关节盘中间带，从而使前移位的关节盘复位。这种关节盘移动可能导致瞬间的机械绞锁或锁定。当出现这种情况时，称为关节盘移位伴间歇性锁定（经许可，引自 Okeson JP. Management of temporomandibular disorders and occlusion. 8th Ed. 2020, p. 148, Fig, 8.13, Copyright Elsevier, St. Louis）

下颌时能感觉到时，诊断为可复性关节盘移位[4]。

当患者张口时，髁突向前平移并移动到关节盘的中间带（复位位置），这可能导致张口时的弹响。随着继续张口，髁突继续与关节盘一起向前平移，并保持在关节盘的中间带。当患者闭口时，髁突后退经过后带回到盘后组织，这可能再次引起闭口时的弹响。当继续闭口时，髁突保持在关节盘后组织上。如果同时存在张口和闭口时的弹响，那么张口时的弹响通常发生在比闭口时更大的张口位置。

这里"复位"一词意味着"回到正常位置"。在可复性盘移位中，一旦髁突移动经过后带并回到关节盘中间带，关节盘-髁突对齐就会恢复到正常对齐状态。

以 MRI 作为参考标准，诊断敏感度为 0.34，特异度为 0.92。如果通过前伸下颌的能消除张闭口时的杂音，尽管它对于诊断可复性关节盘移位并非必需，但具有重要的参考意义。

患者主诉有弹响病史，即患者在过去 30 d 内存在与下颌运动或功能相关的杂音，或在检查过程中自述有关节杂音。体格检查呈阳性需要至少符合以下情况之一：重复张闭口 3 次，至少有 1 次触诊同时检查到张口和闭口的弹响；重复张闭口 3 次，至少有 1 次触诊检查到张口或闭口的弹响；重复左右侧方运动或前伸运动 3 次，至少有 1 次触诊检查到弹响。

当需要确诊时，采用 TMJ MRI 进行影像学分析的标准为以下两项均为阳性：在最大牙尖交错位，盘后带位于 11：30 位置前方，且关节盘的中间带位于髁突和关节结节之间理想位置的前方；完全张口时，关节盘中间带位于髁突和关节结节之间。

由于振动可以穿过下颌骨在对侧 TMJ 被感知，这可能导致患者 / 医生无法判断哪侧 TMJ 产生了咔嗒声 / 爆裂声，因此，可以要求患者从最大牙尖交错位开始，先向一侧进行几次侧向移动，然后再向另一侧进行几次侧向移动。弹响通常发生在平移阶段，产生杂音时正在平移的髁突通常是杂音的来源。

除非患者出现疼痛或间歇性绞锁，否则可复性盘移位通常不会发展为不可复盘移位[30]。如果杂音是患者唯一的症状且对患者不构成问题，建议医生除了向患者解释 TMJ 的工作原理外，不需提供其他治疗，并告知患者 TMJ 的杂音与身体其他关节的杂音相似[31]。如果患者希望治疗以减少这种 TMJ 杂音，可以建议患者在夜间佩戴稳定装置。

可复性关节盘移位伴间歇性绞锁（图 5.3）

当患者出现可复性盘移位，曾有弹响病史，现主诉 TMJ 结构偶尔会阻碍髁突的移动，导致无法正常张口时，即可诊断为可复性盘移位伴间歇性绞锁。这种绞锁会突然发生，可能持续数秒到数天，然后突然解除。当出现张口受限时，可能需要某种手法来解除 TMJ 绞锁。

患者主诉有绞索病史，即患者在过去 30 d 内存在与下颌运动或功能相关的杂音，或在检查过程中自述有间歇性锁定和张口受限，或在临床检查期间存在间歇性锁定的证据。

体格检查呈阳性，即符合上文定义的可复性盘移位。当需要确认这一诊断时，影像学分析标准与可复性盘移位相同。如果在影像检查过程中发生绞锁，则将诊断为不可复性关节盘移位，需要医生结合临床表现纠正诊断。

如果弹响与卡顿或间歇性绞锁相关，由于患者的恐惧，这可能会进展为持续绞锁（不可复性盘移位伴张口有限）。应提供传统的 TMD 治疗，以消除卡顿或间歇性绞锁，并降低其进展为持续性绞锁的可能性[30,31]。

不可复性关节盘移位伴张口受限（图 5.4）

当患者出现突然发生的持续性明显张口受限（＜ 40 mm）时，即可诊断为不可复盘移位伴张口受限（闭口锁住）。患者通常会意识到，原本导致弹响的 TMJ 结构现在阻碍了他们正常张口。他们还可能报告 TMJ 在该位置卡住，或间歇性地出现此问题（持续数秒至数天），随后突然解除，使他们恢复正常张口[32]。

当张口时，髁突首先旋转，然后试图向前平移，但由于髁突无法在关节盘后带的下方滑动至关节盘中间带复位。平移受到关节盘的限制，因此，患者的张口度通常最初只能达到 20~30 mm。

当患者试图进一步张口时，同侧髁突的平移受到关节盘的限制，而对侧髁突则能够越过这一点继续平移，导致下颌前部偏向患侧。以 MRI 作为参考标准，诊断敏

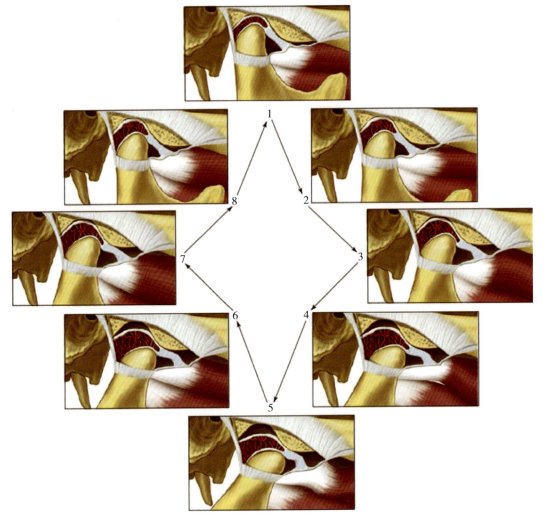

图 5.4　不可复盘移位（闭口锁住）。需要注意的是，髁突与关节盘的关系并不正常，而是关节盘保持在髁突的前方。这种情况限制了髁突前移的距离（经许可，引自 Okeson JP. Management of temporomandibular disorders and occlusion. 8th Ed. 2020, p. 149, Fig. 8.14, Copyright Elsevier, St. Louis）

感度为 0.80，特异度为 0.97。

病史检查呈阳性，患者表现为下颌绞锁或卡顿，导致无法完全张口，且张口受限严重到足以影响进食能力。体格检查显示，被动张口度（被动拉伸）< 40 mm，包括垂直切牙重叠。当需要确诊时，采用 TMJ MRI 影像学分析标准应符合以下两点：在最大牙尖交错位时，盘后带位于 11：30 位置前方，且关节盘中间带位于髁突和关节结节之前；完全张口时，盘中间带位于髁突前方。

类似的张口受限现象也可能出现在肌肉紊乱中，但肌肉紊乱的发病过程是逐渐发生的（数小时到数天）。翼外肌痉挛的患者通常表现为突然出现的张口受限，患侧髁突在移动时受到限制（由于翼外肌无法收缩，而不是关节盘阻碍了髁突移动），因此类似于不可复盘位移伴张口受限。为了区分这两种相似的表现，不可复盘位移伴张口受限的患者通常可以无痛地将牙齿放到最大咬合位置，而翼外肌痉挛患者通常不能闭口或在最大咬合时剧烈疼痛。

如果突然出现的张口受限是由外部创伤引起的，这种张口受限可能是由于肌肉损伤、TMJ 关节痛、髁突骨折或其他原因造成的，而不仅仅是不可复盘位移伴张口受限。

不可复性关节盘移位不伴张口受限（图 5.4）

当患者有突发性张口受限，并且张口逐渐增大至 40 mm 或更大的病史时，诊断为不可复性盘移位无张口受限。这表明患者最初有不可复性盘移位伴张口受限，随着时间的推移，盘后组织发生拉伸，使盘向前移动，从而使髁突能够进一步移动，使患者更大范围地张口。

以 MRI 作为参考标准，诊断敏感度为 0.54，特异度为 0.79。病史与不可复盘移位伴张口受限的定义相同。检查显示被动张口（被动拉伸）> 40 mm，包括垂直切牙重叠。当需要确诊时，影像学分析标准与不可复性盘移位伴张口受限相同。

每当患者试图超出张口限制时，髁突就会被推到关节盘后侧，对盘后组织产生拉伸力。盘后侧反复受到类似的撞击，通常会随着时间的推移充分拉伸盘后组织，使关节盘向前移动，最终恢复正常的平移和张口。这种转变可以立即发生，也可以持续不同时间，如几天到数年[33]。一些患者无需治疗就能度过这个转变期（有些患者仅有轻微不适），而其余患者则会寻求治疗，因为张口没有逐渐增加（参见第 15 章）。

5.2.2.2 运动受限障碍

除关节盘 - 髁突复合体紊乱外，还有少数其他情况也会导致髁突移动或旋转受限，从而导致 TMJ 无法使下颌进行正常范围的运动。

粘连 / 附着

粘连是指关节表面暂时性的黏附。然而，长时间的粘连可能导致真正的附着发生，即关节盘与髁突或下颌窝的关节表面之间、关节盘与周围组织之间形成纤维状的结缔组织带。

粘连通常继发于 TMJ 表面长时间的静态负荷（如睡眠时紧咬牙）[31]，大的创伤或 TMJ 手术后的关节炎症或关节内出血[31]，或系统性疾病如多发性关节炎，并且通常与关节盘障碍有关[34]。

通常，当关节受到负荷时，渗出性的润滑耗尽，边缘性的润滑会接管以防止粘连。但是，在下颌长时间处于静态负荷状态的情况下，边界润滑不足以补偿润滑液的耗尽，导致关节盘与上下关节腔的粘连。

患者有下颌运动丧失史，无 TMJ 弹响史（从病史角度区分不可复盘移位伴张口受限）。

检查显示张口时运动范围受限，如果单侧出现障碍，则张口时下颌会偏向患侧，并且向对侧的侧方运动明显受限。当需要确诊时，关节造影、MRI或关节镜检查可能显示存在粘连。诊断敏感度和特异度尚未确定。

强 直

强直是指由于TMJ内的纤维带或骨性联合导致的髁突极度受限，最常见的原因是下颌和（或）TMJ的创伤。强直通常不会出现疼痛。受累的髁突可能无法平移，并且旋转受限，导致患者张口极度受限，这取决于强直的类型和程度[35]。这些障碍的诊断敏感度和特异度尚未确定。

强直的临床鉴别诊断应包括关节外病理性的假性强直，这种假性强直是由于喙突增生（Jacob病）、喙突与上颌结节或颧骨之间的纤维性粘连、颧弓骨折、颧眶复合体骨折脱位、颞肌瘢痕或骨化性肌炎导致的关节运动受限。

Topazian[36]、Sawhney[37]、He等[38]根据强直程度、类型等参数对TMJ强直进行了多种分类（表5.3）。

强直的病因病理

创伤 大多数强直病例是由于10岁前发生的髁突损伤所致。在儿童中，髁突皮质骨薄，髁突颈宽，关节下有丰富的相互连接的血管丛，因此囊内骨折会导致髁突头粉碎性骨折和关节内出血，称为"蘑菇状骨折"。这会导致在高度成骨的环境中形成纤维骨性团块，由于运动受限，团块会发生骨化和固化，最终导致强直。强直也可能发生在产钳分娩过程中的创伤。患者的年龄、骨折类型、关节盘损伤情况以及固定的时间等因素都与创伤后强直的发生有关。

局部感染 包括中耳炎、乳突炎、颞骨骨髓炎、腮腺脓肿、颞下或下颌下间隙或咽旁感染、疖肿和放线菌病。

系统性疾病 包括结核病、脑膜炎、咽炎、扁桃体炎、风疹、水痘、猩红热、淋球菌性关节炎和强直性脊柱炎（传播途径为血液传播）。感染途径可以是血源性、相邻感染或直接接种。滑膜血管丰富且缺乏限制性基底膜，易感染。

表5.3 颞下颌关节强直的分类[36-38]

根据涉及的组织和程度	·真性强直或假性强直 ·关节外或关节内 ·纤维性、骨性或纤维骨性 ·单侧或双侧 ·部分或完全
Topazian分期	·Ⅰ期：强直骨局限于髁突 ·Ⅱ期：强直骨延伸至乙状切迹 ·Ⅲ期：强直骨延伸至喙突
Sawhney分类	·1型：关节周围广泛纤维性粘连，髁突存在 ·2型：骨性融合，特别是在外侧关节面，内侧关节间隙无融合 ·3型：下颌升支与颞骨/颧弓之间的骨桥 ·4型：关节被升支和颅底之间的骨块取代
He等分类	·A1：无骨成分的纤维性强直 ·A2：外侧关节的骨性强直，残余髁突碎片大于对侧正常髁突的50% ·A3：与A2相似，但残余髁突碎片小于对侧正常髁突的50% ·A4：完全骨性强直

关节炎 / 炎症性疾病 约 50% 的病例为青少年类风湿性关节炎（Still 病）、骨关节炎和强直性脊柱炎。

肿瘤 肉瘤、骨瘤和软骨瘤可能导致关节盘退行性、破坏性和炎症性改变，随后进行修复，最终导致关节强直。

手术 TMJ 手术后的并发症。

纤维性强直 当纤维组织在髁突或下颌窝的关节面、关节盘或周围组织之间形成时，就会导致纤维性强直[31]。除了张口时患侧髁突无法进行平移外，没有明显的骨性改变和放射学表现。

患者病史表现为进行性下颌运动障碍；张口时活动范围严重受限，患侧下颌偏斜未纠正以及向对侧的侧方运动明显受限等阳性体征；CT/CBCT 表现为张口时患侧髁突平移减少，以及患侧髁突与关节结节之间的关节间隙仍然存在。

骨性强直 髁突与下颌窝之间的骨形成通常会导致骨性强直，患者的张口受限比纤维性强直更为严重[31]，甚至关节完全丧失活动能力。其特征性表现包括影像学证据显示骨增生，并伴有明显向患侧偏斜和明显对侧侧方运动受限。

患者的病史表现为进行性下颌运动障碍，阳性体格检查发现包括下颌所有运动能力缺失或严重受限，CT/CBCT 影像学检查显示骨增生，伴有关节间隙部分或全部消失（参见第 17 章）。

5.2.2.3 过度活动障碍

过度活动障碍包括两种类型的 TMJ 脱位，髁突被卡在关节结节前面，这是由于关节结节阻碍了盘 – 髁复合体后移，或者关节盘阻碍了髁突的后移，或者两者兼有[39]。注意，在最大张口时，髁突经常位于关节结节前方，因此它本身并不是过度活动障碍的预测指标。脱位的持续时间可能是短暂的，也可能是长期的。脱位可能伴随疼痛，脱位发生过后可能还会有残余疼痛。

关节半脱位（部分脱位）

这是一种涉及盘 – 髁复合体和关节结节的疾病。当患者处于张口位时，盘 – 髁突复合体位于关节结节前方，且不进行手法操作患者无法复位至正常的闭口位，即可诊断为半脱位。仅通过病史进行诊断的敏感度为 0.98，特异度为 1.00。

半脱位的原因包括关节囊和韧带的松弛，可见于过度伸展损伤、需要长时间张口的牙科手术后、过度打呵欠、外力创伤（如气管插管、内镜检查）以及结缔组织疾病（如 Ehlers-Danlos 综合征、马方综合征）。

患者的病史表现为大张口时下颌锁住或卡顿，即使只有片刻，以至于患者在过去 30 d 内无法从大张口位置闭口，并且在没有自我操作的情况下无法从大张口位置闭口。不需要进行额外的体格检查。

关节脱位（脱臼，张口锁住）

这是指盘 – 髁复合体位于关节结节前方，且没有临床医生的特定手法操作，就无法复位至关节窝的情况。这也被称为张口锁住。诊断敏感度和特异度尚未确定。

关节脱位的原因包括创伤后关节囊松弛、长时间大张口、慢性半脱位、癫痫、帕金森病、药物引起的迟发性运动障碍（如吩噻嗪类神经阻滞剂）、骨表面缺陷（关节结节浅）或遗传易感性（Ehlers-Danlos 综合征、马方综合征）。

患者报告无法从大张口位置闭口，并且只有通过临床医生的特定下颌手法才能实现闭口。体格检查发现张口过大，下颌位置突出，如为单侧脱位，还会向对侧偏斜。

脱位类型如下：

• 前脱位——髁突前移至关节结节前方。

- 前外侧型。
- 后脱位——髁突头移位至正常位置后方,通常与颅底或骨性耳道前壁骨折相关。
- 侧方脱位——1型,侧方半脱位——2型,髁突被迫向关节窝侧方和上方移动导致的完全脱位。
- 上脱位——髁突移位至颅中窝的脱位,与关节窝骨折有关。

当需要确诊时,CT/CBCT或MRI扫描显示,患者在尝试闭口时,髁突位于关节结节前方(参见第18章)。

5.2.3 关节疾病

5.2.3.1 TMJ关节炎

关节炎是TMJ最常见的病变,可累及滑膜、软骨、关节囊、滑囊、肌腱和髁突[23]。多种病因的关节炎均可影响TMJ,但表现出相似的症状和体征。因此,仔细询问病史,进行体格检查和影像学评估对于准确诊断至关重要。这些TMJ关节炎大致分为低炎症型和高炎症型(表5.4)。

低炎症型关节炎 始于关节表面软骨基质,进一步累及髁突软骨下骨和关节囊。典型的低炎症性关节炎是一种退行性关节疾病,如原发性骨关节炎,通常是由年龄相关的功能负荷或创伤引起的。如果这类疾病在早期得到妥善管理,通常不需要进行侵入性手术干预。低炎症型关节炎患者滑膜液中白细胞计数较低,实验室检查结果与低水平炎症活动相符,受影响的关节在影像学上表现为局部退行性变性。

高炎症型关节炎 主要累及滑膜细胞和髁突软骨下骨。高炎症型关节炎的典型例子是类风湿性关节炎。

所有病例均可累及TMJ,可能需要手术干预以减轻症状并纠正相关的功能和美学问题。高炎症型关节炎患者滑液中白细胞计数较高,在影像学上表现为受累关节广泛和弥漫性的退行性变性。

创伤性关节炎

关节炎经常继发于急性或慢性创伤,大多数病例报告道路交通事故中颈部鞭甩伤病史。由于其慢性后遗症,必须在损伤后立即仔细考虑,以便掌握关节内的病理

表5.4 影响颞下颌关节的关节炎分类[3]

低炎症型关节炎	高炎症型关节炎
・创伤性关节炎 ・退行性关节炎 　－骨关节炎 　－骨关节病	・炎性关节炎 　－类风湿性关节炎(RA) 　－青少年类风湿性关节炎 　－银屑病关节炎 　－强直性脊柱炎 　－莱特尔综合征 ・感染性关节炎 　－淋球菌性关节炎 　－梅毒性关节炎 　－结核性关节炎 　－莱姆病相关关节炎 ・代谢性关节炎 　－痛风 　－假性痛风 ・与结缔组织疾病相关的全身性关节炎:系统性红斑狼疮、硬皮病、慢性炎症性肠病、反射性交感神经营养不良和结节病

状况，并选择治疗方案。

创伤性关节炎是由促炎细胞因子释放引发的级联反应，作为关节组织对单次或重复性急性创伤事件的即刻关节内反应。这种炎症反应的程度取决于关节组织所受创伤的程度和创伤的生物力学模式，可以从水肿、滑膜炎、关节血肿到髁突骨折不等。触发的免疫反应可进一步导致髁突与关节窝的纤维性粘连，或因修复机制失败而引起的持续性炎症，进而导致退行性关节疾病[40]。

- 轻微创伤——压缩/剪切关节盘后组织；关节盘脱位。
- 中度创伤——滑膜衬里损伤→关节积血+炎症反应→纤维化、粘连、纤维强直（儿童生长异常）。
- 严重创伤——关节面/软骨下骨损伤→退行性疾病。

临床表现

患者在休息和下颌运动时均表现出严重的关节痛、张口受限（< 20 mm）、关节压痛以及关节上腔出血。患者可能会主诉持续头痛，疼痛有时还会发生在颈部区域，无论是否运动都会感到疼痛。外伤性关节炎患者预后较差，可发展为创伤后综合征（有时伴有心理问题），表现为关节区持续疼痛伴反复头痛。

影像

水肿和肿胀可导致囊内和囊膜结构增厚，放射学表现为闭口位时关节窝顶部与髁突表面之间的距离增加。严重创伤后的变化可能表现为骨性强直或类似于退行性关节疾病的变化。

治疗

对于创伤后综合征患者，可使用非甾体抗炎药（NSAID），同时提供咨询和安抚，以预防创伤后综合征。饮食限制和物理治疗作为保守治疗手段。关节镜松解术、冲洗术、滑膜切除术以及纤维性粘连清创术也可作为保守治疗之外的治疗方法[41]。

骨关节炎

骨关节炎（OA），被归类为退行性关节疾病，是一种低炎症型关节炎，可以是原发性的，也可以是继发于创伤或其他急性或慢性负荷过重的情况，其特征是关节组织恶化和磨损，变软、磨损或变薄，并导致由于重塑机制过载而引起的髁突软骨下骨硬化或边缘骨赘增生。随着蛋白聚糖耗尽、胶原纤维网络解体和脂肪变性，关节软骨的功能削弱，这一病变过程加速发展。OA最常见的是承重关节，如髋关节、脊柱和膝关节。代谢、遗传和全身原因也会影响疾病的进程。

临床表现

OA影响TMJ并不罕见，多见于40岁以上的女性。TMJ-OA最常见的原因是关节结构过载，其次是创伤性损伤和异常生物力。当可以确定骨关节炎的确切原因，如创伤、活动过度或内部紊乱，并在老年人群中观察到时，这种情况被称为继发性骨关节炎。当关节炎状况的原因不明或与磨损有关，并在年轻人群中观察到时，它被称为原发性骨关节炎。

TMJ-OA起病缓慢。患者病史显示，在过去30 d内曾出现下颌运动或功能时的关节杂音，并在检查中也有关节杂音。常见的主诉包括单侧关节疼痛，这种疼痛会随下颌运动而加重，并在下午或傍晚时加重。继发性中枢兴奋作用经常存在。检查结果显示在以下至少一个项目中通过触诊检测到关节摩擦音——最大无辅助张口、最大辅助张口、侧向运动和前伸运动。常见的体征还包括关节及相关肌肉的压痛，下颌张口受限，关节可触及的肿胀，以及在侧向触诊髁突或手动加载关节时疼痛加剧。

影像

TMJ的影像学检查显示髁突软骨下骨

的结构改变。关节表面可出现扁平化和侵蚀性变化，并可见骨赘。CT扫描结果包括髁突软骨下硬化、髁突变平和边缘唇状硬化、皮质侵蚀、骨赘形成和关节间隙狭窄。另一个特征性发现是软骨下骨囊肿（Ely囊肿），这类假性囊肿代表退化区域，包含纤维组织、肉芽组织和骨样组织。

由于患者的症状可能长达6个月，之后才出现能够被发现的骨质脱矿，因此影像学检查难以发现早期骨关节炎。滑膜的早期变化，如滑膜内膜增生、细胞肥大及随后内膜基质中纤维物质的丧失，以及关节软骨的变化，只能通过活检和关节镜检查检测到。

治疗

治疗取决于病情的严重程度。首要目标是消除致病因素，因此可以尝试减少功能负荷。可以使用定位矫治器治疗来纠正髁突-关节盘关系，使用稳定矫治器来纠正过度活跃的肌肉。应考虑并阻止非功能性不良口腔习惯。各种治疗方案包括非侵入性治疗方式（药物）、微创治疗方式（关节内注射、关节穿刺、关节镜手术）、侵入性手术方式（骨和关节手术、自体/异体半关节成形术）和挽救性手术（全关节重建术）[42]。表5.5给出了基于症状、体征和影像学的骨关节炎分类及治疗方案[43,44]。

骨关节病

骨关节病是一种与TMJ负荷过载相关的多因素疾病。虽然在骨科医学文献中它与骨关节炎是同义词[42]，但在牙科TMJ文献中，它最近被确定为一种慢性低炎症性退行性疾病，伴有TMJ关节软骨的进行性丧失，主要是由软骨细胞控制的修复和降解过程之间的不平衡造成的。

与骨关节炎一样，骨关节病的原因是关节负荷过载。当关节负荷较轻时，身体试图通过骨重塑来适应。如果功能需求超过了适应能力，骨关节炎就开始了。虽然修复和适应过程满足了功能需求，但骨关节病仍会持续下去[45]。

患者通常没有任何症状。过去的病史可能显示有一段时间出现过症状（骨关节炎），只能通过放射学检查来证实。摩擦音是一个常见的早期症状。在没有关节疼痛等临床症状的情况下，这种关节炎是禁忌治疗的。唯一需要考虑治疗的是，如果髁突的骨质改变已经明显到足以改变咬合状态，在这种情况下，可能需要考虑牙科治疗。

类风湿性关节炎

类风湿性关节炎（RA）是一种病因不

表5.5 骨关节炎的分类 [3,43,44]

阶段	症状	体征	影像学	治疗方案
Ⅰ 早期疾病	关节/肌肉疼痛 功能受限 关节摩擦声	咬合或面部美学变化轻微或无变化	髁突/关节窝/关节结节轻度至中度侵袭性改变	无创治疗 微创治疗
Ⅱ 静止期疾病	关节疼痛轻微或无疼痛 肌肉疼痛 部分关节功能障碍 关节摩擦声	Ⅱ类错𬌗 开𬌗	髁突/关节结节扁平	骨和关节挽救性治疗
Ⅲ 进展期疾病	关节/肌肉疼痛 功能丧失 伴或不伴关节摩擦音 进行性下颌后缩	高角Ⅱ类错𬌗 开𬌗 发展中的纤维化/强直	严重侵袭性改变 髁突和关节结节高度下降 强直 喙突肥大	挽救性治疗

明的慢性非化脓性疾病。主要影响关节结构，如滑膜、关节囊、肌腱、腱鞘和韧带，其次累及关节软骨和软骨下骨[46]。普遍认为，滑膜的炎症会扩展到周围的结缔组织和关节表面（这种从滑膜延伸到关节面的伴随反应性巨噬细胞富集的成纤维细胞增生被称为关节翳），然后增厚和变脆。滑膜细胞表达导致关节表面破坏的酶，最终导致纤维性强直。

临床表现

RA是一种多关节疾病，40~60岁为发病高峰，女性患者略多。体重减轻、发热和疲劳是RA患者的首要表现，他们通常表现为慢性反复发作和缓解。为了确保调查研究和流行病学研究的一致性，美国风湿病学会制定了类风湿性关节炎的分类标准，见表5.6[47]。

表5.6 类风湿性关节炎分类修订标准，ARA, 1987年[47]

1. 晨僵（关节内/关节周围，至少1 h之后才能得到最大改善）
2. 3个或更多关节区域的关节炎（肿胀）（由医生观察）
3. 对称性关节炎（肿胀，非骨性过度生长）
4. 手部关节关节炎（腕关节、MCP或PIP）
5. 类风湿结节
6. 类风湿因子（血清）
7. 影像学改变[手/腕关节侵蚀和（或）关节周围骨质减少]
要求
• 满足以上7项标准中4项及以上
• 标准1~4必须存在至少6周
50%~75%的类风湿性关节炎患者在病程中累及颞下颌关节[47]

临床上4%~80%的RA患者有TMJ受累[48]，其中34%~75%的患者为双侧受累，且TMJ可能不是第一个受累的关节。TMJ受累最常见的临床症状是在功能活动时深层、钝性耳前疼痛，可能放射至颞区和下颌角。其他症状包括肿胀、肌肉压痛伴咬合力下降、活动范围受限、摩擦音或咔嗒声和晨僵。到疾病晚期，滑膜退行性变性、髁突骨吸收以及关节面之间和关节囊内瘢痕组织的形成可能导致严重残疾。

儿童期可能会出现下颌骨生长迟缓，导致面部畸形，有时甚至会出现关节强直。TMJ晚期RA的一个典型特征是出现进行性Ⅱ类错殆和前牙开殆畸形，影响咀嚼和发音。这种畸形是由于下颌骨髁突破坏导致正常升支高度丧失造成的。

影像

早期无影像学改变。随着疾病进展，髁突的关节面被破坏，关节间隙消失，导致前牙开殆。髁突的前后侵蚀可能导致"铅笔尖样"外观。可观察到的其他变化还包括皮质下假性囊肿、关节结节变平和关节窝侵蚀。

根据MRI检查结果，Kretapirom等将髁突的骨性改变分为4种类型[46]：

• Ⅰ型：髁突骨髓信号异常，无侵蚀或吸收。

• Ⅱ型：髁突骨皮质表面侵蚀。

• Ⅲ型：骨吸收扩展至髁突头的一半以内。

• Ⅳ型：骨吸收累及涉及髁突头超过一半的区域。

实验室检查结果包括类风湿因子（RF）、抗核抗体（ANA）、人白细胞抗原（HLA）Dw5和DRw阳性，红细胞沉降率（ESR）升高，血清白蛋白降低，以及滑膜穿刺液呈现浑浊、黏度降低，白细胞计数>20 000/L。

治疗

通过非甾体抗炎药、短期使用类固醇、软食、物理疗法、免疫抑制剂（转诊至风湿病科）以及通过TMJ和正颌手术治疗结构畸形来治疗疾病。

骨关节炎与类风湿性关节炎

表 5.7 列出了影响 TMJ 的骨关节炎与类风湿性关节炎之间的显著差异[49]。

青少年特发性关节炎

青少年特发性关节炎（JIA 或青少年 RA 或 Still 病）是一种儿童期的风湿病，大多数情况下无症状或症状非常轻微。因此，重要的是筛查临床症状或体征，如咀嚼时疼痛，TMJ 咔嗒声，或儿童避免咀嚼食物。

JIA 通常在 16 岁之前发病，高达 87% 的病例会累及 TMJ（TMJ 可能是 JIA 唯一受累的关节）[50]。初始表现可能包括运动范围受限，以及因异常的颅面生长而发生的下颌骨不对称。双侧 TMJ 受累可导致进行性 II 类错𬌗，因髁突破坏造成升支高度丧失而导致的开𬌗畸形，以及随后出现的关节强直。此外，这种情况可能会影响正常的口腔卫生，导致龋齿。

根据疾病初发时及发病后前 6 个月的临床表现，JIA 可分为 3 种类型：寡关节/少关节型（4 个或更少的关节受累）、多关节型（5 个或更多关节受累）和全身型（存在关节炎和严重的全身受累）。

影像学检查显示髁突皮质骨侵蚀，关节盘变薄，升支高度下降，以及晚期角前切迹加深。

实验室检查结果包括 20% 的患者 RF 阳性，60%~80% 的患者 ANA 阳性、ESR 升高。治疗方法与类风湿性关节炎相似。

银屑病关节炎

银屑病是一种慢性、常伴瘙痒的皮肤病。

5%~10% 的银屑病患者会并发银屑病关节炎（PA），其诊断基于银屑病、放射学显示侵蚀性多关节炎和类风湿因子血清学检测阴性[51]。与类风湿性关节炎的区别还体现在许多情况下同时出现关节和皮肤病变，特征性的放射学表现，以及没有皮下结节。也可观察到遗传易感性和 HLA 关联。

临床表现

PA 通常发生在生命的第 3 和第 4 个 10 年之间，男性略为多见。基于不同的临床特征，确定了 4 种不同的 PA 模式[52]：

- 主要影响远端指间关节的关节炎。
- 影响单个或多个关节的严重关节炎，伴有广泛的骨质破坏和关节强直。
- 血清阴性的多关节炎，可能难以与血清阴性的类风湿性关节炎区分。
- 以脊柱炎和外周关节受累以及 HLA-B27 抗原存在为特征的关节炎。

TMJ 的 PA 通常突然发病，通常发生在轻微创伤之后。如果患者可能患有 TMJ PA，那么仔细检查指甲、头皮和脐部可能有助于诊断，因为许多患者的指甲有明显的凹陷和玻璃样变。TMJ 疾病的症状和体

表 5.7 骨关节炎与类风湿性关节炎的比较[49]

	骨关节炎	类风湿性关节炎
年龄	老年	任何年龄
发病速度	缓慢，多年发病	相对较快，数周至数月发病
颞下颌关节受累率	8%~16%	50%
关节症状	疼痛但肿胀少或无肿胀	疼痛、肿胀、僵硬
常见关节受累情况	随机；常见单关节受累	对称性关节受累；常见多关节受累
晨僵时间	<1 h	>1 h
全身症状	无	存在

征包括：张闭口运动时下颌骨偏离中线、张口受限、关节主观僵硬、触诊时关节摩擦音、客观上可听到或触到的关节咔嗒声、主观感觉关节咔嗒声、关节本身疼痛、咬合或咀嚼时关节牵涉痛或压痛、患者进行下颌全方位运动时触诊检测到关节、关节囊或咀嚼肌压痛，有 TMJ 外部软组织肿胀的既往史或现病史，和（或）半脱位。

影 像

影像学改变包括侵蚀、骨质疏松和关节间隙狭窄，但不具有特异性。

治 疗

影响 TMJ 的 PA 的主要治疗目标是减轻疼痛，同时提供咨询和安慰，强调疾病的良性性质。在初始阶段，建议休息并使用非甾体抗炎药。其他治疗方式包括物理治疗，类固醇（局部/全身）和外科关节置换术。

强直性脊柱炎

强直性脊柱炎（AS，血清阴性脊柱炎，Bechterew 病，Marie-Strumpell 病）是一种主要影响中轴骨骼的慢性炎性疾病，但也可能涉及外周关节，如髋部、肩部、膝部、手部和腕部，以及 TMJ（在疾病晚期较为常见，发病率为 11%~35%）。男性患者发病率近乎女性的 10 倍，发病年龄在 1~40 岁，与 HLA-B27 抗原有关。

临床表现

颈部屈曲畸形和颈椎固定僵硬是最常见的表现，少数患者可见寰枢椎半脱位。AS 会导致头部前倾等体态改变。当 AS 影响脊柱时，患者会在早晨抱怨背痛和僵硬，通常在运动和活动时加重。到了疾病晚期，可能出现腰椎突出，任何姿势的改变都可能引起疼痛。脚后跟疼痛和足底疼痛也有报道[54]。

当 AS 影响 TMJ 时，通常不会出现严重的症状，直到出现明显的下颌运动受限。这与类风湿性关节炎引起的急性疼痛和压痛形成鲜明对比，后者通常会自行缓解，很少造成永久性张口受限。近半数患者表现出无症状或单侧受累。疼痛、僵硬和张口受限是 AS 在 TMJ 中的常见症状。关节弹响在这种疾病中并不常见。

AS 中 TMJ 的病理可以通过关节囊/关节盘的附着破坏来解释，这会导致内部紊乱和随后的退行性关节病，或者由于原发性滑膜炎直接破坏关节面。

影 像

在疾病晚期阶段可观察到非特异性影像学改变，包括关节间隙狭窄、侵蚀、活动度降低、骨赘形成、过度硬化和广泛侵蚀。

AS 的类风湿因子阴性，HLA-B27 抗原阳性。治疗方法包括非甾体抗炎药，物理治疗，类固醇和对症药物。

莱特尔综合征

莱特尔综合征是一种三联征，包括关节炎（无法攀爬）、结膜炎/虹膜炎（无法看清）和尿道炎（无法排尿），通常在泌尿生殖系统（如衣原体、淋病）或胃肠道（沙门菌、志贺菌）感染后 2~6 周作为反应性疾病出现。

临床表现

莱特尔综合征以男性多见，发病急骤，伴眼部炎症病变、龟头炎、口腔溃疡和角化性皮炎。典型的莱特尔综合征患者表现为膝关节或指间关节肿胀，伴有或不伴跟腱炎。还可能出现手指和脚趾的弥漫性肿胀（香肠指）[55]。此外，也可能伴有累及骶髂关节的腰背痛，因此有时很难与强直性脊柱炎相鉴别。当 TMJ 受到影响时，通常会出现急性发作和不对称表现的症状，如关节压痛、红斑和局部发热。

影 像

在莱特尔综合征中，通常没有影像学改变或很轻微。可能观察到的变化包括骨质疏松、骨膜成骨形成、韧带附着处的侵蚀性改变，以及偶尔出现的破坏性关节病。可能伴有或不伴有脊椎炎的骶髂关节炎。最常见的改变是足底筋膜炎部位的足底骨刺。

治疗

莱特尔综合征的治疗包括抗炎药物、关节内类固醇注射以及物理治疗。全身性口服类固醇已被证明收效甚微。局部类固醇用于皮肤病变，也推荐用于结膜炎。

化脓性（感染性）关节炎

TMJ 的化脓性关节炎是一种罕见疾病，仅见于成人。据报道，全身关节化脓性关节炎的死亡率为 12%，高达 75% 的病例出现明显的关节功能减退。如果诊断延误，TMJ 感染性关节炎会导致明显的病理性损害。

发病机制

化脓性关节炎的常见致病微生物包括金黄色葡萄球菌、淋球菌、流感嗜血杆菌和链球菌。化脓性关节炎的诱发因素可能是局部的（如钝性创伤、烧伤、药物滥用、医源性原因）或全身性的（如类风湿性关节炎、糖尿病、低丙种球蛋白血症等系统性和自身免疫性疾病，或淋病、梅毒、结核、放线菌病等感染）。危险因素还包括长期全身使用类固醇和性传播疾病。艾滋病患者也容易患化脓性关节炎（通常由细菌或真菌引起）。

化脓性关节炎的感染途径和可能的致病机制如图 5.5 所示[56]。病原微生物通常通过血液传播到达关节，在滑膜上定植，产生急性炎症反应，并扩散至滑液。细菌侵袭会引发促炎因子的产生，加剧炎症反应。炎症的副产物可以迅速破坏滑膜和胶原基质，从而抑制软骨合成。随着感染的进展，可能会出现炎症迹象（如红肿）。

较少见的是，病原体经局部扩散，通过皮肤病变或邻近的骨髓炎进入关节，导致炎症浸润压迫关节内血管，并通过脓液减少软骨下骨的血液循环。此外，关节腔内产生的压力最终导致关节结构坏死。

临床表现

全身性症状包括发热、皮疹、不适、淋巴结肿大、肝脾肿大、心包炎、胸膜炎和关节炎（剧烈疼痛，休息无法缓解）。症状和体征通常持续两周，之后可能会根据致病原的致病性和患者的免疫状态而消退。大关节受累更常见，其中膝关节和髋关节最常受累[57]。

在 TMJ 的化脓性关节炎中，常见的临床表现包括耳前区的红斑、温热、肿胀、疼痛、牙关紧闭、区域性淋巴结肿大、咬合不良伴有同侧后牙开殆、张口受限和对侧下颌偏斜，这是由于关节液增多导致的，表现为关节区域的波动感。在慢性病例中，可能会发生关节强直，导致面部不对称，甚至可能导致髁突和骨骼的完全破坏。

影像

全口曲面体层片（OPG）可以观察到炎症渗出物和脓液引起的关节间隙增宽。然而，在感染的急性期，通常不会发生骨骼改变，CT 扫描在检测早期骨骼变化（如关节间隙增宽、蜂窝织炎、骨髓炎、关节强直）方面更为敏感[57]。MRI 可以在 T2 加权图像上早期发现关节积液增加，并可对软骨、关节盘和邻近软组织进行评估。锝-99 骨扫描的特异度较低，但对化脓性关节炎的敏感度较高。锝-99 扫描结果阴性实际上从鉴别诊断中排除了化脓性关节炎。

实验室检查结果包括血清白细胞计数增加和 C 反应蛋白水平升高。应始终进行细针抽取细胞学检查（FNAC），并进行革兰染色和培养敏感度试验。在化脓性关节炎的阳性病例中，有 62% 的病例分离出的

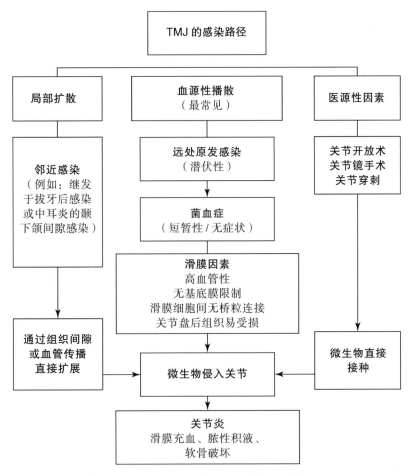

图 5.5 TMJ 化脓性关节炎。感染途径及可能的致病机制 [经许可，引自 Cai XY,et al. Septic arthritis of the temporomandibular joint: a retrospective review of 40 cases. J Oral Maxillofac Surg,2010, 68(4): 731-8]

病原体是金黄色葡萄球菌。

治疗

TMJ 化脓性关节炎的治疗主要包括冲洗引流、抗生素治疗和关节休息[58]。

- 通过关节腔穿刺术对关节腔进行冲洗和引流已报道可获得积极效果，在感染通过局部扩散进入关节的情况下，传统的下颌下切口是可取的。
- 关节液抽吸后应立即开始抗生素治疗。在感染的急性期，应让关节休息。
- 关节休息有助于减少滑液量和炎症反应，从而有助于减少关节的蛋白水解损伤。通常，关节休息包括软性饮食和限制活动范围。在感染急性期过后，应开始进

行旨在帮助患者张口和闭口的关节锻炼。

代谢性关节炎

影响 TMJ 的两种主要代谢性关节炎是痛风和假性痛风，这是两种常见的晶体诱导性关节病。

临床表现

痛风是由单钠尿酸盐晶体在关节或软组织中沉积引起的急性炎症，伴有疼痛、关节活动受限和高尿酸血症[59]。痛风性关节炎通常影响 40 岁以上的男性，具有明确的遗传倾向和家族患病率。

痛风的 4 个阶段包括[60] 无症状高尿酸血症（血清尿酸浓度大于 416 mmol/L）、急性关节炎、间歇期痛风和慢性痛风石性

痛风。尿酸盐晶体在滑膜、软骨下骨和远处皮下及肌腱组织中形成痛风石沉积。通常，足部和手部的小关节、腕关节、肘关节和膝关节会受到影响。近端关节受累的情况较为罕见。仅有少数关于 TMJ 单独受累和破坏的病例报道。TMJ 痛风的临床表现包括轻度疼痛、关节活动受限，局部温热和压痛性肿胀，以及关节弹响。

假（性）痛风是由焦磷酸钙晶体引起的，更准确地称为焦磷酸钙沉积病，其特征是关节疼痛、僵硬、压痛、发红、温热和肿胀。最常见的受累关节是膝关节、髋关节、肩关节、肘关节、手指和踝关节，TMJ 很少受累。假性痛风可能与糖尿病和甲状腺功能亢进有关[61]。

影像

影像学改变不具有特征性，在疾病晚期，TMJ 表现为髁突头肿大和不规则。CT 扫描显示 TMJ 周围滑膜肿胀，出现钙化的游离小体，关节硬化和侵蚀。建议进行血液检查和 FNAC。抽吸液在偏光显微镜下观察呈乳白色，含有尿酸盐晶体。常见白细胞增多和 ESR 升高。

与结缔组织疾病相关的全身性关节炎

系统性红斑狼疮（SLE） SLE 是一种慢性自身免疫性多系统疾病，通常影响大脑和周围神经系统、皮肤、关节、肾脏、肺、浆膜和血液成分。对称性多关节炎是 SLE 患者的常见特征，通常累及手指、膝盖和手腕。SLE 累及 TMJ 的病例报道很少[62,63]。

硬皮病 进行性系统性硬化症是一种广泛性结缔组织疾病，累及皮肤（硬皮病）和心脏、肺、肾、胃肠道等器官。除了张口受限、黏膜牙龈问题、口干症、毛细血管扩张、牙周膜宽度增加、下颌骨骨质吸收等系统性硬化症的口腔和牙齿特征外，TMJ 功能障碍也有报道[64]。

混合性结缔组织病（MCTD） MCTD 是一种独特的类风湿性疾病，其特征与多种不同的结缔组织疾病重叠。MTCD 的临床表现包括疲劳、肌痛、关节痛和雷诺现象，大多数病例都存在关节疼痛和僵硬。MTCD 的这些特征与 SLE、硬皮病、多发性肌炎、皮肌炎和 RA 等疾病的特征同时出现。MTCD 患者的 TMD 症状和体征已被广泛报道[65]。

Sjögren 综合征（SS） SS 是一种以口干和眼干为特征的系统性自身免疫性疾病，由自身免疫反应引起，通常可影响其他器官，如神经系统、皮肤、黏膜、肺和肾脏。SS 也可作为继发现象进展，其中干燥症状与 RA、SLE 或硬皮病相关联。SS 有时与多关节炎相关，因此 TMJ 也可能受到影响[63]。

5.2.3.2 髁突吸收／特发性髁突吸收

髁突吸收是一种罕见的特发性骨退变，可能是一种严重的退行性关节疾病，与雌激素水平降低有关，导致髁突高度丧失和进行性前牙开𬌗。该病症自发发生，通常为双侧，多发于青春期女性，伴有或不伴有疼痛或关节弹响。在早期阶段，可能出现牙齿咬合改变。诊断敏感度和特异度尚未确定。

病史显示牙齿咬合呈进行性改变。临床检查显示前牙开𬌗和牙齿咬合进行性变化，可能表现为咬合面无法接近，或者基于覆𬌗、覆盖或牙尖接触的咬合测量随时间发生变化。影像学检查包括 CT/CBCT 显示髁突部分或全部吸收，或侧位头颅影像随时间变化的序列成像改变，这可能包括下颌顺时针旋转，下颌平面角增大，或 ANB 角增加。风湿性疾病（包括全身性关节炎）的血清学检查必须为阴性。

5.2.3.3 骨软骨病

骨软骨病是一种病理生理不明确的疾

病，其中关节软骨和骨碎片在滑膜液中自由移动（"关节腔游离体"）。它通常发生在膝关节和肘关节，一般与运动过量有关。有报道描述了 TMJ 中的这种情况，但对其症状和体征知之甚少。诊断敏感度和特异度尚未确定。

病史方面，既往有明确的关节痛和下颌活动时的关节弹响或肿胀。检查时会发现与关节痛或摩擦音相似的临床体征，摩擦音是检查者在触诊时检测到的或由患者在下颌运动或最大辅助开口加覆𬌗 < 40 mm 时报告的，或在受影响的关节周围出现肿胀。CT/CBCT 发现关节内游离的骨软骨碎片阳性。风湿性疾病（包括全身性关节炎）的血清学检查必须为阴性。

5.2.3.4 骨坏死

骨坏死（无血管/无菌性坏死）是一种影响骨骺或关节软骨下骨的疼痛性疾病，继发于血液供应中断导致的缺氧状态。最常见的受累部位是股骨和髋关节，此外还有肱骨和膝关节。TMJ 很少受累[66]，在 MRI 上发现下颌髁突在 T1 加权或质子密度图像信号降低，T2 加权图像（硬化模式）信号可能增加，并可结合 T2 图像信号增加（水肿）。这种疾病的确切病因尚不清楚。它可由于骨髓腔内或腔外闭塞或外伤导致直接血管损伤而发生。

早期单纯的影像学检查是没有用的。为了诊断骨坏死，患者必须符合先前定义的关节痛标准，并且影像学必须显示在 T1 加权或质子密度 MR 图像中显示信号降低，并且可结合 T2 加权图像信号增加。松质骨比关节面更容易受影响。此外，实验室检测显示风湿性疾病的血清学阴性结果。组织学检查显示髁突软骨下骨囊样改变。诊断敏感度和特异度尚未确定。治疗方案没有得到验证。

5.2.3.5 肿 瘤

肿瘤指异常组织的新的、往往呈失控性的生长，这种生长可出现在 TMJ 或其支持结构中。TMJ 的肿瘤很罕见，可以是恶性或良性，并表现出与关节内疾病相似的症状。偶尔也有转移性肿瘤的报道。

TMJ 肿瘤[67]可起源于髁突，包括骨或关节软骨，或起源于关节囊，包括骨软骨瘤、软骨瘤、成软骨细胞瘤、滑膜软骨瘤、骨瘤、骨样骨瘤、成骨细胞瘤、巨细胞瘤、血管瘤、脂肪瘤、骨化性纤维瘤、色素沉着绒毛结节性滑膜炎和关节周围黏液瘤。

约 3% 的恶性肿瘤会转移到颌骨，进而扩展到 TMJ 区域，引起疼痛和功能障碍。这些通常包括颌面部的鳞状细胞癌，原发性鼻咽肿瘤，以及腮腺恶性肿瘤，如腺样囊性癌和黏液表皮样癌。

临床表现包括渐进性张口受限、关节疼痛、错𬌗、TMJ 区域肿胀、TMJ 区域皮肤反应、淋巴结肿大和关节摩擦音。如果累及髁突，通常会出现面部不对称，中线偏斜，类似于髁突增生的表现。

当怀疑有肿瘤时，诊断性影像学检查和活检是必要的。治疗方案包括手术、放疗和化疗。诊断敏感度和特异度尚未确定。

5.2.3.6 滑膜软骨瘤病

滑膜软骨瘤病是指关节滑膜组织的间充质残余发生软骨化生的病变，其特征是形成软骨结节，这些结节可能带蒂和（或）脱离滑膜，成为关节腔内的游离体。这些软骨结节还可能发生钙化（骨软骨瘤病）[68]。

滑膜软骨瘤病分为原发性和继发性两种形式。原发性滑膜软骨瘤病较继发性更为严重，病因不明。继发性滑膜软骨瘤病与退行性关节炎、既往创伤或关节的微小创伤有关。

滑膜软骨瘤病最常影响膝关节和肘关

节。TMJ 则很少受到影响。在 TMJ 受累的情况下，患者可能表现出耳前肿胀或关节痛等病史，或进行性张口受限，或在过去一个月内出现关节杂音。检查时必须确认存在耳前肿胀或关节痛，或最大辅助张口（被动拉伸）< 40 mm，包括垂直切牙重叠，或退行性关节疾病中可见的摩擦音。

建议进行 MRI 或 CT/CBCT 检查以确认诊断，检查结果必须显示多个软骨样结节、关节积液以及关节腔和关节囊内的无定形等信号强度组织（MRI），或者 TMJ 软组织内的游离钙化体（CT/CBCT）。诊断敏感度和特异度尚未确定。

5.2.4 骨折

直接创伤可以以关节面、韧带和关节盘骨折、脱位、挫伤或撕裂等形式影响 TMJ，伴或不伴关节内出血，并可能产生粘连、关节强直、咬合异常或关节退变等后遗症 [69,70]。

TMJ 骨折的例子包括髁突和髁突下的闭合性骨折和开放性骨折。髁突下骨折是下颌骨骨折中最常见的类型，甚至可能导致髁突从关节窝中脱位。据估计，在所有下颌骨骨折中，有 25%~52% 涉及髁突。

5.2.4.1 髁突损伤的原因

- 静态个体受到动力学损伤（例如下巴受到打击），可能出现受伤侧下颌骨体部正中联合旁区域的骨折，同时对侧出现髁突颈部骨折。
- 运动的个体与静态表面发生动力学损伤（例如"阅兵场"骨折或癫痫患者倒地时），可能会看到下颌骨正中联合骨折，同时伴随双侧髁突颈部骨折。
- 运动的个体与另一运动物体相撞（例如在交通事故中，前两种动力学能量的总和会导致双侧下颌骨体部骨折，同时伴

随双侧髁突颈部骨折。

5.2.4.2 髁突骨折的分型

Lindahl 分类法 [71] 根据以下 3 个参数对髁突骨折进行分类（图 5.6、5.7）。两张 X 线片必须在相互垂直的两个平面拍摄。

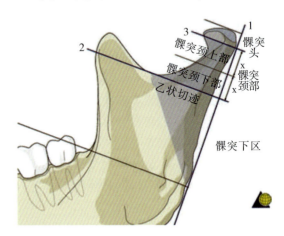

图 5.6 根据国际口腔颌面外科协会（AOCMF）综合分类系统对髁突骨折进行分类 [经许可，引自 Al-Moraissi EA et al.Does the Surgical Approach for Treating Mandibular Condylar Fractures Affect the Rate of Seventh Cranial Nerve Injuries? A Systematic Review and Meta-Analysis Based on a New Classification for Surgical Approaches. J Craniomaxillofac Surg, 2018, Mar,46(3): 398–412,Copyright Elsevier]

- 根据骨折的水平进行分类。
  – 关节囊内头部或髁突头部骨折。
  – 髁突颈部骨折。
  – 髁突下骨折。
- 根据骨折的髁突段与下颌骨的关系进行分类。
  – 无移位（裂缝骨折）。
  – 移位（骨折段成角无重叠）。
  – 骨折节段内侧重叠移位。
  – 骨折段外侧、前侧和后侧重叠移位。
  – 骨折碎片与下颌骨其余部分无接触。
- 根据髁突头部与关节窝的关系进行分类。

- 无移位（X线片显示关节间隙正常）。
- 移位（关节间隙增大，但下颌髁突仍与关节窝相关）。
- 脱位（髁突碎片完全脱出关节窝，通常向前内侧脱位）。

MacLennan 分类法[72] 根据髁突骨折碎片与下颌骨的关系，将髁突骨折分为 4 类。

- 无位移。
- 骨折偏移（髁突碎片相对于下颌骨其余部分简单成角，如青枝骨折所见）。
- 骨折移位（髁突与下颌骨其余部分重叠）。
- 骨折脱位（髁突头部完全从关节窝中分离）。

Spiessl 与 Schroll 分类法[73] 将髁突骨折分为以下 6 种。

- Ⅰ 型：无严重脱位的髁突颈部骨折。
- Ⅱ 型：伴脱位的深度髁突颈部骨折。
- Ⅲ 型：伴脱位的高位髁突颈部骨折。
- Ⅳ 型：伴脱位的深度滑膜髁突颈部骨折。
- Ⅴ 型：伴脱位的高位髁突颈部骨折。

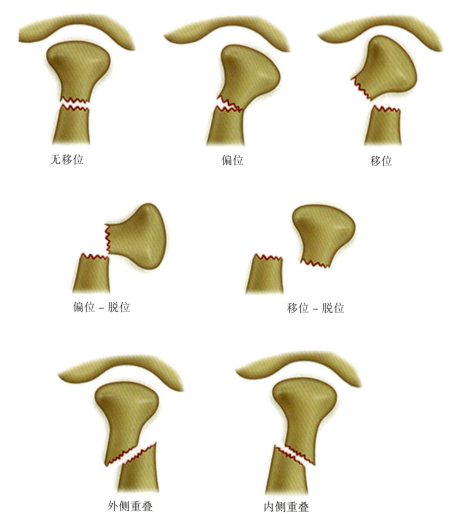

图 5.7 基于髁突骨折段与下颌骨或关节窝的关系对髁突骨折进行分类 [经许可，引自 Powers DB. Classification of Mandibular Condylar Fractures. Atlas Oral Maxillofac Surg Clin North Am, 2017,Mar,25(1): 1–10, Copyright Elsevier]

- Ⅵ型：髁突头部或关节囊内骨折。

5.2.4.3 诊断 / 治疗

病史必须有口腔颌面部区域外创伤、耳前肿胀、关节痛或张口受限。检查显示耳前肿胀，关节痛，最大辅助张口（被动拉伸）< 40 mm，包括垂直切牙重叠。影像学检查证实骨折阳性。但必须牢记，TMJ 骨折可能没有任何症状和体征，可能只是在进行非 TMD 目的的常规全景片检查时被发现。

尽管保守治疗对大多数髁突骨折患者有效，但双侧骨折和髁突从关节窝脱位的患者存在更高的咬合改变风险[74]。髁突骨折可能导致面部不对称，当骨折发生在生命早期时，骨骼变化的可能性会更大。据报道，闭合性治疗甚至可能导致成人面部不对称[75]。诊断敏感度和特异度尚未确定（参见第 16 章）。

5.2.5 先天性 / 发育障碍

5.2.5.1 发育不全

髁突未发育或关节窝和关节结节发育不完全，通常与先天性异常有关，如眼-耳-脊椎综合征（Goldenhar 综合征）、半侧颜面萎缩症和下颌面部发育不全（Treacher Collins 综合征）。这种发育不全是单侧的，会导致面部不对称，并可能引起错𬌗畸形[4]。在极少数情况下，它可能是双侧的，没有面部不对称，但有明显的下颌后缩和开𬌗。诊断敏感度和特异度尚未确定。

病史必须显示下颌骨不对称，或从出生或儿童早期开始出现的进行性下颌后缩，并发展为错𬌗畸形，可能包括后牙开𬌗。临床检查显示下颌骨不对称，下颌向患侧偏斜或下颌后缩，并在下颌运动时无法触及髁突。影像学检查显示关节窝和关节结节严重发育不全以及髁突缺如。

5.2.5.2 发育不良

颅骨或下颌骨发育不全或不完整，这通常是在青少年时期受到创伤后的继发性结果，可导致下颌骨不对称生长，并可能伴有包括开𬌗在内的错𬌗畸形[76]。诊断敏感度和特异度尚未确定。

病史显示下颌骨不对称或从出生或儿童早期开始出现的进行性下颌后缩，以及错𬌗畸形，可能包括后牙开𬌗。检查必须证实这一病史。CT/CBCT 成像显示以下至少一种情况：关节窝发育不良、髁突发育不良或下颌支高度缩短。

5.2.5.3 增生

增生是指下颌骨或颅骨的单侧或双侧过度发育，表现为局部肿大，如髁突增生，或整个下颌骨或面部一侧的过度发育。增生通常发生在青春期，导致面部不对称、下颌偏斜和错𬌗畸形[77]。诊断敏感度和特异度尚未确定。

由于髁突过度生长引起的面部不对称分为两种类型（表 5.8）：

- Ⅰ型：半侧下颌骨增生（HH）。
- Ⅱ型：半侧下颌骨延长（HE）。

表 5.8 半侧下颌骨增生（HH）与半侧下颌骨延长（HE）的比较[49]

	HH	HE
生长区域	下颌骨整体质量增加，下颌骨下缘弯曲	仅下颌骨长度增加
锁𬌗	无或轻微	有
开𬌗	同侧后牙开𬌗	无
下巴偏斜	中度	明显

要诊断增生，必须有下颌骨或面部不对称进行性发展的病史，并且临床检查必须证实这一病史。使用全景片、CT/CBCT 和单光子发射 CT 成像显示下颌升支高度不

对称，骨显像扫描（核成像）显示锝 -99 m 羟基二膦酸盐摄取增加。

5.3 咀嚼肌障碍（关节外）

TMD 患者寻求治疗的最常见原因是肌源性 TMD 或咀嚼肌痛，表现为咀嚼肌中几个明确、不同的病理和功能过程引起的疼痛和功能障碍。这包括肌筋膜疼痛（肌痛）、肌炎、肌肉痉挛和肌肉挛缩。

5.3.1 肌源性 TMD 的病因 [78,79]

- 创伤。
- 直接的微创伤，如下巴受到直接打击，在牙科治疗、打哈欠或性活动期间嘴巴过度张开或长时间张口。
- 间接微创伤，如鞭甩伤或局部感染和创伤（导致肌炎和挛缩）。
- 重复性劳损。
- 重复性劳损活动可导致肌痛或痉挛。
- 睡眠障碍和夜间习惯可引起肌痛。
- 社会 - 心理压力因素可发挥间接作用。
- 体态。
- 由头部前倾、颈椎或腰椎前凸度增加、某些咬合异常以及头部或舌头位置不佳引起的体位劳损。
- 静态体位问题，如单侧短腿、半侧骨盆偏小、咬合不齐和脊柱侧弯。
- 功能性体态习惯，如头部前倾、下颌前伸、肩部支撑电话和腰部起重。
- 习惯。
- 口腔副功能肌肉紧张会产生紧咬牙、下颌前伸、嚼口香糖和下颌紧绷等习惯。
- 夜间磨牙症通常是一个持续存在的辅因。

5.3.2 咀嚼肌源性疼痛的病理生理学 [78,79]

考虑到肌源性疼痛中缺乏特定的解剖学改变，目前对骨骼肌产生疼痛的机制尚未完全理解。对肌源性疼痛的起源和持续性的各种解释包括以下几点：

（1）重复性劳损假说：口腔副功能习惯产生重复性劳损，引起局部和渐进性的氧化代谢增加和能量供应耗竭，进而导致肌肉感觉异常（Ⅰ型肌纤维 - 静态肌张力和姿势）。局部释放的有害物质（激肽、钾、组胺、前列腺素）可激活介导肌肉敏感度和疼痛的Ⅲ型和Ⅳ型受体。

（2）神经生理学假说：肌肉紧张亢进可能是对疼痛的一种正常保护性适应，而不是其原因，它涉及由高阈值感觉传入神经支配的兴奋性和抑制性中间神经元的相位调节。

（3）中心假说[80]：来自肌肉和其他内脏及躯体结构的多个传入输入，在背角Ⅰ层或Ⅴ层中汇聚，然后传向大脑皮层，导致局部痛和牵涉痛的感知。

（4）中枢偏倚机制：多种外周和中枢因素可能通过脑干的调节作用抑制或促进中枢输入，解释了可能加剧或缓解疼痛的各种因素，如压力、重复性劳损、不良姿势等。

（5）过度使用 / 缺血：健康肌肉的过度使用或缺血引起的肌肉疼痛。

（6）反射：交感神经和肌梭运动神经反射引起血液供应和肌肉张力的变化[81]。

（7）不同的心理和情绪状态可以改变肌肉张力[82]。

5.3.3 局限于口面部的肌肉疼痛

5.3.3.1 肌 痛 [16,83]

肌筋膜痛或肌痛是最常见的肌肉疾病[84]，其特征是咀嚼肌的病理和功能过程引起的疼痛和功能障碍。当患者的肌肉疼痛因下颌运动、功能或副功能而加重时，可通过触诊疼痛的肌肉（如颞肌或咬肌）来重现，即可诊断为肌痛。

扳机点[79,85]：肌痛的特点是在紧张的骨骼肌、肌腱或韧带条带中存在被称为扳机点（TrP）的敏感区域。TrP 很常见，可能是活跃性 TrP（对特定触诊敏感并显示参考区域的持续疼痛）或潜伏性 TrP（仅对触诊敏感但无持续疼痛）。无论是手动触诊还是压力测痛仪，TrP 都是评价肌筋膜疼痛存在和严重程度的可靠指标。

类型：肌痛可以是急性的或慢性的，分为 3 个亚型：
- 局限性肌痛。
- 弥漫性肌筋膜痛。
- 牵涉性肌筋膜痛。

其中，局限性肌痛和弥漫性肌筋膜痛没有诊断敏感度和特异度估计值。

病史显示在过去 30 d 内出现下颌、颞部、耳部或耳前的疼痛，并且疼痛会因下颌功能或副功能而改变。

临床检查证实疼痛定位于咀嚼肌结构，经检查者确认，并报告在下颌垂直运动或触诊咀嚼肌时出现熟悉的疼痛。诊断敏感度和特异度估值分别为 0.90 和 0.99。

局限性肌痛

当病症符合肌痛的标准，且疼痛仅限于触诊部位（即刺激的直接部位）时，即可诊断为局部肌痛。可能会因疼痛而出现下颌运动受限。诊断敏感度和特异度尚未确定。该诊断组的标准限制了熟悉的疼痛只能通过触诊而非下颌运动来诱发。

弥漫性肌筋膜痛

当疾病符合肌痛的标准，并且疼痛超出触诊手指的位置，但仍在所检查的咀嚼肌边界内扩散时，诊断为弥漫性肌筋膜痛。可能会因疼痛而出现下颌运动受限。诊断敏感度和特异度尚未确定。

要诊断弥漫性肌筋膜痛，患者必须有局部肌痛，且对颞肌或咬肌的检查必须同时确认以下两点：
- 触诊时出现熟悉的肌肉疼痛。
- 触诊时肌肉疼痛并伴有疼痛超出触诊位置，但在触诊肌肉边界内扩散。

可根据需要检查其他咀嚼肌。

牵涉性肌筋膜痛

当病症符合肌痛的标准，且疼痛超出所触诊的咀嚼肌边界，例如牵涉到耳部、牙齿或眼睛时，即可诊断为肌筋膜疼痛伴牵涉痛；可能伴有扩散。诊断敏感度和特异度值分别为 0.86 和 0.98。

要诊断牵涉性肌筋膜痛，患者必须有肌痛，且对颞肌或咬肌的检查必须确认以下两点：
- 触诊出现熟悉的肌肉疼痛。
- 肌肉触诊疼痛超过肌肉边界。

可根据需要检查其他咀嚼肌。

虽然区分局限性肌痛和弥漫性肌筋膜痛在统计学上可能并不显著，但当患者的疼痛是由肌肉引起的牵涉痛时，应诊断为牵涉性肌筋膜痛。

5.3.3.2 肌腱炎

肌腱炎是指因下颌运动、功能或副功能而加重的肌腱源性疼痛，并可通过疼痛肌腱的诱发测试重现。可能会因疼痛而出现下颌运动受限。

然而，几乎无法确定正在触诊的是肌肉还是肌腱。唯一能独立于肌肉触诊的咀嚼肌肌腱是颞肌肌腱，它可以在口内触诊。此外，颞肌肌腱是肌腱炎的常见部位，伴有向牙齿或其他结构的牵涉痛。

诊断敏感度和特异度尚未确定。要诊断肌腱炎，患者必须具有先前定义的肌痛，检查必须确认肌痛的诊断，但仅限于颞肌肌腱。这种情况也可能适用于其他咀嚼肌肌腱。

5.3.3.3 肌炎

当肌肉符合肌痛标准,并具有炎症或感染的临床特征时,即可诊断为肌炎:水肿、红斑和(或)温度升高。症状的发作通常是急性的,与肌肉的直接创伤或口腔起因(如冠周炎或蜂窝织炎)的肌肉感染有关,也可能因自身免疫性疾病而缓慢发生。在肌肉急性过度使用的情况下,肌炎被称为迟发性肌肉酸痛。由于疼痛,通常会出现无辅助下颌运动受限的情况。可能会发生肌肉钙化(骨化性肌炎)。诊断敏感度和特异度尚未确定。

要诊断肌炎,患者必须有局部肌痛,检查颞肌或咬肌时必须确认以下两点:
- 局部肌痛。
- 肌肉出现水肿、红斑和(或)温度升高。

此外,血清学检查可能显示酶水平升高(肌酸激酶)、炎症标志物和自身免疫性疾病的存在。可根据需要检查其他咀嚼肌。

如果肌炎是由感染引起的,治疗必须包括识别和消除感染,以及抗生素治疗。如果肌炎是由创伤原因引起的,则应使用非甾体抗炎药进行治疗,限制咀嚼肌的使用(软食或避免口腔习惯),并在创伤后48 h内对受影响区域进行冰敷。

5.3.3.4 痉挛

痉挛是指肌肉突然、不自主、可逆的紧张性收缩,当肌肉符合肌痛的标准、导致运动范围受限,并且疼痛和运动受限即时性发作时,即可诊断为痉挛。可能伴随急性错𬌗。诊断敏感度和特异度尚未确定。

已知某些局部肌肉条件会增加肌肉痉挛的风险,包括肌肉疲劳、局部电解质平衡改变和深度疼痛。过度使用的肌肉或因保护性夹板而被削弱的肌肉更容易发生痉挛。某些镇静剂也可能引起咀嚼肌痉挛。

最令人担忧的痉挛通常发生在翼外肌下份。与小腿肌肉痉挛类似,翼外肌痉挛患者在翼外肌的中部位置会出现疼痛的持续收缩,当患者试图将髁突向前移动或使下颌后移以使牙齿达到最大交错咬合时,疼痛会增加。

患者通常会抱怨在不引起剧烈疼痛的情况下,无法将同侧的后牙合在一起(第一颗牙齿接触在对侧尖牙的区域),并且在髁突向前移动时遇到困难,导致张口受限。为了诊断痉挛,患者必须报告肌肉疼痛的即时发作,这种疼痛会因下颌功能和副功能运动而改变(如肌痛所示),并立即出现下颌运动范围受限。

此外,检查必须确认可能包括所有咀嚼肌的肌痛,以及在与受影响肌肉伸展方向相同的方向上,下颌运动范围受限(例如,对于闭口肌,张口受限至 <40 mm;对于翼外肌,同侧运动受限至 <7 mm)。

为了确认诊断,实验室检查将显示与对侧未受影响的肌肉相比,痉挛侧肌肉肌电活动增加。诊断敏感度和特异度尚未确定。

可以开具镇痛药物。湿热敷可以帮助肌肉放松。可以在受影响的肌肉中注射不含血管收缩剂的局部麻醉剂,以缓解疼痛并促进快速恢复。如果存在副功能习惯,可以给予咬合护齿器来抵消其影响。

5.3.4 挛缩

挛缩是指肌腱、韧带和(或)肌纤维发生纤维化,导致肌肉无法伸展到其全长的一种疾病。除非肌肉过度伸展,否则通常不会感到疼痛。患者往往有放射治疗、创伤或感染的病史。诊断敏感度和特异度尚未确定。

挛缩可以是肌静止性或肌纤维性。

- 肌静止性挛缩发生在肌肉因疼痛状况而无法完全伸长（伸展）较长时间的情况下。这些疼痛状况限制了肌肉的全功能伸长。因此，肌静止性挛缩通常是另一种疾病的继发症状。
- 肌纤维性挛缩是由于肌肉内部或其鞘内的组织粘连过多，导致肌纤维无法相互滑动，从而阻止肌肉完全伸长。这通常发生在肌炎或肌肉组织受伤时。

要诊断挛缩，患者必须有进行性活动范围丧失，检查必须确认无辅助和辅助下颌运动受限，最大辅助张口 < 40 mm。同时，必须与硬化感相关联，这种硬化感已被操作化为临床医生在辅助运动时感觉到的不可屈服的阻力。

5.3.5 肥大

肥大是指一块或多块咀嚼肌的增大，通常不伴有疼痛。这通常是由于肌肉长期过度使用/紧张造成的，尽管有些病例是家族性或遗传性的。诊断敏感度和特异度尚未确定。

这种无痛性的疾病通常会在肌肉发达的人群中观察到，这些人由于严重的副功能活动而导致牙齿显著磨损。为了诊断肥大，患者必须有一块或多块咀嚼肌增大，这可以从照片或以前的记录中得到证实，并且必须通过检查确认这种肌肉增大。诊断是基于临床医生对肌肉大小的评估，并需要考虑颅面形态和种族。

全景片可能显示增大的升支区域和明显的角前切迹，在咬肌肥大患者中尤为明显。大约 20% 的人群在前后位 X 线片中可能显示下颌角处有骨赘，这是由于骨膜刺激和肌肉束施加的力增加导致的新骨沉积所致。

肌肉肥大应与脂肪瘤病、血管肿瘤、脂肪肉瘤、横纹肌肉瘤、浸润性白血病和淋巴瘤等疾病相鉴别。MRI 和超声将有助于揭示肌肉的均匀增大。

5.3.6 肿 瘤

咀嚼肌的肿瘤是由组织增生引起的，具有组织学特征，可能是良性的（如肌瘤）、恶性的（如横纹肌肉瘤）或转移性的。由肿瘤引起 TMD 症状的报道非常罕见。它们可能表现为肿胀、痉挛、功能时疼痛、张口受限和（或）感觉功能改变（感觉异常）。当怀疑有肿瘤时，诊断成像 [通常使用 CT/CBCT 和（或）MRI] 和组织活检是必不可少的。诊断敏感度和特异度尚未确定。

5.3.7 运动障碍

运动障碍包括口面运动障碍和口下颌肌张力障碍，这些障碍会导致面部、嘴唇、舌头和（或）下颌肌肉不自主收缩。

5.3.7.1 口面运动障碍 [16,83]

口面运动障碍是指面部、嘴唇、舌头和（或）下颌的不自主的、主要为舞蹈样的运动，可能导致口腔黏膜或舌头受到创伤。当口腔或面部受到感觉刺激时，运动模式可能会减少或停止。诊断敏感度和特异度尚未确定。口面运动障碍多见于老年患者，有使用神经阻滞剂药物史、和（或）与创伤性脑损伤、精神疾病或其他神经系统疾病（如 Wilson 病）相关的患者。

不同类型的口面运动障碍包括：
- 未指明的震颤。
- 痉挛和抽搐。
- 束颤。
- 未指明的共济失调。
- 肌肉不协调。
- 由于药物引起的亚急性运动障碍（口部迟发性运动障碍）。

为了确定这些诊断，患者必须提供

口面运动障碍的神经学诊断病史，以及肌痛和（或）关节痛（诊断标准如前所述）的病史，这些症状会随着运动障碍发作而恶化。

检查结果呈阳性，包括感觉和（或）运动神经传导缺陷、中枢和（或）周围性肌病、肌电图（EMG）证实的肌肉亢进、肌痛和（或）关节痛。

5.3.7.2 口下颌肌张力障碍[16,83]

口下颌肌张力障碍涉及面部、嘴唇、舌头和（或）下颌过度、不自主和持续的肌肉收缩，这些收缩通常在睡眠时消失。受影响的肌肉通常会有疼痛感。这种情况会使张口和闭口变得困难，影响言语、吞咽和咀嚼。诊断敏感度和特异度尚未确定。

口下颌肌张力障碍可能是几种中枢神经系统疾病的组成部分，包括帕金森病和Meige综合征，也可能是与药物使用（特别是神经阻滞剂）有关的不良事件。脑、头和颈部的创伤可能引发咀嚼肌的短暂或永久性肌张力障碍。该疾病也可能是遗传决定的。

口下颌肌张力障碍的两种类型是：
- 由于药物引起的急性肌张力障碍。
- 变形性、家族性、特发性和扭转性肌张力障碍。

为了确定这些诊断，患者必须提供口腔颌面部肌张力障碍的神经学诊断史，以及肌痛和（或）关节痛的病史（诊断标准如前所述），这些症状会随着肌张力障碍的发作而恶化。

检查结果呈阳性，包括感觉和（或）运动神经传导缺陷、中枢和（或）周围性肌病、肌电图证实的肌张力障碍、肌痛和（或）关节痛。

5.3.8 与全身性/中枢性疾病相关的咀嚼肌疼痛

5.3.8.1 纤维肌痛

纤维肌痛涉及全身广泛性疼痛，可导致TMD患者的肌痛，目前此类患者对TMD治疗效果不佳。通过病史和检查，可以确定风湿病的纤维肌痛和先前定义的肌痛。诊断敏感度和特异度尚未确定。

在纤维肌痛的诊断史上，需要至少在18个特定部位中的11个部位存在压痛，以及存在全身性疼痛，包括轴向疼痛、左右疼痛和上下段疼痛。用于评估压痛的18个特定部位包括：
- 1,2（枕部）：双侧，位于枕下肌群附着处。
- 3,4（颈椎下部）：双侧，位于C5~7横间隙的前部。
- 5,6（斜方肌）：双侧，位于上缘中点。
- 7,8（冈上肌）：双侧，位于冈上肌起点，肩胛骨棘附近的内侧边缘。
- 9,10（第二肋骨）：双侧，位于第二肋软骨交界处，刚好位于交界处外侧的上表面。
- 11,12（肱骨外上髁）：双侧，距肱骨外上髁2 cm处。
- 13,14（臀部）：双侧，位于臀部外上象限的肌肉前折中。
- 15,16（大转子）：双侧，位于大转子后突起的后方。
- 17,18（膝关节）：双侧，位于关节线近端的内侧脂肪垫处。

当前的诊断标准已取消了压痛点的要求，而侧重于全身性疼痛指数和症状严重程度量表[86]。

5.3.8.2 中枢性肌痛

中枢性肌痛被定义为因功能活动而加

重的慢性、持续性的肌肉疼痛。间歇性肌肉疼痛情况可能不会导致中枢介导的肌痛，而长时间持续的肌肉疼痛可能导致这种情况。该疾病很难与肌痛区分开，并可能与肌痛同时存在。诊断敏感度和特异度尚未确定。

以下所有病史必须是阳性：
- 在过去30 d内，下颌、颞部、耳前或耳内长时间持续疼痛。
- 休息时区域性钝痛或酸痛。
- 疼痛因受影响肌肉的功能活动而加重。
- 存在至少3种非特异性躯体症状，如肌肉僵硬感、无力和（或）疲劳感。
- 临床上未证实但患者自我感知的急性牙齿咬合变化。
- 耳部症状（如耳鸣、耳部胀满感、耳塞感）、眩晕、无法归因于其他诊断的牙痛症状，或无法根据国际头痛疾病分类（第3版，beta版）分类的头痛症状。
- 张口受限（由于疼痛或肌纤维性挛缩）。

此外，检查必须确认以下至少两项：
- 肌痛。
- 感觉功能障碍的证据（如异痛症、感觉异常、牙齿咬合感知）。
- 肌肉萎缩。
- 包括覆𬌗在内的最大无辅助张口 < 40 mm。

这种疾病通常不会像肌痛那样迅速缓解。由于神经源性炎症会向肌肉释放炎症物质，建议除了为肌痛推荐的其他疗法外，还应为患者开具非甾体抗炎药。

5.4 头痛相关疾病

5.4.1 与TMD相关的头痛

与TMD相关的头痛位于颞部，与患者的TMD疼痛有时间关联性的头痛。这种头痛在功能活动或副功能活动时加重，并且可以通过触诊颞肌或颞肌的运动来诱发。

根据国际头痛协会的定义，当存在影响TMJ、咀嚼肌和（或）其相关结构的病理过程证据，并且这些病理过程与头痛存在因果关系时，即认为存在这种头痛。

当存在以下至少两种症状时，即可证明存在因果关系[87]：
- 头痛在TMD发作后出现，两者之间存在时间关系。
- 头痛与TMD的进展显著相关，即随着TMD的恶化，头痛也显著加重，或者随着TMD的改善或解决，头痛也显著改善或消失。
- 头痛由主动下颌运动、被动下颌运动和（或）对颞下颌结构的刺激性操作（如触诊压力）所引发或加重。
- 当头痛为单侧时，头痛位于TMD的同一侧。

在DC/TMD中，与TMD相关的头痛被列为新的诊断亚型之一。一般而言，这种头痛的DC/TMD诊断标准与国际头痛疾病分类（ICHD）的标准非常接近。然而，一个重要的区别在于对应该存在的TMD亚型的定义：DC/TMD特别将这种头痛与疼痛相关的TMD诊断（如肌痛或关节痛）联系起来。诊断敏感度和特异度分别为0.89和0.98。

要确定这种诊断，必须同时满足以下两个标准：
- 在过去30 d内，在颞部区域出现任何类型的头痛，这些头痛在功能或副功能的颌骨运动中被改变。
- 在临床检查中，确认头痛位于颞肌区域，并且在触诊颞肌或下颌运动时报告熟悉的头痛。

5.5 相关结构

5.5.1 喙突增生

喙突增生是喙突的渐进性增大，当它被上颌骨的颧突阻挡时，会妨碍张口运动。随着髁突的移动，喙突也向前移动。如果某些原因（例如创伤）导致喙突增大，那么当患者张口时，喙突可能没有空间避开颧突。

要诊断喙突增生，患者必须自述有渐进性张口受限，检查必须证实主动和被动最大张口度减小，并且影像学检查必须显示喙突延长，在张口时接近上颌骨颧突的后部。诊断敏感度和特异度尚未确定。

参考文献

请登录 www.wpcxa.com "下载中心" 查询或下载。

第 6 章　颞下颌关节的临床评估

Vankudoth Dal Singh，Vaishnavi Devi Majeti

6.1 引 言

颞下颌关节（TMJ）与咀嚼肌构成一个功能单位，主要功能包括言语、咀嚼和吞咽。它的独特性在于双侧关节是由一个单独的下颌骨连接的，同步运动。与身体其他关节不同，TMJ 表面覆盖的是纤维软骨而不是透明软骨，它的运动受到骨骼、肌肉、韧带的引导，也受咬合（牙齿）的影响。

TMJ 区域的疼痛通常由局部因素引起，也可能是其他部位的牵涉痛。应询问患者在咀嚼、打哈欠、吞咽或言语过程中是否出现疼痛，如果有，那么很可能是颞下颌关节疾病（TMD）。临床评估期间应遵循如下顺序作出初步诊断：仔细倾听并记录患者提供的病史，视诊，触诊[1]。

6.2 临床检查

临床检查旨在识别咀嚼系统的健康和功能是否存在异常。检查应从 TMJ、咀嚼肌以及其他非咀嚼结构开始。应对脑神经、眼睛、耳朵、腮腺和颈部进行检查。

应按照以下项目（表 6.1）系统地进行软、硬组织的检查：视诊、触诊、听诊和叩诊。

6.2.1 患者和检查者的体位

在检查不同的口腔－面部结构时，患者的坐姿是不同的。在进行病史记录时，患者一般是保持直立坐姿。进行 TMJ 功能检查操作时，患者在检查者 12 点钟的位置进行（或者可以在 11 点到 1 点钟之间的位置，根据检查者的舒适度调整）。可以通过 3 种不同体位对患者进行检查，如表 6.2[1]所示。

6.2.2 头 / 颈椎的稳定

为了在检查过程中获得准确结果，患者头部应在所有方向上保持稳定。从不同方向对下颌施加力时，不得出现明显的头部移动。对于有头痛 / 耳鸣病史的患者而言，颈椎的稳定更为重要，否则可能会在检查过程中引起耳鸣，被误诊为关节源性症状[2]。

6.2.3 TMJ 视诊

视诊检查应首先观察患者耳前区解剖结构和皮肤颜色有无明显变化。检查面部是否有肿胀、红斑或变形。其他需视诊的内容包括面部不对称、面部萎缩 / 肥大、下巴偏斜或张口受限 / 减小。口内检查应包括咬合、磨耗、牙齿伸长导致的咬合接触不良以及不良修复体。还应注意牙龈、颊、腭、唇黏膜的软组织异常[2]。

V. Dal Singh (✉) · V. D. Majeti
Department of Oral and Maxillofacial Surgery,
Lenora Institute of Dental Sciences,
Rajahmundry, Andhra Pradesh, India

© The Author(s), under exclusive license to Springer Nature Singapore Pte Ltd. 2021
D. Bhargava (ed.), *Temporomandibular Joint Disorders*,
https://doi.org/10.1007/978-981-16-2754-5_6

表 6.1　主诉为 TMD 患者的检查内容

检查	口内	口外
硬组织	牙齿 / 口腔卫生状况 咬合： ・正中 / 习惯性 / 最大接触 ・缺失 / 错位的牙齿 ・存在假体 / 牙种植体 / 修复体	・面部骨骼 ・颞下颌关节功能 髁突位置： ・正中颌位 / 习惯性颌位 / 治疗性颌位
软组织	・软腭 ・咽腭弓 ・扁桃体 ・下颌后区 ・硬腭 ・颊黏膜 ・牙槽黏膜 ・唇黏膜 ・舌头	・面部不对称 ・面部萎缩 ・皮肤 ・淋巴结 ・耳部总体 ・咀嚼肌 ・其他相关肌肉 ・颈部和姿势 ・其他系统性疾病

表 6.2　TMJ 检查时患者和检查者的体位

患者体位	检查者体位	优点	缺点
半卧位，靠背成 45° 角（图 6.1）	站在患者身后	适合因健康状况无法仰卧的患者	无
仰卧位	站在患者身后	便于身高较低的检查者操作	身高较高的检查者不便
仰卧位	坐在患者身后（最有效的体位）	最适合重点结构的检查	无

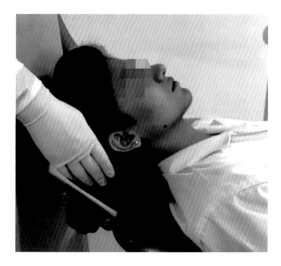

图 6.1　患者 45° 半斜卧位，检查者站在患者身后

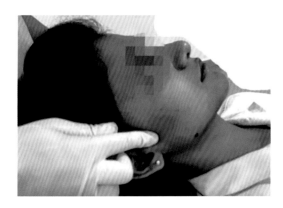

图 6.2　闭口位 TMJ 外侧触诊

6.2.4 TMJ 触诊

TMJ 触诊可通过两种不同的方法进行：

（1）侧方触诊：双手的指尖置于两侧 TMJ 的外侧，触诊是否有压痛，下颌处于静态和前伸/侧向运动时是否发出杂音。

在张口约 20 mm 时触诊髁突的外侧极。然后要求患者尽可能张大嘴，以评估髁突后侧凹陷区域的深度。将指尖置于最大张口时关节区的凹陷处，向前拉，向髁突的后侧面加载负荷[2]（图 6.2 至 6.4）。

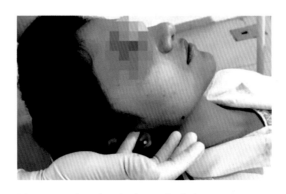

图 6.5　耳内触诊，触诊颞下颌关节后侧

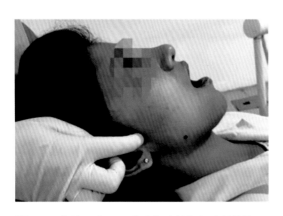

图 6.3　张闭口时 TMJ（髁突外侧极）外侧触诊

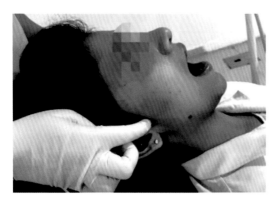

图 6.4　在最大张口位髁突后侧凹陷处触诊

（2）耳内触诊：分别将小指置于双侧外耳道并轻微施加向前的压力，让患者进行张闭口，判断关节盘双板区和关节囊后侧的疼痛[3]（图 6.5）。

6.2.5 活动范围（ROM）

触诊前应检查 ROM，因为 ROM 增加可能会加重关节和咀嚼肌的疼痛。通过上颌中切牙（CI）切缘到下颌中切牙切缘之间的距离来测量 ROM。要求患者张大嘴巴，直到开始感到疼痛，测量上下前牙切缘之间的距离，该切缘间距离被称为最大舒适开口度（图 6.6）。尽管感到疼痛，要求患者进一步张大嘴，这种中切牙切端间的距离被称为最大开口度（MMO）。MMO 的正常范围为 40~45 mm[4]（图 6.7）。

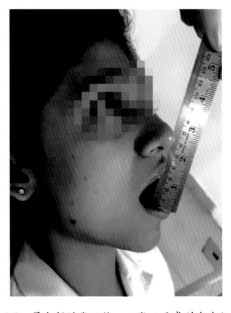

图 6.6　最大舒适张口位——张口至感到疼痛之前

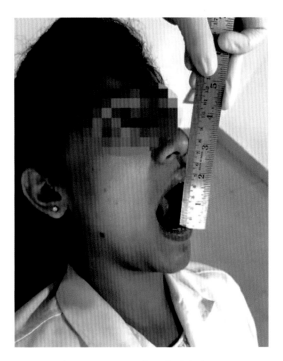

图 6.7　最大张口位——甚至感到疼痛

指示患者将其下颌骨尽可能向一侧移动来测量横向运动，记录横向运动量。为了方便，测量上颌中线和下颌中线在侧向运动时的偏移距离。小于 8 mm 的横向运动都表明运动受限。指示患者在正中咬合的位置尽可能向前滑动下颌，同时记录反覆盖量。将正中咬合和前伸咬合的覆盖读数相加作为前伸运动量数值。如果前伸运动量数值小于 7 mm，则视为运动受限。

6.2.6 中线移位

观察下颌中线在MMO中的运动路径。在张口运动过程中，它应该是一条直线路径，这意味着两个关节同步运动。而出现中线移位，通常以下有两种类型[5]。

偏摆：张口过程中，下颌中线的偏移随着继续张口而消失称为偏摆，常发生在可复性关节盘移位（DDwR）的情况。下颌骨在运动的第一阶段以直线移动，在最大张口末期横向偏移，常发生在不可复性关节盘移位（DDwoR）的情况。

偏斜：在张口过程中远离中线的偏移不会随着最大张口消失[5]。

张口受限：下颌活动受限可能由两个主要因素引起。

（1）相关肌肉/TMJ 疼痛——囊外或囊内疼痛。

（2）关节结构对下颌运动的阻碍。

6.2.6.1 囊外来源

升降下颌肌群的痉挛导致张口受限，但不影响侧方和前伸运动。在这种情况下，患者可以缓慢张口，但疼痛逐渐加剧。在张口的过程中会有明显的偏斜，造成张口受限的肌肉的位置决定偏转的方向。如果发生痉挛的肌肉位于关节的外侧（咬肌），则偏转将朝向同侧。如果肌肉在关节内侧（翼内肌），则偏转将朝向对侧[2,5]。

6.2.6.2 囊内来源

这些都与关节盘紊乱有关。下颌偏斜向患侧。开口度被限制在 25~30 mm，超过这个范围就会感到疼痛，无法进一步张口，这与疼痛有关，也可能是由于存在结构干扰[2,5]。

6.2.7 终止感

为了检查关节的终止感，检查者将拇指和食指交叉放在患者的上下切牙之间，轻轻地施力，切牙间的距离被动增加。终止感具有 4 种特征之一：软、硬、回弹或骨样感觉（图 6.8）[6]。"终止感"是检查者在检查 TMJ 被动运动结束时感受到的，可以描述受限关节的运动特征。如果被动张口时引起疼痛，终止感不能用作检查张口受限的辅助诊断方法。非疼痛性运动障碍可以与被动运动末期的终止感区分开来。

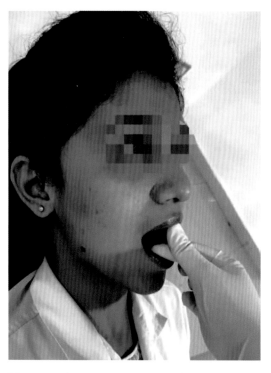

图 6.8 用食指和拇指检查"终止感"

6.2.8 关节杂音

关节声音分为弹响音和捻发音[5]。

弹响音：弹响音是持续时间较短的单一声音，有的响度较小，有的较大。弹响音与 DDwR（可复性关节盘前移位）密切相关（表 6.3）[7, 8]。

捻发音：捻发音类似人在砾石上行走时产生的声音，也称为捻发音。通常与关节表面的粗糙度有关，可能继发于关节盘穿孔、骨关节炎、慢性 DDwoR（不可复性关节盘前移位）或多发性关节炎。在下颌运动期间将指尖放在关节的侧面可以感觉到捻发音[9]。

6.2.9 针对捻发音的临床检查及诊断

（1）关节表面测试：检查者处于患者的 12 点钟位置，将两根手指放在患者双侧髁突上。嘱患者前伸下颌，然后从前伸位置张口至最大。在运动过程中，应注意有无摩擦音或疼痛感或两者兼有。前伸过程中有捻发音时，问题来自颞骨关节面；张口过程中有捻发音时，问题则来自髁突表面。这两个测试称为主动测试，是后续试验的基础[2]。

（2）动态压缩试验：将两根手指放在患者下颌角下方，向上施加轻柔的压力，同时嘱患者前伸下颌并大张口。在生理条件下，感觉不到捻发音或疼痛。如果在前伸时出现捻发音，是由于颞骨关节面和髁突表面的骨关节炎性病变。关节表面损伤的炎症阶段（例如骨关节炎）会导致捻发音和疼痛。在骨关节病的情况下，会出现捻发音，但没有疼痛[2]。

（3）动态平移：一只手靠在患者的颈部来稳定头部，拇指与下颌角成一条直线。另一只手从对侧支撑额头。当拇指朝中线向对侧下颌角施加力时，会导致一侧髁突向内侧平移，另一侧髁突向外平移。动态

表 6.3 颞下颌关节区域的弹响音类型

类型	特点	临床意义
张口初弹响	张口运动开始时，关节会发出弹响声	表明髁突相对于关节盘是后移的
张口末弹响	髁突相对于关节盘向前移动太远时，在最大张口位，张口运动结束时会发出弹响声	表明关节盘周边不规则或髁突表面不平整
张口中弹响	除上述两种声音外，其余均为张口中弹响	表明髁突和（或）关节盘表面不平坦/关节盘–髁突复合体的同步性受到干扰
交互弹响	由于髁突和关节盘不协调，发生在张口和闭口的过程中	发生在关节内紊乱或关节盘紊乱

平移测试通过主动运动重复进行，即张口运动并向两侧进行前伸运动。

- 适应（患者对异常关节负荷的初始反应）：主动运动和动态测试期间无捻发音或疼痛。
- 代偿（适应能力缺失或降低）：仅在动态测试期间出现捻发音或疼痛。
- 失代偿（无法补偿功能过程中关节负荷）：主动运动和动态测试期间均出现捻发音或疼痛[2]。

（注：使用听诊器听诊耳前区域是评估关节杂音最好的方法。）

6.2.10 肌肉检查

健康肌肉在正常行使功能或触诊时很少引起疼痛。疼痛常发生在由外伤或疲劳引起的不健康/受损的肌肉中。检查各种肌肉有助于定位肌肉疼痛/压痛。通过手指触诊或功能性检查（等长收缩）来检查肌肉。可直接触诊的肌肉有颞肌、咬肌、颏舌骨肌、二腹肌、胸锁乳突肌、斜方肌、颈后肌。翼内肌和翼外肌不易触及，首选功能性检查[10]。

触诊是使用中指指腹进行的，食指用于检查周围区域。用力按压检查区域，手指做小圆周运动按压周围组织。触诊应垂直于肌纤维的方向进行，有助于检测肌肉不同层面的病变。以大约 40 N/cm² 的力度按压 1~2 s，记录触诊位置和患者反应（疼痛感或不适感）[2,5,11]。

触诊从颞肌、TMJ、咬肌、颈侧区/颈前区开始，然后是其他结构。操作者站在患者面前，观察触诊时的不适，调整力度减轻患者的不适。当触诊肌肉时，患者的反应可以记录为表 6.4 中总结的 4 个类别之一[12,13]。

可以使用以下 3 种触诊手法来达到不同的刺激强度：

（1）在预定的位置进行非特异性触诊。
（2）触诊扳机点。
（3）对扳机点进行持续的触诊。

表 6.4　肌肉触诊的疼痛评分

分数	肌肉疼痛的性质
0	无疼痛/压痛
1	轻微压痛/酸痛
2	明显的疼痛/不适
3	患者因疼痛出现躲避/流泪/要求停止检查的情况

6.2.10.1 颞肌

颞肌分为 3 个功能区，每个功能区均应单独触诊。触诊颞肌的 3 个功能区，检查应从 1 点钟位置开始，识别并记录反应点/扳机点（如果存在）。触诊颞肌腱时，一只手的手指在口内下颌升支前缘，另一只手的手指在口外相应位置。口内的手指应沿着升支前缘向上触诊，直至触诊到喙突和肌腱。嘱患者如有任何不适或疼痛时示意检查者，检查肌腱很重要，因为肌腱疼痛有时牵涉颞肌（表 6.5，图 6.9 至 6.11）[1,2,5]。

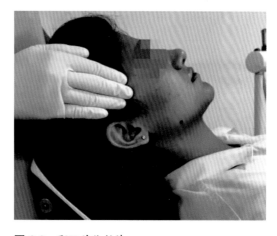

图 6.9　颞肌前份触诊

表 6.5 与 TMJ 相关的不同功能区域的触诊

功能区域	触诊区域	肌纤维的方向
颞肌		意义
前份（图 6.9）	颧弓上方、颞下颌关节前方	垂直方向
中份（图 6.10）	颞下颌关节正上方（约 2 英寸）颧弓上方	越过颅骨侧面的倾斜方向
后份（图 6.11）	耳朵后上方	水平方向
二腹肌		意义
前腹	从颏部的舌侧沿着中线走行到舌骨	如果出现压痛，要排除口腔疾病。如果压痛不是由于口腔疾病引起的，则可以通过对压痛区域持续施加压力来引发牵涉痛
后腹	从舌骨滑车沿着胸锁乳突肌的内侧走行，附着于乳突内侧 指尖置于下颌角后方和胸锁乳突肌内侧，触诊压力应指向后方	如果出现压痛，持续施加压力可能会产生牵涉痛
胸锁乳突肌		意义
胸锁乳突肌的触诊是通过拇指和食指挤压肌肉来进行的		如果存在压痛，持续按压 5 s 可能会产生牵涉痛。临床上，肌肉越发达越容易产生头部和面部的牵涉痛
翼内肌（内）		意义
将食指滑动到下牙槽注射进针标志点的稍后方，直到感觉到肌肉并横向按压。如果患者作呕，则手指放置得太靠后		如果出现压痛，持续施加较大压力可能会产生牵涉痛
翼外肌（外）		意义
用手指沿着上颌牙槽嵴的外侧向前庭的最后方区域施加压力向上、向内、向后进行触诊		如果出现压痛，持续施加较大压力可能会产生牵涉痛
茎突下颌韧带		
将指尖置于下颌骨后缘内侧，并在下颌角上方 10~15 mm 处向前内侧进行触诊		
喙突		
将食指沿下颌升支前内侧缘向上放置，当手指接近上部区域时，触诊喙突上方的颞肌腱		

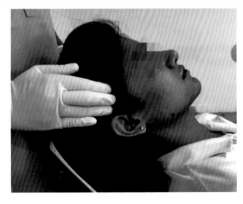

图 6.10 颞肌中份触诊

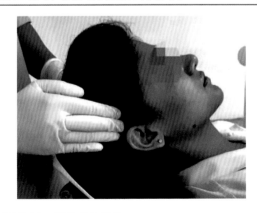

图 6.11 颞肌后份触诊

6.2.10.2 咬肌

咬肌的范围可以让患者咬紧牙齿，肌肉变得粗壮，可以在下颌骨的外侧区域轻松触诊。可以触诊其上、下附着处，手指放在TMJ前方的颧弓处，这是深层咬肌（上附着点），然后将手指移动到升支下缘（浅表部分）的下附着点[2]（图6.12、6.13）。

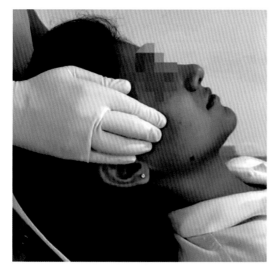

图6.12　颧弓咬肌深部触诊

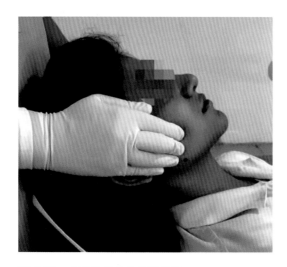

图6.13　咬肌浅部升支前缘触诊

6.2.10.3 颏舌骨肌

触诊时，食指置于口底，与颏舌骨肌长轴平行，另一只手在口外支撑口底。触诊方向与肌纤维走向成直角[1,2]（图6.14）。

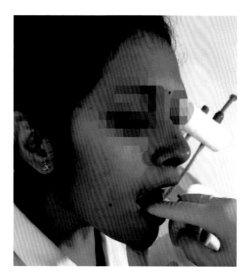

图6.14　将食指置于口底处与肌肉长轴平行触诊颏舌骨肌

6.2.10.4 二腹肌

（1）二腹肌前腹：触诊时食指应置于口外，与肌肉平行并紧邻肌肉。手指应由外向内做滚动运动。做吞咽动作时可以更容易地定位肌肉（表6.5，图6.15）。

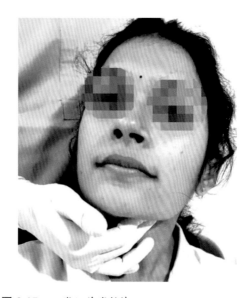

图6.15　二腹肌前腹触诊

（2）二腹肌后腹：将手指放在下颌角后面，直接放在肌肉上，可触诊后腹（表6.5）[2,5]（图6.16）。

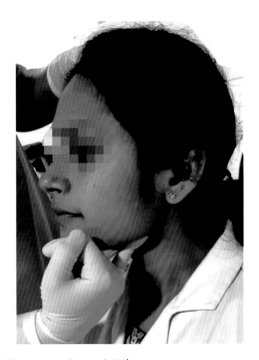

图6.16 二腹肌后腹触诊

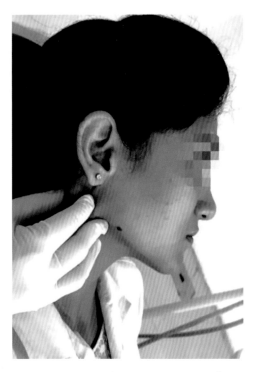

图6.17 胸锁乳突肌在乳突附近的止点触诊

6.2.10.5 胸锁乳突肌

该肌肉通常不直接参与咀嚼肌和TMJ的功能。胸锁乳突肌起于锁骨，沿其长轴触诊，止于乳突，检查者双侧同时触诊。记录患者在检查过程中遇到的所有不适。记录下扳机点，它们可能会导致TMJ区域的牵涉痛（表6.5）[1,2]（图6.17、6.18）。

6.2.10.6 颈后肌和其他结构

这些肌肉在功能上没有直接受累，但可能与TMD相关症状有关。触诊应从这些肌肉枕区的起点开始。手指沿着肌肉的长轴向下移动到肌肉在颈部的止点（表6.5）[1,2,5]。

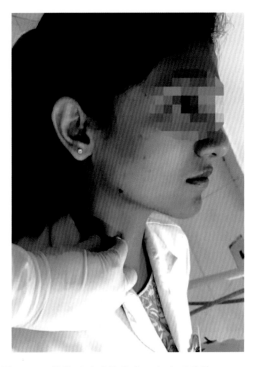

图6.18 锁骨附近胸锁乳突肌起点的触诊

6.2.10.7 扳机点

扳机点是肌肉内的点状压痛结节，可以是活跃性的，也可以是潜伏性的。它们通常是局部的、坚硬的、极易激惹的结节，感觉像肌肉内的硬结（大多数患者这样描述）。它们比周围的肌肉更脆弱。主动扳机点是肌肉组织内自发引起疼痛的特定超敏感区域。潜在扳机点是可触及的，但在检查过程中疼痛不会自发引起。

确定扳机点后，在患者能够耐受的范围内对这些部位施加温和持续的压力，持续至少 5 s 以引起疼痛。这会在肌肉内产生剧烈的疼痛，疼痛可能会超出触诊范围，有时还会导致远处部位的牵涉痛。标记位置并记录下临床表现[5,14]。

6.2.10.8 牵涉痛

在触诊咀嚼肌时，肌肉解剖边界以外的区域感受到的疼痛称为牵涉痛。以下 3 块肌肉会引起牙齿的牵涉痛。区分牙痛和牵涉痛的关键是对疼痛的牙齿进行局部刺激，如不引起牵涉痛症状加剧，则是牙痛。

- 颞肌导致上颌牙齿牵涉痛。
- 咬肌导致上下颌后牙牵涉痛。
- 二腹肌前腹导致下颌前牙疼痛[1,8,14]。

6.2.10.9 功能检查

翼内肌和翼外肌可以进行功能性触诊检查，原理是当肌肉变得疲劳且出现症状时，进一步的运动会引起疼痛。在功能检查过程中，每块肌肉都会收缩然后伸展。如果肌肉是疼痛的根源，这两种活动都会增加疼痛。为了区分囊内病变和肌肉疼痛，必须进行表 6.6[15,16]（图 6.19、6.20）中总结的第 5 项检查。

肌肉功能活动的 4 项检查：
（1）前伸抵抗。
（2）大张口。
（3）紧咬牙。
（4）紧咬开口牙垫。

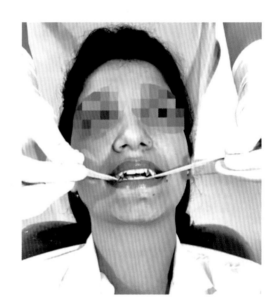

图 6.19 通过指导患者双侧咬压舌板对翼外肌上头进行功能检查

表 6.6 功能检查及活动引起的疼痛强度

功能	翼内肌	翼外肌下头	翼外肌上头	囊内病变
大张口	疼痛加剧	疼痛加剧（轻微）	没有疼痛	疼痛加剧
前伸抵抗	疼痛加剧（轻微）	疼痛加剧	没有疼痛	疼痛加剧
紧咬牙	疼痛加剧	疼痛加剧	疼痛加剧	疼痛加剧
紧咬开口牙垫（单边）	疼痛加剧	没有疼痛	疼痛加剧	没有疼痛（可能有疼痛史）
单侧开口牙垫作用下的前伸抵抗	疼痛加剧（轻微）	疼痛加剧	疼痛增加（轻微）	没有疼痛（可能有疼痛史）

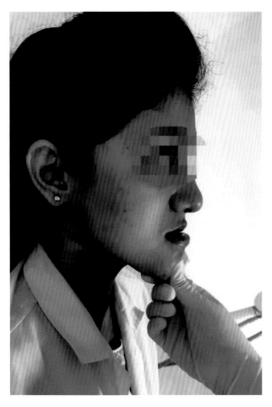

图 6.20 通过指导患者对抗张口时的阻力对翼外肌下头进行功能检查

6.2.11 TMJ 的听诊

可以使用听诊器更好地听到弹响音/破碎音和捻发音。要求患者张闭口至完全咬合,如果有弹响音或捻发音出现,则指示患者前伸下颌并重复张闭口,通常声音在前伸位置消失。更灵敏的设备(例如多普勒)也可用于检查关节杂音[2]。

6.2.12 TMJ 的叩诊

使用口镜或探针在口腔内轻柔叩击牙齿检查 TMJ 区域是否有牵涉痛。

6.2.13 口腔内检查

最关键的评价因素是正中关系和咬合关系。下颌骨的正中关系位和牙尖交错位之间的偏移在 2 mm 以内被认为是正常的。评估牙齿结构是否存在功能异常也是必不可少的,应当注意并纠正咬合高点、不良修复体/假体或牙齿伸长。

牙齿松动:牙周炎或咬合创伤(TFO)可能会导致牙齿松动。原发性 TFO 会导致巨大的咬合力超过健康牙周组织的抵抗力。继发性 TFO 导致正常的咬合力超过患病牙周组织的抵抗力。

牙齿磨损:检查牙齿磨损面,牙齿磨损是咀嚼系统功能障碍的常见原因。如果正中关系位和牙尖交错位相差不大,则为功能性磨损。如相差过大,其原因通常是由于副功能活动。牙齿磨损、舌缘齿痕、颊部咬合白线是这类患者的常见特征。这些特征是功能障碍期间软组织推压牙齿导致的[1,2,5]。

6.2.14 TMJ 临床评估的其他方法

运用仪器进行运动分析可以对两侧髁突进行定量和定性研究。它有助于记录髁突路径长度,确定关节的活动度,该设备基于超声波测量设备(Arcus Digma)的下颌运动电子记录系统[17]。在需要时,可以使用 T-scan 计算机咬合分析技术来评估咬合力分布。先进的 T-scan Ⅲ 可以通过软件集成与肌电系统连接,评估咬合力[18]。这些先进的分析设备可能在临床上并非普遍可用。

6.3 检查目标

临床检查是诊断和治疗颞下颌关节疾病最重要的方面,准确的临床检查和诊断方法对于获得长期有效的治疗结果非常重要。

6.4 病历表格（适用于颞下颌关节疾病患者）

日期：	病例编号：
患者姓名：	
年龄：	性别：
联系电话：	
住址：	
职业：	
转诊医生：	
主诉：	
现病史：	
既往史/手术史：	

个人史
1. 半脱位史：
2. 由于习惯而张口受限：
3. 副功能习惯：紧咬牙/磨牙
4. 饮食习惯：

- **过敏史：**
- **用药史：**

一般检查
- **体型/营养：**
- **步法、步态：**
- **体征记录：**

系统检查
- **心血管系统：**
- **呼吸系统：**
- **腹部：**
- **内分泌系统：**
- **肌肉骨骼系统：**

专科检查
口外检查
- **面部：**对称/不对称

- **耳朵：**
- **耳前区：**皮肤/肿胀/损伤
- **疼痛评分**（10分视觉模拟评分法）：
- **运动范围**（ROM）（单位：mm）：
- **无痛 MIO：**
- **最大 MIO：**
- **前伸运动：**

其他临床指标	左	右
侧方运动		
关节杂音 1. 开口时弹响 2. 闭口时弹响 3. 张口时疼痛 4. 捻发音		
肌肉压痛 1. 颞肌 2. 咬肌 3. 胸锁乳突肌 4. 颈后肌 5. 其他		

口内检查
- **牙列：**乳牙/混合/恒牙
- **现存牙齿：**
- **牙齿磨损：**磨耗/咬合面

临床指标	左	右
咬合 1. 磨牙关系 2. 尖牙关系 第三磨牙的状态		

暂定诊断：
鉴别诊断：

放射学评估
- **曲面体层片（OPG）：**
- **TMJ 断层扫描（张口/闭口）：**
- **CBCT：**
- **超声检查：**

- CT 扫描：
- MRI：

血液学 / 生化检查：

最终诊断：

治疗计划
- 患者健康宣教 / 饮食调整
- 药物治疗：
- 非手术治疗：运动控制 / 咬合板 / 物理治疗
- 微创手术治疗
- 手术治疗

参考文献

请登录 www.wpcxa.com "下载中心"查询或下载。

颞下颌关节健康与疾病中的影像学检查

第 7 章

Prashant Prakash Jaju, Sushma Prashant Jaju, Kanak Pushkarna,
S. Karthiga Kannan, Darpan Bhargava

7.1 引言

颞下颌关节疾病（TMD）是引起口颌面区域疼痛和不适的主要原因之一。颞下颌关节（TMJ）的影像学检查对于明确诊断具有重要作用。TMJ影像学关注的关节解剖结构区域包括：髁突、关节窝、关节结节、纤维软骨性关节盘、盘后组织和邻近的软硬组织结构。

选择合适的影像学检查类型是对面部疼痛患者诊断中的一个挑战，其在TMD患者的评估中起着举足轻重的作用。TMJ成像的目的是评估关节结构的真实情况，确定疾病的程度，监控TMD的进展和治疗效果。表7.1总结了需要评估的TMJ软组织和硬组织，表7.2和7.3列出了各种可用的诊断成像方式的优点与局限性缺点。

表 7.1 颞下颌关节的组成

骨性结构	非骨性结构
髁突头	关节盘
关节窝	关节囊
关节结节	肌肉/韧带

应根据不同影像学特征选择合适的影像学检查方法，为患者的综合治疗提供有价值的信息。选择标准还包括硬/软组织病变的可能性、成像设备的可用性、经济因素、辐射剂量，以及患者的相关生理或全身状况，如妊娠、对静脉造影剂过敏、植入式心脏起搏器等。

P. P. Jaju
Oral Medicine and Radiology, Rishiraj College of Dental Sciences and Research Centre, Bhopal, Madhya Pradesh, India

S. P. Jaju
Conservative Dentistry and Endodontics, Rishiraj College of Dental Sciences and Research Centre, Bhopal, Madhya Pradesh, India

K. Pushkarna
Rishiraj College of Dental Sciences and Research Centre, Bhopal, Madhya Pradesh, India

S. K. Kannan
Oral Medicine and Radiology, Dental Education Department, College of Dentistry, Majmaah University, Al Majma'ah, Saudi Arabia

D. Bhargava (✉)
TMJ Consultancy Services,
Bhopal, Madhya Pradesh, India

Oral and Maxillofacial Surgery, People's College of Dental Sciences and Research Centre, People's University, Bhopal, Madhya Pradesh, India
e-mail: drdarpanbhargava@gmail.com

© The Author(s), under exclusive license to Springer Nature Singapore Pte Ltd. 2021
D. Bhargava (ed.), *Temporomandibular Joint Disorders*,
https://doi.org/10.1007/978-981-16-2754-5_7

表 7.2　颞下颌关节的影像学检查

硬组织成像		软组织成像
二维影像	三维影像	
1. 曲面体层片	1. CT	1. 超声检查
2. TMJ 平片（张、闭口位）	2. CBCT	2. 关节造影
3. 经咽投影		3. MRI
4. 经眶投影		
5. 经颅投影		
6. 头颅后前半轴位		

表 7.3　不同颞下颌关节影像学成像技术的优势和局限性

影像学检查	优点	局限性
全口曲面体层片（OPG）	1. 检查方便 2. 常用的初筛方式 3. 可同时显示双侧髁突头	1. 影像重叠 2. 伪影 3. 关于髁突位置的信息不足 4. 无法显示轻度的骨质改变
TMJ 平片	1. 可以显示张闭口位时的髁突位置	1. 技术敏感性高
后前位（PA）投影	1. 可以在缺乏专业口腔影像学设备的一般医院/急诊拍摄	1. 影像重叠
侧位片	1. 可以在缺乏专业口腔影像学设备的一般医院/急诊拍摄	1. 由于组织重叠导致对侧髁突显像不清晰
头颅后前半轴位（张口）	1. 对于髁突骨折造成的双侧髁突移位具有极佳的显像效果	1. 技术敏感性高 2. 颞骨岩脊的影像重叠
下颌斜侧位投影（下颌骨体）	1. 髁突非常规检查	1. 影像重叠 2. 髁突显像困难
下颌斜侧位投影（下颌升支）	1. 与侧位片相似	1. 由于组织重叠导致对侧髁突显像不清晰
颅底颏顶投影	1. 髁突非常规检查 2. 可以确定髁突与颅底在水平面上的关系 3. 可以测量用于断层扫描的髁突头长轴角度 4. 低曝光影像可用于外伤后评估颧弓	1. 影像重叠 2. 髁突内、外极显示不充分
经咽投影	1. 髁突侧方影像	1. 仅能清晰地显示髁突的内侧
经颅投影	1. 张、闭口位时髁突的侧方影像	1. 仅能清晰地观察到髁突的侧方影像
经眶投影	1. 用于检查髁突颈部骨折 2. 可从正面获得髁突内外侧的完整影像	1. 仅能在张口/下颌前伸位拍摄

续表

影像学检查	优点	局限性
常规 X 线检查	1. 通过模糊目标平面以外的结构来获得更清晰的目标平面的图像	1. 图像分辨率不足
CT 扫描	1. 可以获得清晰的关节损伤/紊乱/创伤影像 2. 三维重建可以快速获得关节立体结构	1. 伪影导致的图像质量下降 2. 造影剂对肾脏疾病患者可能有毒性
CBCT	1. 可以实现快速结构重建 2. 可以获得髁突三维形态	1. 与常规 X 线检查相比放射剂量较高
超声检查	1. 无电离辐射 2. 可对多种组织及其边界进行评估	1. 解读结果要求放射科医生和颌面外科医生均具有扎实的超声知识 2. 仅外侧可充分成像
MRI	1. 可对任意层面的软组织进行清晰成像 2. 无创伤 3. 无需使用造影剂	1. 硬组织的改变成像清晰度不足 2. 价格高昂 3. 扫描时间长 4. 成像视野中的各种金属会使图像变形或使患者受伤
关节造影	1. 可以检查软组织	1. 侵入性操作 2. 出血或面神经损伤风险 3. 造影剂过敏 4. 放射剂量较高
单光子发射计算机断层扫描（SPECT）	1. 检测骨异常代谢：髁突增生/肿瘤转移性病变	1. 仅评估生理变化
正电子发射断层扫描（PET）	1. TMJ 非常规检查	1. 仅评估生理变化

7.2 TMJ 硬组织成像

常规成像二维 X 线片，即使用普通胶片拍摄的 X 线片，已广泛用于评估 TMJ，但只能显示关节矿化组织的信息，不能显示关于软骨、软组织等非矿化组织的信息，也不能诊断炎性关节积液。除非骨矿物质含量大量流失，否则 TMJ 的骨性改变通常无法检测到。尽管存在许多局限性，这种二维成像技术已通过各种投照方式被用于 TMJ 成像，这将在后面的章节中详细讨论[1,2]。

7.3 头颅后前半轴位（反汤氏位，开口）（图 7.1）

头颅后前半轴位（反汤氏位）投影是一种后前向投影，是一种能较好评估双侧髁突骨折定位和前内侧移位的成像技术。通过张口位投照 X 线束，可以实现髁突内、外极的可视化。张口使髁突头从关节窝中平移和旋转出来，从而在正中矢状位图像上可见。该技术的相对缺点包括岩脊与枕骨基底重叠以及髁突头成像在关节结节下方。

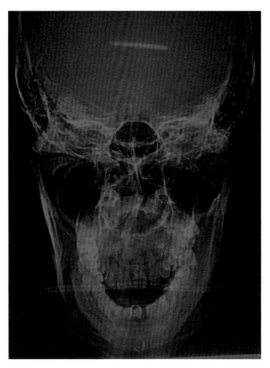

7.4 下颌侧斜位投影（图 7.2）

侧斜位投影主要用于观察下颌骨髁突和下颌升支，在全口曲面体层片问世之前广泛应用。侧斜位投影在投射时中心线束对准升支的中点，提供了同侧髁突、第三磨牙区和对侧下颌角的详细信息。由于关节窝和其他解剖结构的重叠，这种检查显示的 TMJ 的信息非常少，非常不推荐用于 TMJ 的评估。

7.5 颅底颏顶投影（SMV）

SMV 投影在 TMJ 检查中的应用有限。投照时，患者的头部向后倾斜，使头部顶点接触胶片盒。正中矢状面（MSP）垂直于胶片/传感器，影像学基线 [眶下线（IOML）] 平行于胶片/传感器，主线束从下颌下方垂直于胶片/传感器射入。另一种类似的成像技术——壶柄位投影，用于评估颧弓骨折，骨折段移位或颧弓塌陷，

图 7.1 反汤氏位——通过张口投照显示双侧髁突、下颌角和髁突下骨折（图片由 Dept of Oral Radiology, Rishiraj College of Dental Sciences and Research Centre, Bhopal, India 提供）

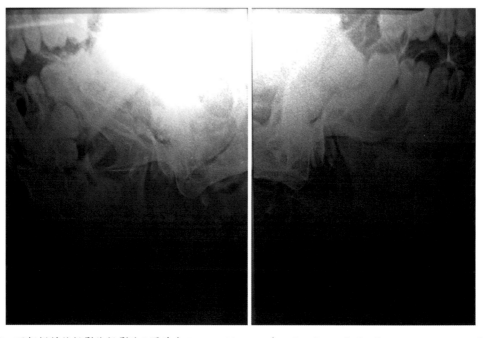

图 7.2 下颌侧斜位投影体投影法 [图片由 Darpan Bhargava（Oral and Maxillofacial Surgery, TMJ Consultancy, Bhopal, India）提供]

限制髁突运动，导致张口受限。

7.6 经咽投影（颅下/McQeen Dell 技术）（图 7.3）

经咽投影是一种关节侧面投影，提供了从髁突头到下颌骨中部的大体情况。这种技术强调对髁突张闭口位的成像，以便将关节投射到鼻咽部空间的空气阴影中，增加关节影像的对比度。X 线球管应靠近对侧关节，将射线对准待成像关节上的胶片。作为对 Parma 技术的改进，该技术 X 线球管更接近患者，可以放大近端结构，减少影像重叠[2-4]。

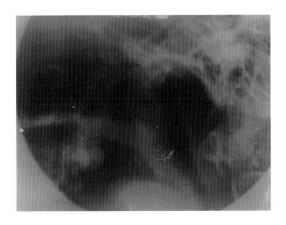

图 7.3　TMJ 经咽投影

7.7 经眶投影（Zimmer 投影）（图 7.4）

经眶投影是 TMJ 的正面投影，显示了髁突的外侧和内侧表面及其关节面。在这种投影技术中，中心射线的方向垂直于髁突。为避免颅底结构重叠的阴影，下颌骨应处于前伸位。此投照方式特别适用于三维评估关节、肿瘤和退行性关节疾病[2,3]。

7.8 经颅投影（图 7.5）

Schullerin（1905 年）提出了经颅投影来显示 TMJ。经颅外斜位投影时，主射束平行于髁突长轴。使用这个投影，只有颅骨叠加在 TMJ 上，可以获得相对清晰的关节骨性结构影像。该投影技术可以用来评估关节间隙的宽度、髁突的位置或大小，以及髁突与关节结节和关节窝的关系[2,3]。

可以通过 3 种技术获得经颅投影：

（1）Lindblom 或耳后技术：中心射线穿过耳道上方半英寸处，朝向后方沿着髁突的长轴穿过。

（2）Grewcock 技术：中心射线穿过外耳道上方 2 英寸处。

（3）Gills 技术：中心射线瞄准水平面下方 25°，穿过以目标 TMJ 为中心的颅骨。

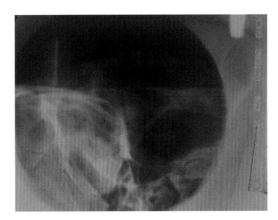

图 7.4　TMJ 经眶投影

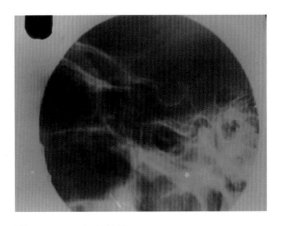

图 7.5　TMJ 经颅投影

7.9 全口曲面体层片（OPG）（图 7.6、7.7）

全景片在评估牙列、颌骨和 TMJ 方面比普通 X 线片更有优势。双侧髁突头部的侧位影像可以通过单次投照在关节窝内观察到，髁突头和关节窝的大体解剖改变很容易观察。虽然这种投影在诊断 TMD 方面的作用非常有限，但在这些 X 线片上可以评估髁突骨皮质的大小、形状和完整性的变化，关节面变平和关节间隙的变化。

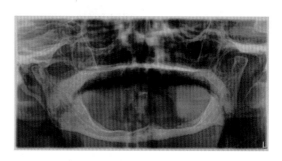

图 7.7　无牙颌的上颌 / 下颌全景图

7.10 TMJ 断层影像：张口 / 闭口（图 7.8）

TMJ 断层影像被称为髁突的前后向（AP）视图。改变移动全景单元的配置和焦点参数，使传统的全景 X 线投影能够在单个胶片中同时显示两个关节在张口和闭口时的局部影像。在第一次投照时，患者保持闭口位，第二次投照时，患者保持半张口位。能看到颅骨穹隆部和颈椎影像重叠。在关节强直、牙关紧闭、脱位和半

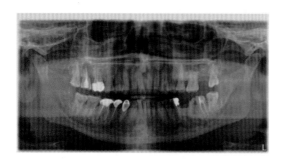

图 7.6　有牙颌的上颌 / 下颌全景片

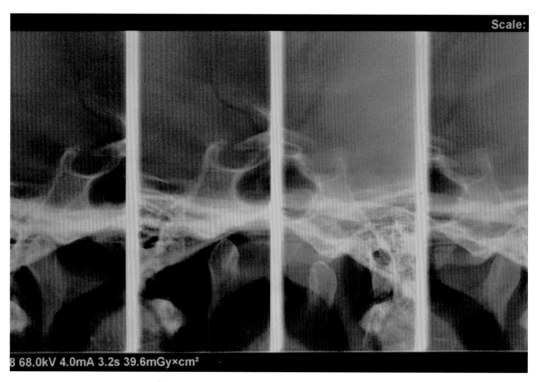

图 7.8　颞下颌关节断层片（张口 / 闭口）

脱位的情况下，该技术有助于展示在静止和功能位置时髁突与关节窝和关节结节的关系。

7.11 常规断层影像

这是一种可以通过多个薄图像切面组成可视化骨结构的影像技术，避免了与 TMJ 成直角的相邻结构的重叠带来的影响，显示髁突的确切位置和骨质改变。该技术在正中咬合的闭口位产生多幅图像，在开口位置产生单幅视图。随着更先进成像技术的出现，这种技术已经不常用[3]。

7.12 锥形束计算机断层扫描（CBCT）

CBCT 利用以平板探测器为中心的锥形 X 线，产生一系列 2D 图像，这些图像被编译并重建为 3D 数据。CBCT 可以对二维图像进行多平面重建，显示髁突和邻近结构的矢状面、冠状面、轴向平面和斜向切面的影像，以分析骨的形态学变化。它可以帮助发现退行性关节疾病，关节形态异常和强直。与常规 X 线成像和 CT 成像方式相比，CBCT 可以在更短的扫描时间和更小的辐射剂量下提供准确的、区域特异性的亚毫米级分辨率图像[3]。

7.13 关节造影

关节造影是一种有创的诊断方法，用于关节功能检查，以预测关节内的关节盘穿孔/粘连和游离体。在透视引导下向关节间隙注入约 1.5~2 mL 不透射线的高浓度碘造影剂，在射线投照时获得 TMJ 非矿化结构的图像。根据造影剂在关节间隙的分布，可以分析开/闭口位置时的关节盘粘连、位置和穿孔。将 X 射线源垂直放置于 C 臂，患者躺卧位，目标侧关节朝上，可获得经颅外斜位影像。将射线源移动到更靠近脚部，可以看到关节的中央和内侧部分。

关节造影是一种侵入性技术，需要将细针插入到 TMJ 内，可能发生出血、关节盘损伤、面神经损伤和感染等并发症，也存在造影剂过敏和增加辐射暴露的风险。但该技术的优点之一如下：当针头在局部麻醉下插入关节时，任何所需的治疗都可以根据诊断同时进行，包括关节造影引导下的皮质类固醇注射和关节灌洗。它很少用于诊断 TMD，因为其他成像方式可以有效检查软组织，如超声检查和无创的 MRI，但对于存在高级成像技术（如 MRI）禁忌的患者仍然有用[5-7]。

7.14 超声检查（图 7.9）

超声检查（USG）使用高频声波建立待检目标区域的图像。当声波在人体中传播时，会遇到各种组织密度之间的边界，根据组织的密度或阻力，这些声波以回声的形式反射回超声探头，并进一步传输到计算机，计算机将这些回波转换为灰度值数据，然后转换为图片。TMJ 具有不同性质的结构，因此具有不同的反射表现，根据不同组织的信号（根据回波模式分类）来识别它们（表 7.4）。

USG 是一种经济高效、无创、快速的检查技术，大多数医疗机构都普遍采用。线性探头用于 TMJ，定位于颧弓高度，并进行水平移动以获得图像。它可以在早期阶段检测退行性变化和关节盘脱位。USG 的一个重要限制是它很大程度上取决于操作员的技能和经验。USG 的最新进展包括用于评估血流的彩色多普勒和多平面重建的 3D 成像，但在颌面部区域用于 TMJ 成像还有待探索[3,8-10]。

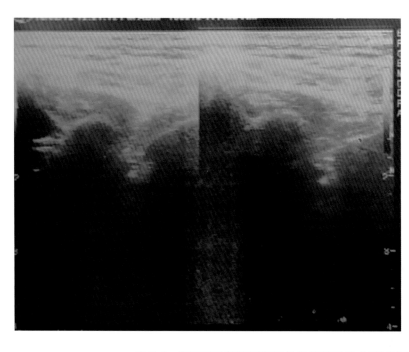

图7.9 张口位和闭口位的颞下颌关节超声检查，髁突头强回声[图片由Darpan Bhargava（Oral and Maxillofacial Surgery, TMJ Consultancy, Bhopal, India）提供]

表7.4 颞下颌关节及周围结构的超声检查（USG）解析

组织类型	回声模式	接收到的信号	USG表现
关节间隙动脉/静脉水/液体	无回声	无	黑色
髁突内表面 关节盘	低回声	弱	灰色
髁突缘神经	强回声	强	白/黑色
结缔组织关节囊，双板区/肌肉组织	等回声	中等	灰色

7.15 CT

Godfrey Hounsfeld 于 1972 年首次提出计算机断层扫描。它通过创建小至 0.5 mm 的详细图像截面，提供更多有关结构三维形态和细微变化的信息，消除表层和深层结构的重叠，显示了髁突解剖结构的真实图像。多层 CT 可提供冠状面、轴向面和矢状面的图像，也提供了周围结构的详细信息，而 CBCT 仅能检查目标区域。3D 格式数据的可用性使得其能够构建体模型，该模型可用于模拟手术，有助于制造用于关节重建的定制异体假体。

在轴向面上，髁突的形态是一个圆形的骨性突起，具有椭圆形的双凹关节面和关节间隙。髁突的前后径小于内外径，其内外径的两端分别为内极和外极。

这是一种优秀的成像方式，可以用于检测关节强直、关节结构的骨侵蚀、肿瘤、复杂骨折、既往手术并发症、与中颅窝的邻近关系以及异位骨化的情况[1,3,11]。

7.16 MRI

MRI 可提供目标区域软组织结构的准确细节。体内带正电的氢离子（例如脂肪和水中的氢离子）在磁场的影响下有序排列，无线电波可以改变这些氢离子的排列，进而氢离子会发出微弱的无线电信号，该信号被接收线圈接收并被扫描仪进一步放大。可以进一步利用附加磁场来整合出目标区域更高质量的图像。

MRI 是一种诊断 TMJ 功能障碍的卓越技术。图像分析应在闭口/张口位下使用 T1 和 T2 加权序列进行。最新的进展包括在渐进式张口过程中使用电影磁共振成像（Cine MRI）进行动态研究。

关节的骨骼和软组织解剖结构在 T1 加权图像中可以更好地可视化；关节炎症和积液在 T2 加权图像中可以得到很好的检查。通常不建议孕妇、使用心脏起搏器或颅内动脉瘤夹和其他植入金属器械的患者接受 MRI 检查，而钛种植体义齿患者可谨慎地进行 MRI[1,3,11-13]。

7.17 疾病影像

7.17.1 关节盘移位（图 7.10a~d）

TMJ 内紊乱是髁突和关节窝之间的纤

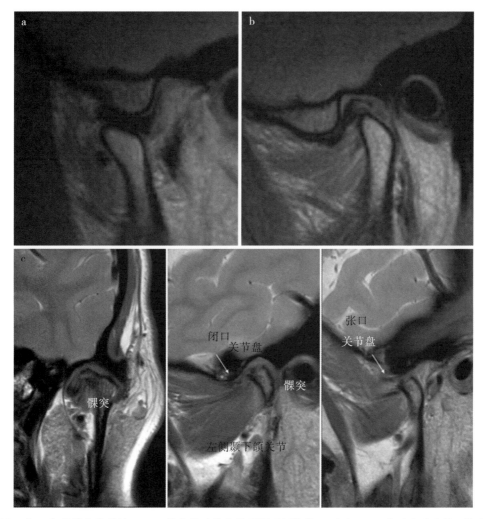

图 7.10 （a,b）关节内紊乱的 MRI。轴向校正的矢状面颞下颌关节 T1 加权 MRI 分别显示了张口位（a）和闭口位（b）关节盘的移位和复位[图片由 Dania Tamimi（Diplomate of AAOMR, USA）提供]。（c）左侧关节盘因骨关节炎发生前内侧移位[图片由 Raashi Khatri Panjabi（Orofacial Pain, Mumbai, India）提供]。（d）关节盘前内侧移位伴中央穿孔[图片由 Raashi Khatri Panjabi（Orofacial Pain, Mumbai, India）提供]

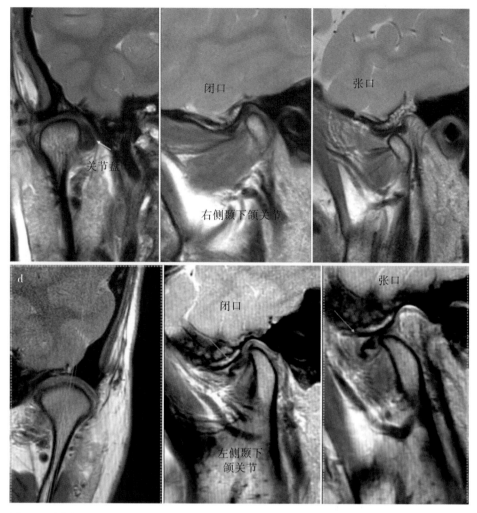

图 7.10（续）

维软骨双凹关节盘因移位而失去其正常关系的疾病。关节盘移位可能有 4 个临床阶段（表 7.5）。关节盘改变和韧带减弱可引起关节盘前、前外侧、前内侧、外侧、内侧和后侧等不同位置的移位。正确评估 TMJ 的 MRI 矢状面和冠状面图像，有助于临床医生诊断可能的内紊乱类型。MRI 可以作为一种有价值的工具，在闭口和张口位置进行 TMJ 成像，以评估关节盘移位的情况。

在内紊乱的初始阶段，关节盘的形状是正常的。随着疾病的进展，移位的关节盘形状发生改变，后带变厚，中带和前带变薄，形成双凸或圆形的关节盘。关节盘形状不规则、变圆等特征被认为是疾病发展的象征。在内部紊乱的晚期，关节盘可能出现撕裂或穿孔。

在有创伤史的炎性 TMD 中，关节内部会发生液体渗出。渗出液显示出高信号，在 MRI T2 加权图像上可以很好地被识别（图 7.13）[14,15]。

7.17.2 退行性关节病（DJD）（图 7.11 a,b）

骨关节炎和骨关节病是在专业术语退行性关节病（DJD）下讨论的两种疾病过

表 7.5 关节盘移位的临床阶段

阶段	关节盘特征	
	闭口位	张口位
Ⅰ（可复性盘前移位）	关节盘移位	恢复正常位置关系，即关节盘中带与髁突和关节结节接触
Ⅱ（可复性盘前移位伴间歇性关节绞锁）	关节盘移位	间歇性关节绞锁
Ⅲ（不可复性盘前移位）	关节盘移位	关节盘无法恢复正常位置关系
Ⅳ（不可复性盘前移位）	关节盘移位且不可复位伴关节盘或盘后附着组织穿孔	

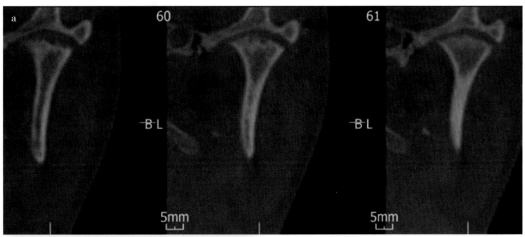

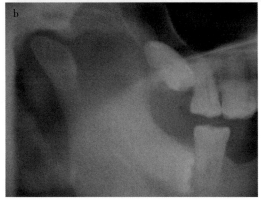

图 7.11 （a）冠状面 CT 图像显示髁突头解剖结构和圆形透射区（Ely 囊肿）的改变。（b）髁突关节面平坦和骨皮质下硬化

程，除了骨关节炎中存在关节疼痛，骨关节病中不存在关节疼痛外，两者具有相似的临床表现。这种情况可能是由创伤导致的或者是衰老在 TMJ 的表现，通常与潜在的全身因素、创伤或衰老过程有关。"原发性 DJD"定义为先天发生的，"继发性 DJD"定义为发生在关节盘移位后，髁突和关节窝之间存在骨性接触。即使有时关

节内部存在着严重的组织学及影像学变化，DJD患者也不会表现出明显的临床症状和体征。由于DJD的临床症状和体征具有不确定性，DJD的诊断金标准是影像学检查。

DJD的3个影像学特征：

（1）骨刺或骨赘。

（2）关节面有侵蚀样改变。

（3）髁突骨皮质下假性囊肿。

其他影像学表现包括关节面变平和骨皮质下硬化。使用各种成像方式，包括CT、CBCT和MRI来诊断DJD有其他标准，可分为Ⅰ级和Ⅱ级（表7.6）。Ahmad M等采用两个原则对DJD进行分级：建议在确认诊断时考虑所有图像视图中最明显的变化，且该变化从不同视图角度上都可观察到[3,14]。

滑膜有肉芽肿性炎症反应，导致关节内组织块形成，称为血管翳，其演变为软骨/骨，并释放一些酶，导致关节面和骨破坏。

影像学表现上，髁突骨质减少在初期可能很明显。髁突前后表面都发生侵蚀，导致类似"削尖的铅笔"的外观。在某些情况下，整个髁突头可能会被破坏，软骨下硬化、关节面变平、Ely囊肿和骨赘形成可能很明显。活动范围受限取决于疾病的持续时间和严重程度。

Kretapirom等利用MRI将髁突骨质改变分为4种类型。与退行性关节病（DJD）不同的是，RA患者即使在出现严重的骨改变后，其关节盘也将处于正常位置，直到RA晚期[3,14,15]。

7.17.3 类风湿性关节炎（RA）

RA是一组异质性的自身免疫性起源的慢性炎症性疾病，可能涉及滑膜，通常多关节受累。小关节如手、腕、TMJ通常双侧受累。临床上可能表现为疼痛、肿胀、张口僵硬和活动范围受限。前牙开𬌗可能是由于双侧髁突表面的破坏导致髁突顶向后上方移位。

7.17.4 青少年类风湿性关节炎

青少年类风湿性关节炎也被称为青少年慢性关节炎/Still病。平均发病年龄为5岁，特征为慢性、反复的滑膜炎症，导致积液，引起关节疼痛/肿胀。早期发病和严重的全身受累是青少年RA与成人RA的区别。在某些情况下可能没有类风湿因子，此时的临床诊断应是青少年型关节炎。

表7.6 退行性关节病（DJD）的分类

DJD分期	影像学特征	诊断标准
Ⅰ级（表现出任意一种特征）	骨赘	在矫正矢状面上观察时，从骨赘尖端到髁突预估轮廓测量的最大长度 < 2 mm
	关节表面受到侵蚀	侵蚀的最大尺寸在深度和宽度上 < 2 mm 单个病变仅有1处侵蚀
	骨皮质下假性囊肿	假性囊肿的最大深度和宽度均 < 2 mm
Ⅱ级（表现出一种或多种特征）	骨赘	在矫正矢状面上观察时，从骨赘尖端到髁突预估轮廓测量的最大长度 > 2 mm
	关节表面受到侵蚀	侵蚀的最大尺寸在深度和宽度上 > 2 mm，或侵蚀病变超过1处
	骨皮质下假性囊肿	假性囊肿的最大尺寸 > 2 mm，或任意大小的假性囊肿数量超过1个
	DJD Ⅰ级两个或更多影像学特征	

双侧TMJ受累导致张口受限和小下颌畸形伴前牙开殆，单侧TMJ受累会导致下颌不对称。该病的影像学表现与成人相似，但下颌骨生长受损。部分患者会发生纤维性关节强直。由于间歇性炎症处于静止期，颞下颌关节面的骨皮质重新呈现为平坦表面，导致髁突的前上方移位[3]。

7.17.5 化脓性关节炎（感染性关节炎）（图7.12）

化脓性关节炎非常罕见，发病原因包括经血行传染的直接传播、邻近组织的蜂窝织炎或系统性/自身免疫性疾病。据报道，在创伤后的儿科患者中，充血和组织损伤导致血肿形成，为微生物的生长提供有利培养基。感染能够消退，骨关节强直很少发生，但仍需要仔细随访。它的结局可以参照DJD/RA，但区别特征是化脓性关节炎通常是单侧的，感染的临床体征与症状很明显[3,14]。

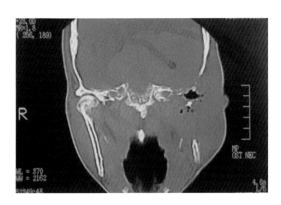

图7.12 左侧颞下颌关节感染性关节炎导致关节结构的破坏性改变

7.18 关节游离体

关节游离体指的是关节间隙内不透射线的游离体，出现在关节囊内或关节囊外的软组织中。影像学上，它表现为TMJ内部和周围的软组织钙化。它可能是从关节中分离下来的一部分骨，也可能是透明软骨骨化，结节骨化形成钙化组织，例如滑膜软骨瘤病或钙焦磷酸盐沉积病的钙化晶体沉积在关节间隙，这种情况被称为焦磷酸钙沉积症或假性痛风。有研究报道了关节造影在滑膜软骨瘤病的患者中的应用，CT可显示关节窝内的侵蚀及向颅中窝的扩展情况，MRI用来确定滑膜软骨瘤病肿块和周围软组织之间的分界[3,15]。

7.19 TMJ损伤

TMJ的创伤可分为两大类：
（1）髁突骨折。
（2）脱位/半脱位（关节软组织损伤）。

7.19.1 积液（图7.13）

关节积液是由于创伤（出血）或关节内紊乱引起的炎症（渗出物）导致的。MRI可以检测关节积液，积液在T2加权像中是明亮的白色信号，可提供诊断信息，作为关节囊周围间隙内液体和关节间隙增宽的证据。

7.19.2 TMJ骨折

髁突骨折的分类和临床表现将在单独的章节中详细讨论（参见第16章）。髁突骨折通常使用CT进行评估，因为其在骨结构成像方面具有优势，相邻结构没有重叠，并且可以通过三维重建在不同平面中评估图像。CBCT还能提供骨折的准确图像。在常规X线片中，骨折部位的骨皮质边缘存在不规则轮廓、阶梯状缺损或不连续。未发生移位的髁突高位骨折可能难以在常规X线片上观察到。

7.19.3 新生儿/儿童髁突骨折

与成人相比，儿童的髁突解剖结构不

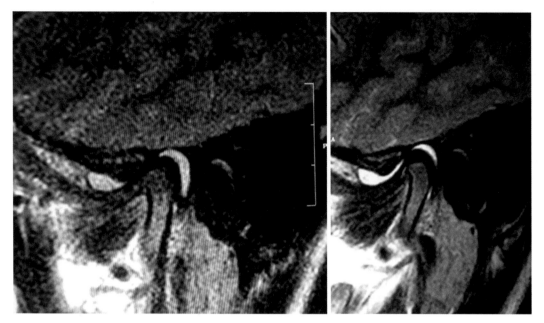

图7.13 MRI 显示在 T2 加权 MRI 中，张口和闭口位关节间腔积液 [图片由 Darpan Bhargava（Private case, Oral and Maxillofacial Surgery, TMJ Consultancy, Bhopal, India）提供]

同，生长发育期的儿童发生此类骨折必须进行仔细的监控，做好评估、管理和随访，防止出现生长障碍[3,14]。根据患者的年龄和损伤类型，该病通常表现为髁突头蘑菇状的囊内骨折或青枝骨折。

7.19.4 髁突脱位（图 7.14）

TMJ 脱位主要是前脱位，是髁突过度前伸造成的，髁突从关节窝中脱出后，移动到关节结节前方。如果髁突向前平移并锁定在关节结节前方，并且不能跳回到其正常位置，则会导致关节张口锁结，患者可能无法闭口，这种情况称为脱位。类似的情况下，如患者能够调整和自行复位髁突，这种情况称为半脱位或习惯性脱位。髁突可能在前侧、外侧、内侧方向脱位，它很少穿入颅中窝。有时脱位可能非常轻微，难以用常规X线片识别。在这种情况下，CT 对于正确诊断至关重要，常规图像可能由于重叠而无法显示脱位[3]。

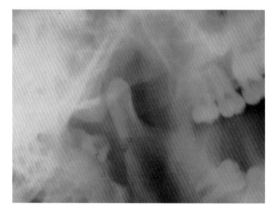

图7.14 颞下颌关节脱位的特点是髁突位置异常，位于关节窝外，关节结节前

7.20 关节强直（图 7.15 a~c）

TMJ 强直的特征是下颌骨髁突和颞骨关节窝的关节面通过纤维组织（纤维性强直）或骨组织（骨性强直）相连，导致部分或完全丧失形态和功能。关节强直的病因、临床特征和治疗将作为单独一章进行详细讨论（参见第 17 章）。

OPG 和其他常规成像技术在检测关节

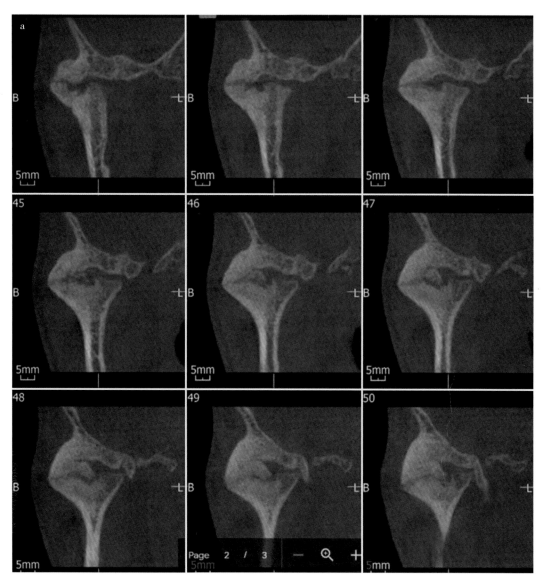

图 7.15 （a）真性关节强直的冠状面影像（创伤后）。（b）关节强直的冠状位 CT 影像，强直骨之间有纤维组织（透射区）。（c）长期双侧骨性强直患者的曲面体层影像，内外侧关节强直的程度尚不清楚（图片来源：Department of Oral and Maxillofacial Surgery, People's College of Dental Sciences & Research Center, Bhopal, India）

强直程度方面的作用较小，CT 对于发现强直团块的范围和累及具有关键作用。三维重建可以在手术前构建立体模型，根据需要来定制同种异体假体。在纤维性关节强直的情况下，MRI 是必不可少的[3,14,16]。

7.21 TMJ 肿瘤

TMJ 的肿瘤是非常罕见的，可以是内源性的也可以是外源性的。内源性肿瘤起源于髁突或颞骨和囊内软组织。外源性肿瘤是指发生在临近区域并破坏了 TMJ 形态的肿瘤。肿瘤大致分为良性和恶性。有研究报道了恶性肿瘤向 TMJ 的转移[17-19]。当

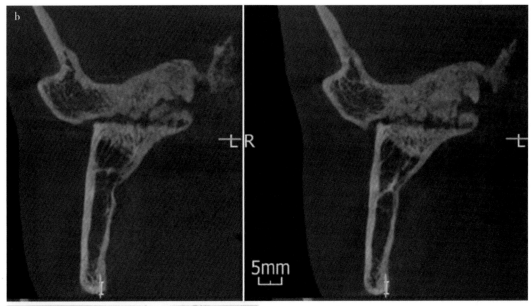

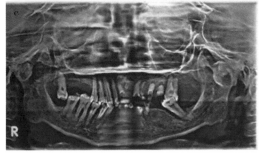

图 7.15（续）

怀疑肿瘤时，常规使用 X 线片初筛，然后通过 CT 或 MRI 进行判断[3]。

7.22 TMJ 的发育障碍（图 7.16 至 7.18）

TMJ 的发育在出生时并不完全，发育障碍可能发生在出生前、出生时或出生后。临床上明显的面部畸形提示该患者的 TMJ 区域存在明确的疾病。根据适应证，选择 CT 或 MRI 检查，建议选择 CBCT 对局部区域进行评估[14]。

7.23 核医学研究（图 7.19）

常规 X 线检查、CT、CBCT、MRI、关节造影和 USG 是形态学成像技术，对于判断关节解剖形态的变化是必不可少的。而放射性核素显像是通过评估异常生化过程引起的生理变化来发现疾病的功能性显像。可用于检测 TMJ 区域疾病的核医学技术有：

（1）放射性核苷酸显像/核素显像。
（2）正电子发射断层扫描（PET）。
（3）单光子发射计算机断层扫描（SPECT）。

它们在检测各种 TMD 的领域已经使用了很长时间，但由于不同研究的结论并不一致，所以其评估价值仍存在争议。因此，核医学显像技术与其他成像方式联合应用比单独应用能够更好地理解 TMD[3,20-24]。

第 7 章 颞下颌关节健康与疾病中的影像学检查

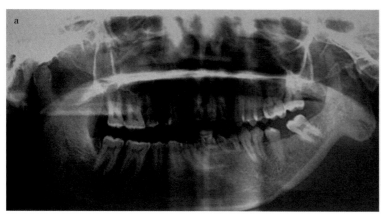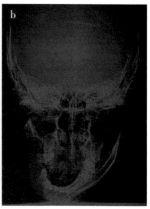

图 7.16 （a）左髁突发育不全的曲面体层片。由于肌肉过度活跃而形成的突出的反下颌切迹（图片来源：Dept of Oral Radiology, Rishiraj College of Dental Sciences & Research Centre, Bhopal, India）。（b）左髁突发育不全的反汤氏位图像（图片来源：Dept of Oral Radiology, Rishiraj College of Dental Sciences & Research Centre, Bhopal, India）

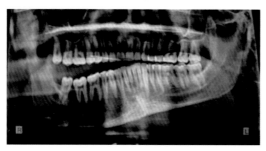

图 7.17 右侧髁突增生

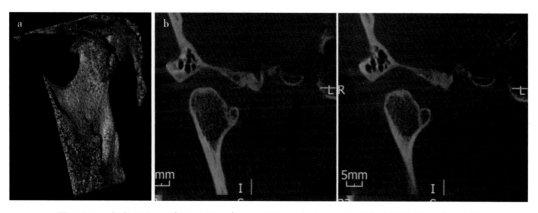

图 7.18 （a）髁突分裂的三维重建 CT 图像。（b）CT 的冠状面图像显示髁突分裂

7.24 最新进展

在检查 TMD 辅助确诊方面，有少量新技术出现。数字容积断层扫描（DVT）是一种较新的手段，它于 1982 年首次被开发用于血管造影，随后被用于颌面部成像。Shetty US 等报道了使用 DVT 来评估髁突的变化。平面成像是另一种类似全景成像的方法，但在拍摄时有针对 TMJ 的专用设置[11,25]。

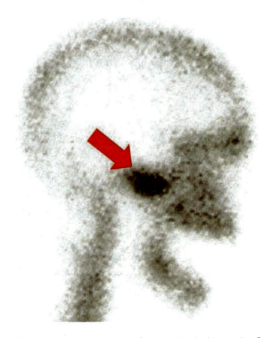

图 7.19 Tc-99 m 亚甲基二膦酸盐（MDP）骨显像，右侧下颌骨髁突内示踪剂浓度增加，提示高代谢活性骨生长和骨化过程 [经许可，引自 Neelakandan RS, Bhargava D. Bifid hyperplastic mandibular condyle. J Maxillofac Oral Surg, 2013, Dec, 12(4): 466-71,Springer]

7.25 影像检查的目标

临床医生必须在仔细考虑使用 X 线检查的收益和可能的风险后，再去选择合适的成像技术。影像学的选择标准基于患者的临床表现，针对患者选择合适的影像学检查方法，获得明确的诊断细节，更有可能提升治疗效果并获得好的预后。应建立明确的适应证来保证每例患者接受的实验室检查 / 影像学检查是合适的。

定　义[1-3]

（1）骨赘是具有硬化边界的边缘骨质肥大，外生体是骨表面形成的骨质隆起增生。

（2）表面侵蚀是髁突或关节窝骨皮质连续性的丧失。

（3）骨皮质下假性囊肿定义为关节面以下非正常骨髓组织形成的空洞。该疾病并非真正的囊肿，而是局部骨小梁缺失。

（4）表面平坦是指髁突或关节结节表面失去圆形轮廓。它也会作为一种变异出现在正常关节中。

（5）骨皮质下硬化定义为负重区的骨皮质增厚。

参考文献

请登录 www.wpcxa.com "下载中心" 查询或下载。

附 录

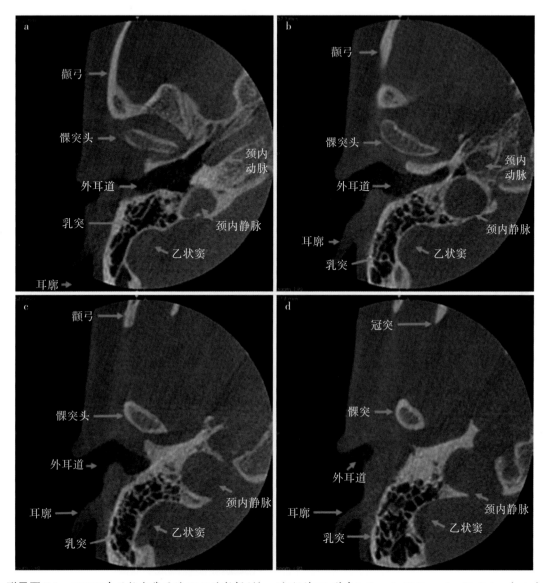

附录图 7.1 CBCT 中沿轴向截面的 TMJ 放射解剖（a~d）[经许可，引自 I. Rozylo-Kalinowska, K. Orhan（eds.）. Imaging of the Temporomandibular Joint, https://doi.org/10.1007/978-3-319-99468-0_8]

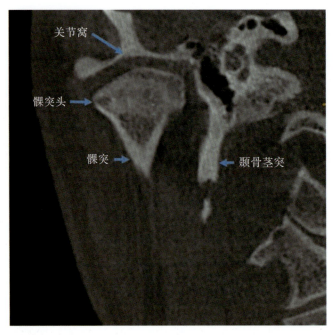

附录图7.2 CBCT中沿髁突长轴截面的TMJ放射解剖 [经许可，引自 I. Rozylo-Kalinowska, K. Orhan（eds.）. Imaging of the Temporomandibular Joint, https://doi.org/10.1007/978-3-319-99468-0_8]

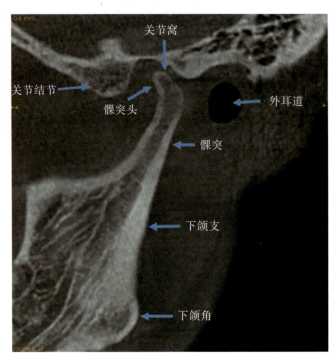

附录图7.3 CBCT中沿髁突短轴截面（矫正矢状面）的TMJ放射解剖 [经许可，引自 I. Rozylo-Kalinowska, K. Orhan（eds.）. Imaging of the Temporomandibular Joint, https://doi.org/10.1007/978-3-319-99468-0_8]

第 7 章 颞下颌关节健康与疾病中的影像学检查

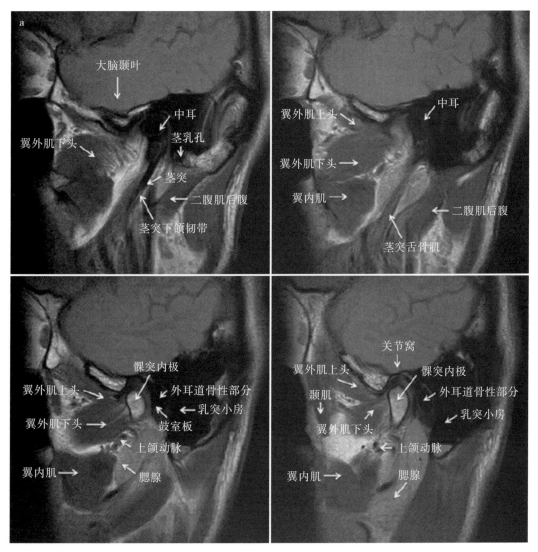

附录图 7.4 MRI 中颞下颌关节和关节周围组织解剖（a~e）；矢状面、冠状面和轴面 [经许可，引自 T. Robba et al.（eds.）. MRI of the Temporomandibular Joint, https://doi.org/10.1007/978-3-030-25421-6_3]

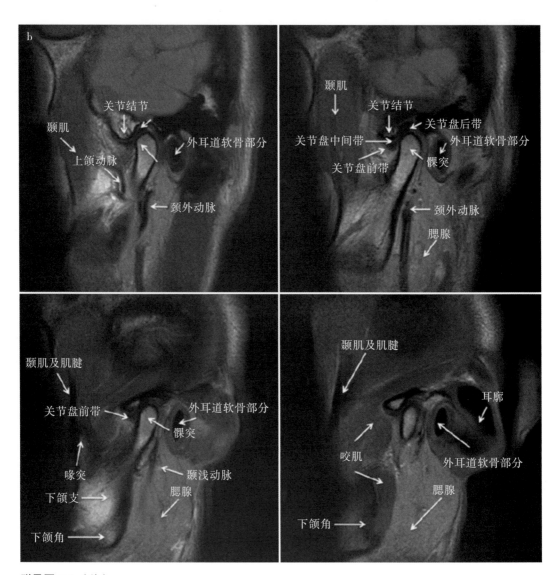

附录图 7.4（续）

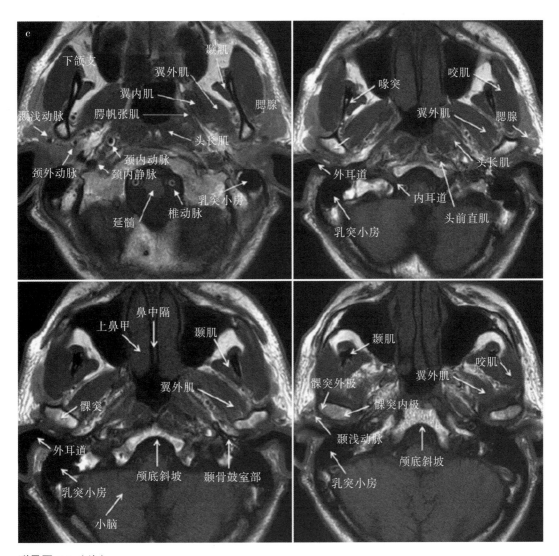

附录图 7.4（续）

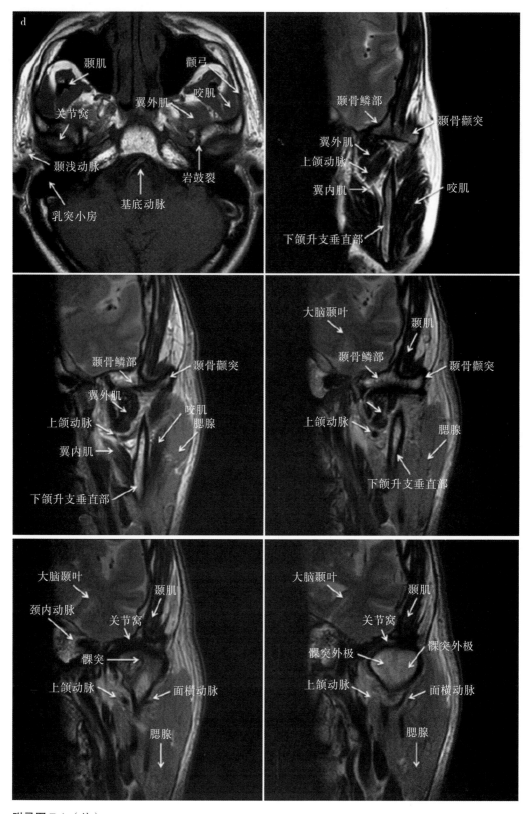

附录图 7.4（续）

颞下颌关节疾病的心理评估

第 8 章

Beena Sivakumar，Ratna Sharma，Darpan Bhargava

8.1 引 言

颞下颌关节疾病（TMD）在各个年龄段的人群中都有发病。由于压力和焦虑会显著诱发 TMD，心理评估对于这些 TMD 患者至关重要。TMD 会引起慢性疼痛，这些疼痛与严重的心理或社会 – 心理障碍有关。如果不能及时发现和解决这些心理问题，则可能会对 TMD 的治疗效果产生不利影响。因此，了解患者心理方面的问题可以改善多种不同类型 TMD 的治疗效果。有研究证明，背痛、紧张性头痛、肌纤维痛和 TMD 等涉及慢性疼痛的疾病均与短暂的心理问题介入有关。这些心理问题在临床上表现为焦虑、抑郁、频繁使用止痛药以及精神症状转化为躯体症状影响患者的生活方式等，而上述问题均会导致工作效率下降。心理状态上的不平衡可能会导致 TMD，反之亦然[1]。

学界普遍认为严重的心理和心理 – 社会的异常，会对从保守治疗到手术治疗的各类形式的治疗产生负面影响。文献证明，对这些因素的评估能很好地预测治疗的远期结果，并建议对被诊断为 TMD 的患者常规进行心理评估，以制定更合理、更全面的治疗此类 TMD 的方法[1,2]。

8.2 病因学

TMD 与一系列复杂的问题有关，其病因通常是多因素的。抑郁、焦虑等心理因素以及中枢调节、过度警觉、压力、睡眠障碍等其他影响因素都与 TMD 相关。除了药物和手术治疗外，还可以通过适当的评估，结合生物反馈和认知行为疗法等多种治疗方法来消除心理因素的影响。

8.3 诊断标准

1992 年，TMD 专家组根据一系列经验数据和综合性的文献回顾，提出了 TMD 病研究诊断标准 (RDC/TMD)。它是由轴 I 和轴 II 组成的双轴评估系统。轴 I 是基于症状和体征来描述常见身体疾病的诊断标准，用于筛查关节内疾病。轴 II 是包括患

B. Sivakumar
Department of Oral and Maxillofacial Surgery,
Meenakshi Ammal Dental College and Hospital,
Chennai, Tamil Nadu, India

R. Sharma
Department of Psychology, The Sanskaar
Valley School, Bhopal, Madhya Pradesh, India

D. Bhargava (✉)
TMJ Consultancy Services,
Bhopal, Madhya Pradesh, India

Oral and Maxillofacial Surgery, People's College of
Dental Sciences and Research Centre,
People's University, Bhopal, Madhya Pradesh, India
e-mail: drdarpanbhargava@gmail.com

© The Author(s), under exclusive license to Springer Nature Singapore Pte Ltd. 2021
D. Bhargava (ed.), *Temporomandibular Joint Disorders*,
https://doi.org/10.1007/978-981-16-2754-5_8

有 TMD 患者的心理社会和行为特征以及可能影响 TMD 治疗的行为因素的诊断标准。使用这些标准有助于针对 TMD 患者的科学研究和临床疗效的综合评估（表8.1至8.3）。在临床实践中使用公认的"标准"可以增强医生对患者各种从简单到复杂 TMD 表现的识别度[2]。

完整的病史对于评估行为、生活方式和情绪状况等心理因素至关重要，但临床医生常常忽视了这些心理因素。敏感性衡量了工具/诊断标准记录患者阳性体征的能力；特异性衡量了工具记录健康人阴性体征的能力（表8.1）。TMD 通常与相关肌群有关，肌电图（EMG）获取的生理参数

表 8.1 RDC/TMD 标准轴Ⅰ中疼痛相关 TMD 的诊断[2]

轴Ⅰ中疼痛相关 TMD 的诊断		
症状	病史	临床检查结果
肌痛（敏感度90%，特异度99%）	因下颌运动/功能或副功能引起的咀嚼结构疼痛	触诊、主/被动最大张口运动时出现颞肌或咬肌疼痛
伴牵涉痛的肌筋膜疼痛（敏感度86%，特异度98%）	与肌痛相同	触诊颞肌或咬肌时患者主诉曾有类似的疼痛发生
关节痛（敏感度89%，特异度98%）	与肌痛相同	触诊、主/被动最大张口运动、左/右侧方或前伸运动时患者主诉曾有类似的疼痛发生
TMD 引起的头痛（敏感度89%，特异度87%）	因下颌运动/功能或副功能引起的颞区疼痛	触诊、主/被动最大张口运动、左/右侧方或前伸运动时患者主诉曾有类似的疼痛发生

表 8.2 RDC/TMD 标准轴Ⅰ中 TMD 的诊断[2]

轴Ⅰ中 TMD 的诊断		
症状	病史	临床检查结果
可复性关节盘前移位（敏感度34%，特异度92%）	颞下颌关节区杂音	张口、张闭口、闭口、侧方或前伸运动时出现弹响音或摩擦音
可复性关节盘前移位伴关节绞锁（敏感度38%，特异度98%）	张口受限伴下颌锁结时出现关节区杂音，而后正常张口	同可复性关节盘前移位
不可复性关节盘前移位伴张口受限（敏感度80%，特异度97%）	颞下颌关节锁结伴张口受限，现有张口受限严重影响进食功能	最大被动张口度（被动拉伸）<40 mm
不可复性关节盘前移位不伴张口受限（敏感度54%，特异度79%）	曾有颞下颌关节锁结伴张口受限且影响进食的病史	最大被动张口度 ≥ 40 mm
退行性骨关节疾病（敏感度55%，特异度61%）	颞下颌关节区杂音	最大主动张口时出现摩擦音
关节半脱位（敏感度98%，特异度100%）	颞下颌关节在大张口时出现锁结或卡住，患者可通过特定手法操作自行复位	当发生类似情况，可通过手法操作来辅助下颌来闭口

表 8.3 RDC/TMD 标准轴 Ⅱ 评估方法 [2]

轴 Ⅱ 评估方法		
问卷	问题数量	内容和作用
慢性疼痛分级量表	7	**疼痛强度**：疼痛放大和中枢敏化 **功能障碍**：疼痛引起的功能减弱
疼痛描述	1	区分局部、区域性及范围广泛性疼痛；评估其他合并症疼痛状况；判断疼痛放大、中枢敏化和中枢失调
下颌功能受限量表	8 或 20	量化对下颌运动、咀嚼、语言和情感表达的影响
患者健康问卷-4	4	识别心理困扰（抑郁和焦虑）
患者健康问卷-9	9	识别抑郁：导致慢性病
广泛性焦虑症-7	7	识别焦虑：导致压力反应和功能障碍
患者健康问卷-15	15	评估身体症状：评估特定的合并症和功能障碍
口腔行为检查表	21	评估副功能运动：有助于理解疼痛的发生和发展

可以反映由压力相关因素和姿势性下颌肌肉功能引起的心理生理变化[2]。

Patil DJ 等调查了伴有慢性面部疼痛的 TMD 患者的压力和抑郁发病情况，并将其与对照组进行比较，以评估 TMD 与心理问题之间可能的关系。据观察，肌筋膜疼痛患者的焦虑、抑郁和压力评分有所增加，实验组患者中抑郁（53.3%）和压力（60%）的心理状态更为普遍[4]。他们得出的结论是：抑郁、压力和 TMD 之间存在很强的相关性。初步评估应包括筛查此类行为学和心理学症状，以便进行有效的认知行为治疗并提高治疗效果。上述发现与其他几篇文献一致，这些文献强调了除 TMD 体征和症状外治疗心理方面问题的重要性[5]。

8.4 总 结

未来的研究应致力于建立一种诊断指标，以求鉴别出促进或导致 TMD 患者心理紊乱的病因及发生发展机制，从而为个体患者制定更有针对性、更个性化的治疗计划。建议采用由 TMJ 专家和心理学家参与的多学科方法对 TMD 患者进行初步评估，这有助于根据患者的个性化需求量身定制治疗方案。

致　谢　感谢 Ratna Sharma 医生（Ph.D, PGDPC, Clinical Psychologist and Counsellor, SkillGapfinder, Bhopal, Madhya Pradesh, India）的重要贡献。

参考文献

请登录 www.wpcxa.com "下载中心" 查询或下载。

第9章 颞下颌关节疾病的非手术和药物治疗

S. Karthiga Kannan，Darpan Bhargava，Sudeep Shrivastava，Trilok Shrivastava，Abhay Kumar Pandey

9.1 引言

准确诊断和治疗颞下颌关节疾病（TMD）是一项错综复杂的任务，需要医生对TMD有全面的知识储备、专业理解及诊疗经验。TMD患者除了关节区疼痛，还可能存在肌肉疼痛、肌张力改变、咬合异常等相互关联的临床症状。因此，必须仔细分析各种临床症状之间的联系，才能更精准地诊断和治疗TMD。TMD的治疗方法较多，原则上应首选保守治疗，当保守治疗无法有效缓解症状时，再考虑进行外科手术治疗（图9.1）。处于TMD初始阶段的患者更容易接受保守的非手术和药物治疗[1]。

TMD是对TMJ、咀嚼肌以及相关结构的疼痛和功能障碍的统称。多数情况下TMD的病因并不明确，可能与创伤、口腔副功能习惯、关节负荷过载、错𬌗畸形、心理因素、关节炎或头颈部长期保持非人体工学姿势有关（图9.2）。在对TMD进行评估和诊断后，应进行适当的非手术和药物治疗，减少TMD患者的疼痛和不适症状并改善功能[2,3]。

非手术和药物治疗可缓解80%以上TMD患者的症状[4,20]。保守治疗的方法有很多，可以单独使用或联合使用，从而减少咀嚼系统的负荷过载、缓解疼痛、减轻功能障碍并促进愈合。治疗TMD最有效的药物包括镇痛药、皮质类固醇、肌肉松弛药、抗抑郁药、抗焦虑药、苯二氮䓬类药物以及抗惊厥药[6]。在进行药物治疗的同时，应建议患者进行体育锻炼，避免压力，

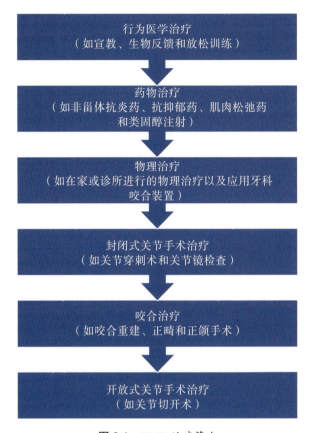

图 9.1 TMD 治疗策略

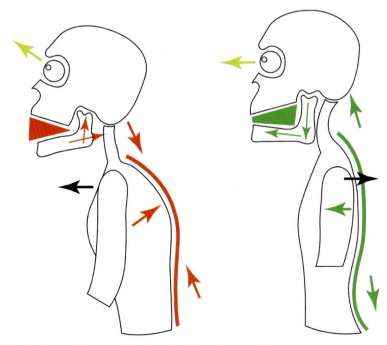

图 9.2 身体姿势失衡对下颌骨位置影响的示意图（经许可，引自 Sambataro S,et al. TMJ Dysfunctions Systemic Implications and Postural Assessments: A Review of Recent Literature. J. Funct. Morphol. Kinesiol. 2019, 4, 58; doi:https://doi.org/10.3390/jfmk4030058）

养成良好习惯并限制下颌过度运动。

9.2 非手术治疗

非手术治疗主要包括患者宣教和辅导、饮食调整、物理治疗、减压治疗、心理治疗、咬合板治疗以及药物治疗。TMD 病情的不稳定性是影响非手术治疗疗效的重要因素，可能出现与治疗操作无关的症状缓解或加重（图 9.3）。

9.2.1 患者宣教 / 认知意识培养

对患者进行宣教和辅导是任何治疗计划的首要步骤。应向患者解释情绪压力、肌肉过度紧张和关节负荷过载之间的相关性，以及它们可能导致关节紊乱的关联性。了解这些因素有助于提高患者对治疗和随访的依从性。向不清楚疼痛来源的患者解释相关症状的病因并告知其可能的诊断是至关重要的，在一定程度上可以减轻患者的焦虑，也有助于控制疼痛。

此外，有必要让患者认识到除了息止颌位、咀嚼、吞咽和说话过程以外，可能存在的牙齿异常接触情况，以排除患者可能存在的口腔副功能习惯。

9.2.2 饮食调整

应建议患者食用软食，尤其是在出现严重的情况下。这可以使下颌在运动期间控制运动范围，减少肌肉过度活动，从而减轻关节负荷。建议患者食用小块食物，避免过度咀嚼和食用硬食，以减少过度的下颌运动和肌肉活动。

9.2.3 咬合治疗

𬌗关系是维持由牙列、咀嚼肌以及 TMJ 共同组成的口颌系统稳定性的重要因素。错𬌗畸形是一个不稳定因素，也是 TMD 的易感因素。另一个与𬌗关系相关的易感因素是牙齿磨损，常见于老年患者和口腔副功能习惯患者，它可导致颌面部垂

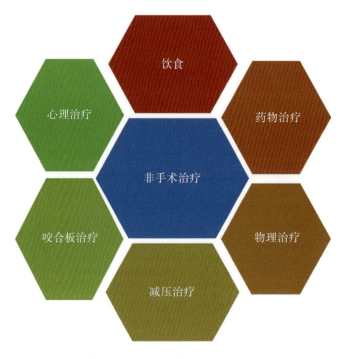

图 9.3　TMD 的非手术治疗方式

直高度降低和髁突位置改变。无论是哪种病因，首要的治疗目的都是减轻疼痛。随后需要确定错𬌗畸形的病因，并通过可逆或不可逆的咬合治疗、𬌗平衡治疗、正畸治疗、修复治疗以及正颌外科手术等手段来对错𬌗畸形进行纠正，恢复正常的形态和功能[7,8,9,12]。

不可逆的咬合治疗包括调𬌗（"减法"）和修复治疗（"加法"），这些方法会永久地改变咬合状况，需要合理选择。

9.2.4 咬合板

咬合板治疗的目的是在咀嚼系统中实现神经肌肉系统的协调，拮抗异常机械力。咬合板是一种可逆的咬合治疗手段，可以暂时改变患者的咬合状况，从而减轻关节负荷过载。咬合板是由硬质丙烯酸树脂制成的活动矫治器，能够个性化制作并与患者的上/下颌咬合面相贴合。咬合板可在患者位于双侧后牙咬合面具有紧密接触的正中𬌗位时制作（如平面咬合板），也可在下颌前伸和侧方移位时仅有前牙接触的情况下制作（如前伸再定位咬合板）。咬合板可以有效减轻 TMJ 负荷，减少神经肌肉反射的激活。稳定型咬合板通常用于上颌，提供最佳的咬合关系，确保当牙齿在均匀广泛接触的时候，髁突处于其肌肉骨骼最稳定的位置，减少了咬合和关节位置之间形态上的不稳定性，消除致病因素。磨牙症和肌筋膜疼痛综合征（MPD）可能导致咬合垂直高度的变化，进而改变本体感觉并引起相关症状。稳定型咬合板适用于 MPD 患者，与肌肉过度活动（磨牙症）、局部肌肉酸痛或中枢介导的慢性肌痛相关 TMD 患者，以及继发于创伤的关节炎患者。这种咬合板可以最大限度地减少对受损组织的作用力，实现更有效的治疗。而再定位咬合板是一种颌间咬合板，可以引导下颌骨处于更靠前的位置，目的是在关节窝中形成更好的盘髁关系，使组织能够更好地适应或修复，并减少与关节结构紊乱相关的体征和症状。再定位咬合板适用于关节内紊乱、关节间断性或慢性锁结以及一些炎症性疾病如盘后区炎症，尤其适用于在下颌轻度前伸时感觉到舒适的患者（表 9.1、9.2）。除了常用的稳定型咬合板/平面咬合板以及再定位咬合板，软性咬合板对 TMD 患者也有治疗作用。最近，有公司推出了一种名为 Aqualizer 的新型后牙水动力型咬合板。Aqualizer 的设计原理源于帕斯卡定律，在受压后液体可在牙弓之间流动，使咬合力均匀分散到双侧后牙上，从而发挥作用[5,8,9,19,69]。

表 9.1 不同类型的咬合板

稳定型咬合板	再定位咬合板
·由丙烯酸制成的平面咬合板	·由丙烯酸制成
·覆盖上颌全牙列咬合面	·在上颌或下颌稳定咬合板上添加前牙斜导
·每天佩戴 24 h（进餐时除外）	·闭口时下颌前伸
·咬合力双侧均匀分布	·适用于可复性盘前移位，可改变髁突位置并使关节盘恢复到正常位置
·稳定 TMJ 的盘髁关系	·可能需要咬合调整，并对咬合板进行调改
·放松咀嚼肌	

表 9.2 咬合板的功能

1	放松肌群
2	使髁突位于正中关系位
3	诊断性治疗
4	保护磨牙症患者的牙齿和相关结构
5	减轻牙周膜本体感觉
6	降低细胞内低氧水平

9.2.5 物理治疗

文献表明，治疗 TMD 或髁突创伤性损伤而采用的长时间下颌固定会对 TMJ 和面部肌肉产生有害影响，导致关节表面及周围区域的软骨退行性变性和骨质改变，及其周围软组织病变、滑液改变、纤维组织挛缩和肌无力。物理治疗的目的是系统性地恢复关节的功能。物理治疗有助于放松过度激活的肌肉，减轻疼痛，增加活动范围，并有助于改善关节功能。以下是一些下颌运动的物理疗法[8,11,17]。

9.2.5.1 下颌被动运动

患者可借助手（例如用手撑开嘴巴）或下颌开口器等其他开口装置进行下颌被动运动。这个过程使缩短的肌肉恢复其正常长度，进而增大切牙间开口度，显著减轻疼痛，改善下颌活动[11]。该方法通常作为关节腔穿刺术、关节镜手术或开放性 TMJ 手术等术后护理环节的一部分。该方法也适用于肌肉强直性牙关紧闭、MPD 的患者，但不适用于严重的不可复性盘前移位的患者，因其存在进一步损伤关节盘及其盘后组织的风险[10,11,13,20]。

9.2.5.2 下颌主动/辅助运动

患者也可以通过调动自身下颌肌肉来实现下颌主动/辅助运动（下颌开口器等装置则会使肌肉处于被动拉伸状态）。这能够激活患者舌骨上肌群（颏舌骨肌、下颌舌骨肌、二腹肌以及茎突舌骨肌），同时使升颌肌群（翼内肌、咬肌、颞肌）休息，放松过度活跃的咀嚼肌，最大化地提升开口度。辅助运动适用于 TMJ 术后、关节镜手术、关节切开术以及不可复性关节盘移位尚未复位的患者，可改善患者下颌运动范围[11]。

患者在进行下颌主动拉伸运动时，应在肌肉放松后保持张口数秒，尽可能地保持张口直至有疼痛感，并在此张口度保持数秒，每天重复多次并逐渐增加张口幅度。侧方运动应该保持数秒钟，然后慢慢回到原位，以实现肌肉的生理性"拉伸"[12,13,15,18]。

9.2.5.3 等长运动

患者将手放在颏部给予拮抗，缓缓张口并对抗手的阻力，完成等长运动。患者也可在张口后将手指放在切牙切端，随后闭口来对抗手的阻力。在侧方张口运动过程中用手拖住下颌颏部的侧方施加阻力，下颌运动到左右两侧的位置后保持 3~5 s，实现等长运动激活肌肉。这些运动训练适用于早期主诉有关节弹响但无疼痛的年轻患者。对于关节紊乱伴有疼痛和张口困难的患者，也可进行等长运动[11,14,16,18]。

9.2.6 热疗/冷疗

热疗通常采用热敷的形式，引起血管舒张，增加血液流量并减轻疼痛。热疗的另一作用机理与闸门控制学说有关，阻断来自 c 纤维的传导，达到缓解疼痛的效果。使用湿热毛巾或用热水瓶隔着毛巾在出现症状的区域热敷 10~15 min（不超过 30 min）是有益的[21,22]。

冷疗可以减少通过神经末梢的冲动传递，导致疼痛减轻并放松肌肉。它会引起局部血管收缩，减少肌肉痉挛。可使用氟代甲烷冷却液喷雾达到冷疗的目的。更为简单的冷敷方法是用冰袋冷敷 5~7 min，随后使冷敷区域回温，等待 20~30 min 再进行下一次冷敷[23,24]。

9.2.7 超声疗法

超声波（USG）可用于向组织深部输送热量。超声波治疗仪的频率应高于可听声波的频率（0.75~1.0 MHz），并能在穿透软组织时转化为热量。将导电凝胶涂抹在皮肤后，使用超声波探头在有指征的关节区域缓慢环形移动。必须注意不能将探头长时间放置在一个区域，这可能会导致结缔组织承受热量过高，致使结构损伤。深层热量能够通过血管舒张增加血液灌注，清除炎症介质，减少关节疼痛并增加下颌活动度（图 9.4）。

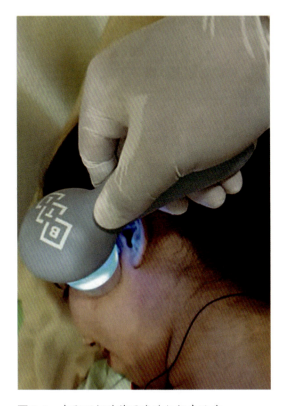

图 9.4 在颞下颌关节区域进行超声治疗

超声疗法的作用包括改变细胞膜通透性、降低胶原蛋白黏度、吸收细胞内液、镇痛以及扩张血管。超声波疗法有利于分解局部钙沉积、减少关节囊挛缩、降低关节滑液中透明质酸黏度以及改善关节活动能力。它在治疗肌腱炎、肌肉痉挛、韧带紧绷 / 受限方面具有优势[25,26]。

9.2.8 超声药物透入疗法

超声波药物透入疗法是将含有 10% 氢化可的松软膏、水杨酸或其他外用镇痛膏等药物的贴片置于患处，通过超声波产生热量将药物定向送达患处组织中，适用于伴有疼痛和下颌活动范围减小的滑膜炎[27,28]。

9.2.9 离子透入疗法

离子透入疗法是一种利用低强度电流将特定药物导入目标区域组织的治疗技术。

9.2.10 电刺激

经皮神经电刺激（TENS）的作用机制可能有闸门控制机制、抗刺激机制、神经体液物质释放机制以及外周阻滞机制。它使用低压电流，刺激疼痛性疾病的感觉，减轻神经肌肉疾病的肌肉疼痛和过度活动。TENS 装置通常是便携式的，电极放置在特定区域或疼痛触发点。将 TENS 的强度提高到运动神经元激活点，可使肌肉放松（图 9.5，表 9.3）。装有心脏起搏器患者禁用此疗法[29,30]。

9.2.11 肌内注射

触发点是组织受压时易受激惹的高敏感区域，更容易引发牵涉痛。这可能是由创伤、持续痉挛 / 收缩或急性肌肉劳损造成的。临床医生可通过注射局部麻醉剂（LA）

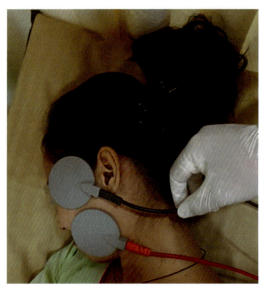

图9.5 用于 TMD 的经皮神经电刺激治疗（TENS）

表9.3 电刺激技术的分类

电刺激技术	经皮电神经刺激
	离子透入疗法：电流将药物导入组织
	高幅值刺激(100 V)：肌肉收缩产生的泵送效应增加循环

帮助患者最大限度地拉伸肌肉，而不会给患者带来疼痛和不适。在触发点注射 LA（2% 利多卡因）有两个作用：一是消除局部疼痛，二是诊断疼痛来源。LA 能够阻断触发点的中枢兴奋作用，其对局部区域的血管舒张作用可改善该区域的血流灌注，从而使可能引起疼痛的代谢物和炎症介质随着该区域血流量的增加而清除[31,32]。

9.2.12 减压疗法：放松疗法和生物反馈技术

放松减压疗法是治疗 TMD 的有效手段。患者可以跟随音乐来训练同步呼吸模式以及其他特定的放松方式。患者可利用替代性和主动性放松方式来减轻情绪压力。替代性放松疗法包括通过发展业余爱好、参与运动或娱乐活动来调整行为或生活方式。主动性放松疗法是由专业训练员对患者进行训练，让患者在训练员平和而舒缓的声音引导下，主动放松有症状的肌肉，并持续几个疗程。这可以增强血流量、减轻情绪压力以及消除疼痛[33,34]。

生物反馈技术通过肌电图（EMG）和皮肤温度计来检测患者的生理功能和对治疗的反应。检测获取的信息可通过节拍或声音反馈给患者，以便患者衡量放松水平、调整放松强度并评估进展程度。其目的是帮助患者实现自我心理调节，监测肌肉紧张与疼痛之间的关联性[35,36]。

9.2.13 针灸

针灸是一种替代性疗法，可在非手术治疗 TMD 过程中与其他治疗方式联合应用。针灸的支持者称，针灸可以重复利用经络能量流、阴阳以及自然元素之间的关系，重建机体各部位的能量流。

针灸的作用机制与闸门控制理论有关，即用针刺施加无痛刺激，使神经元闸门关闭，阻止疼痛信号传导到脊髓。其他机制包括释放神经元阿片类物质（脑啡肽和内啡肽），滋养传入中间神经元，阻断痛觉，促进 α 波的传导，重新平衡电离子流模式，反之电离子流的紊乱可能会引发疼痛[37,38]。

9.2.14 心理治疗

TMD 可能是潜在精神或心理疾病（如抑郁症）的躯体表现，应对患者个人及其家族的精神病史、药物滥用史以及暴力/性虐待史进行了解和评估。焦虑症通常见于慢性疼痛综合征患者。一旦发现患者有相关的精神因素，必须进行精神科会诊，针对诱因进行辅助治疗，如认知和行为疗法、建立患者支持小组以及药物治疗[39,40]。

9.2.15 药物治疗

TMD 的药物治疗涉及多种药物的联合应用，以缓解相关的症状和体征。根据患者的体征、症状及其相关病史，可予以镇痛药或多模式镇痛的不同药物处方，包括镇痛药、皮质类固醇、抗焦虑药、抗抑郁药、肌肉松弛药、局部麻醉药以及抗惊厥药（图 9.6）。

9.2.15.1 镇痛药

镇痛消炎药能够缓解滑膜炎、肌炎、关节囊炎、伴有症状的关节盘移位以及关节炎等的炎症。它包括非甾体抗炎药（NSAID）和阿片类药物。

NSAID 是环氧化酶活性位点的可逆竞争性抑制剂，能阻止前列腺素的形成。它们的作用迅速，一般患者对此类药物的耐受性较好。NSAID 的安全性要高于阿片类镇痛药。它们引起的药物依赖性/耐受性较低，可用于治疗轻中度的 TMD 疼痛[41,42]。

TMD 最常用的 NSAID 是对乙酰氨基酚，具有良好的耐受性和较小的副作用。水杨酸类药物包括阿司匹林。其他常用于 TMD 的 NSAID 包括醋酸衍生物，如布洛芬、萘普生、双氯芬酸、醋氯芬酸、酮洛芬以及吲哚美辛（吲哚醋酸衍生物）[43]（表 9.4）。

有证据表明，长期大剂量服用非甾体抗炎药可能会产生胃肠道刺激、过敏、肾病以及心血管不良事件等副作用，其中胃肠道刺激是最常见的。为了避免胃肠道刺激，应要求患者饭后立即服药。对于对非甾体抗炎药反应良好的患者，可在治疗方案中加入质子泵抑制剂或 H2 拮抗剂，以拮抗胃肠道副作用[44]。

9.2.15.2 选择性环氧化酶 2（Cox-2）抑制剂

COX-2 抑制剂主要通过影响 COX-2 通路来减少炎症反应，对胃肠道和肾功能的影响很小。研究表明，TMJ 内紊乱患者的滑液和组织中存在 COX-2（炎症介质）。COX-2 抑制剂可选择性抑制 COX-2 生成，达到有效的抗炎和镇痛效果，同时不会影响 COX-1 生成和其他生理功能。塞来昔布可用于治疗无法耐受传统非甾体抗炎药的慢性 TMD 患者[45,46]。其他 COX-2 抑制剂，如伐地昔布和罗非昔布，如长期服用发生心血管不良事件的风险性较高（表 9.4）。萘普生是一种双重环氧化酶抑制剂（COX-1 和 COX-2），与选择性 COX-2 抑制剂相比，萘普生能更有效地缓解 TMJ 紊乱引起的剧烈疼痛[47]。

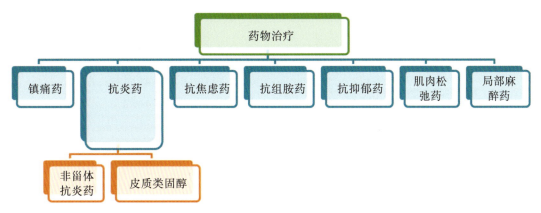

图 9.6　用于 TMD 治疗的药物

9.2.15.3 皮质类固醇

皮质类固醇是一种强效抗炎药，可直接注射到 TMJ 或局部使用，以缓解 TMD 相关的疼痛和功能障碍。皮质类固醇通过阻断花生四烯酸途径发挥作用。除了急性多关节炎之外，这些药物很少用于全身治疗。常用的口服皮质类固醇是甲泼尼龙，用药时需逐渐递减直至停药。长期使用皮质类固醇治疗 TMD 会抑制软骨细胞的活性并增加钙的流失，从而导致髁突发育不良[48,49]（表 9.4）。

9.2.15.4 阿片类药物

阿片类药物是一类作用于中枢和外周神经系统中特定阿片受体的药物，具有镇痛作用。但因其药物依赖和药物滥用的风险，阿片类药物的应用仍备受争议。临床医生通常需要谨慎选择合适的患者，并仔细监测用药剂量。

强烈反对将阿片类药物作为治疗 TMD 的一线药物。在开具阿片类药物处方之前，需要确定患者的疼痛程度及其对患者整体生活质量的影响。曲马多和吗啡是 TMD 最常用的处方药[43]（表 9.4）。

9.2.15.5 抗焦虑药

抗焦虑药物可作为支持疗法的一部分，改变患者对情绪压力的感知能力。这些药物是轻度中枢神经系统（CNS）抑制剂，在不影响患者正常的精神或身体功能的同时来控制焦虑情绪（图 9.7）。它们能减轻患者的压力、缓解焦虑、失眠以及与 TMD 相关的肌肉过度活跃。

表 9.4　TMD 治疗常用的镇痛抗炎药

种类	通用名	每天平均剂量
非甾体抗炎药	对乙酰氨基酚	325~1000 mg/4 h
	乙酰水杨酸（阿司匹林）	325~650 mg/4 h
	二氟尼柳	每次 250~500 mg，每天 2 次
	布洛芬	每次 400~800 mg，每天 3 次
	酮洛芬	每次 50~100 mg，每天 3 次
	萘普生钠	每次 275~550 mg，每天 2 次
	萘普生	每次 250~500 mg，每天 2 次
	美洛昔康	7.5~15 mg/d
	双氯芬酸	每次 25~50 mg，每天 3 次
	吲哚美辛	75 mg/d，缓释
	酮咯酸氨丁三醇	10 mg/4~6 d
环氧化酶 2 抑制剂	塞来昔布	每次 100~200 mg，每天 2~3 次
镇痛药联用	布洛芬 400 mg，对乙酰氨基酚 325 mg	每次 1 片，每天 3 次
	醋氯芬酸 100 mg，对乙酰氨基酚 325 mg	每次 1 片，每天 3 次
	双氯芬酸 50 mg，对乙酰氨基酚 325 mg	每次 1 片，每天 3 次
	曲马多 37.5 mg，对乙酰氨基酚 325 mg	每 4~6 h 1 片
皮质类固醇	甲泼尼龙	4~8 mg/d

常用的抗焦虑药物是苯二氮䓬类药物，地西泮是其中一种有效的药物，能减轻焦虑、放松骨骼肌肉并达到镇静效果。睡前服用单片地西泮（2.5~5 mg）通常有助于缓解肌肉紧张度和夜间异常活动的频率[50]。其他可有效治疗 TMD 的苯二氮䓬类药物包括氯硝西泮和阿普唑仑[51]。患者可能会对苯二氮䓬类药物产生药物依赖性，因此其服用时间不宜超过 2 周。文献强调常规服用苯二氮䓬类药物超过 2 周的患者快速停药，会引发苯二氮䓬类药物戒断综合征。一项针对纤维肌痛患者的大型研究表明，在分别使用阿普唑仑、布洛芬或两者药物联合治疗 6 周后对其进行触诊，药物联合组患者的症状得到显著缓解[51,52]（表 9.5）。

9.2.15.6 肌肉松弛药

肌肉松弛药是降低骨骼肌张力和减少肌肉过度活动的药物。肌肉松弛药主要用于治疗上运动神经元综合征的痉挛或外周

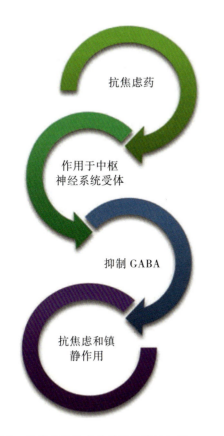

图 9.7 抗焦虑药物产生镇静效果的机制

表 9.5 用于治疗慢性 TMD 和口面部疼痛的其他药物

种类		通用名	每天平均剂量	每天最大剂量
抗焦虑药（苯二氮䓬类）		地西泮	睡前 2.5~5 mg	10 mg/d，不超过 14 d
		氯硝西泮	睡前 0.5 mg	4 mg/d，不超过 14 d
		阿普唑仑	睡前 0.25~0.5 mg	4 mg/d，不超过 14 d
抗抑郁药	三环类抗抑郁药	阿米替林	睡前 0.25~0.5 mg	100 mg/d
		去甲替林	睡前 0.25~0.5 mg	150 mg/d
		地昔帕明	每次 25~50 mg，每天 3 次	300 mg/d
	SSRI	氟西汀	早晨 20~40 mg	60 mg/d
		帕罗西汀	早晨 20~40 mg	60 mg/d
	SNRI	度洛西汀	早晨 20~60 mg	120 mg/d
		米那普仑	每次 50 mg，每天 2 次	200 mg/d
抗惊厥药		加巴喷丁	睡前 300 mg，逐渐增加至 1800 mg/d	3600 mg/d
		普瑞巴林	每次 75~150 mg，每天 2 次	300 mg/d

SSRI：5- 羟色胺再摄取抑制剂；SNRI：5- 羟色胺 - 去甲肾上腺素再摄取抑制剂

肌肉骨骼疾病的肌肉疼痛和痉挛。它们通过中枢作用抑制多突触反射，在不干扰运动功能的情况下降低肌肉张力。

常用的肌肉松弛药包括巴氯芬、氯唑沙宗以及硫秋水仙苷。巴氯芬可阻断突触前和突触后的 GABA-β 受体，抑制脊髓三叉神经核的兴奋性突触传递。氯唑沙宗是一种中枢性肌肉松弛药，属于苯并噁唑酮衍生物。它主要抑制脊髓多突触反射，而不是单突触反射。

氯唑沙宗可用于放松与 TMD 相关的过度活动的肌肉，并且具有镇静作用。它们通常与非甾体抗炎药联合使用。巴氯芬是一种外周性肌肉松弛药，用于治疗肌筋膜疼痛，是严重的肌肉痉挛和神经性疼痛的特效药。环苯扎林用于治疗慢性肌肉骨骼疾病，对治疗腰部和颈部疼痛及相关的骨骼肌痉挛非常有效，也可用于治疗 TMD[53,54]。

肌肉松弛药常见的副作用是镇静。使用卡立普多时会出现药物滥用的情况。环苯扎林由于具有抗胆碱能活性，可导致口干和心动过速。它还可能会加重闭角型青光眼，因此这类患者应避免服用环苯扎林。为限制肌肉松弛药的副作用发生，应建议患者逐步增加服用剂量[55,56]（表 9.6）。

9.2.15.7 抗抑郁药

低剂量的抗抑郁药能产生镇痛效果，但对治疗抑郁症无效，因此可用于治疗慢性疼痛。主要用于治疗 TMD 的抗抑郁药包括单胺氧化酶（MAO）抑制剂、三环类抗抑郁药（TCA）以及选择性 5-羟色胺再摄取抑制剂（SSRI），也适用于患有睡眠障碍、强迫症、慢性疼痛、中枢介导的疼痛障碍等患者[57]。Kinney 等研究发现，30% 的 TMD 患者患有抑郁症，而此类慢性 TMD 患者中有 74% 的患者至少曾有一次重度抑郁症发作[58]。

MAO 抑制剂通过抑制单胺氧化酶的活性，阻止单胺类神经递质的分解，从而增加这些神经递质的可用性。这些药物会与食物发生相互作用，因此服用的患者可能需要特殊饮食。此外，这类药物还会产生头痛、口干、胃肠道反应（恶心、呕吐、便秘等）、失眠、头晕目眩等副作用，因此通常不用作常规处方药物[59]。

三环类抗抑郁药（TCA）可阻断单胺类神经递质（包括 5-羟色胺和去甲肾上腺素）的再摄取。大脑中神经递质活性的增加有助于缓解抑郁症。TCA 有助于治疗

表 9.6　常用肌肉松弛药

通用名	每天平均剂量	每天最大剂量
环苯扎林	每次 10 mg，每天 3 次	60 mg/d
卡立普多	每次 250 mg，每天 3 次	1400 mg/d，最多持续 2~3 周
巴氯芬	每天 5 mg，每天 3 次，可逐渐增加用量	80 mg/d，缓慢停药
美他沙酮	每次 800 mg，每天 2~3 次	2400 mg/d
甲氧苄啶	每次 1000 mg，每天 2 次	8000 mg/d
硫秋水仙苷	每次 4 mg 或 8 mg，每天 2 次	16 mg/d
联合用药	氯唑沙宗 500 mg，对乙酰氨基酚 325 mg，双氯芬酸 50 mg，每天 2 次	2 片/天
	布洛芬 400 mg，对乙酰氨基酚 325 mg、氯唑沙宗 250 mg，每天 2 次	3~4 片/天

TMD 期间的睡眠障碍和夜间磨牙症，它同时具有 5- 羟色胺和去甲肾上腺素能效应。此类药物常见的不良反应包括便秘、视力模糊、直立性低血压、室性心律失常（已患有心脏病的患者）以及由于抗胆碱能活性导致的尿潴留[60,61]。

选择性 5- 羟色胺再摄取抑制剂（SSRI）和 5- 羟色胺 - 去甲肾上腺素再摄取抑制剂（SNRI）是新一代的抗抑郁剂，在治疗纤维肌痛和 TMD 方面颇有成效，能够控制疼痛和改善生活质量。它能抑制大脑神经细胞对 5- 羟色胺的再摄取，从而增加大脑中 5- 羟色胺的活性，改善患者的心情和情绪。SSRI（氟西汀和帕罗西汀）和 SNRI（度洛西汀和米那普仑）都可用于治疗纤维肌痛和慢性中枢性肌痛[62]。这些药物的常见不良反应是安全系数低，过量服用可能致命。此外，这类药物还经常出现抗胆碱能、心血管和神经系统副作用。将此类抗抑郁药用于治疗 TMD 的唯一目的是控制疼痛，而非治疗抑郁症[63]（表 9.5）。

9.2.15.8 抗组胺药

抗组胺药包括传统抗组胺药和第二代抗组胺药。具有高度镇静作用的异丙嗪和羟嗪常用于治疗 TMD。它们能拮抗中枢和外周的 H1 受体，发挥镇静和抗焦虑作用，从而缓解压力引起的 TMD。此外，抗组胺药还可用于治疗 TMD 后的眩晕和恶心。抗组胺药的不良反应通常较轻，常见的不良反应有镇静、警觉性降低、头晕、运动不协调、嗜睡等[63]。

9.2.15.9 抗惊厥药

抗惊厥药能有效治疗三叉神经痛等口面部疼痛以及偏头痛和头痛等相关性疾病。它们还有助于弱化纤维肌痛和 TMD 中的中枢疼痛敏化机制。加巴喷丁和普瑞巴林是两种抗惊厥药，可用于治疗与 TMD 相关的慢性疼痛[64,65]。

N- 甲基 -D- 天冬氨酸（NMDA）受体拮抗剂也可有效缓解口面部疼痛，但其副作用包括镇静、头晕、精神错乱、恶心和视觉障碍。NMDA 与阿片类药物联用时会产生协同效应，能够减轻疼痛并降低阿片类药物引发的耐受性[63]（表 9.5）。

9.2.15.10 注射药物

可使用多种注射药物对 TMD 进行诊断和明确治疗。局部麻醉药可用于诊断和区分疼痛的真正来源。它们可用于关节内注射、肌内注射或神经阻滞。在慢性 TMD 患者中，局部麻醉药可用于中断疼痛循环，发挥治疗作用。常用的局部麻醉药有 2% 利多卡因、3% 甲哌卡因以及 0.5% 丁哌卡因。在关节囊内注射氢化可的松（或倍他米松）可用于限制关节活动和缓解疼痛[66]。

肉毒杆菌毒素注射药物，尤其是 A 型肉毒杆菌毒素已被证明可以治疗局灶性肌张力障碍。肉毒杆菌毒素是一种可逆的神经毒素，当其被注射到肌肉后，会导致运动终板乙酰胆碱释放的突触前阻断。注射时选用 30 Gauge 的短针（结核菌素注射器），每块肌肉注射约 25 U。将肉毒杆菌毒素大部分注射到肌肉的中部，其余则注射至在肌肉的其他部位[67,68]。

9.3 总　结

多学科治疗 TMD 首先应采取保守治疗和药物治疗，然后再采用微创方法。在所有非手术和药物治疗均无效的情况下，才考虑将手术作为最后的治疗手段。对 TMD 患者进行定期随访有助于评估患者的体征以及治疗疗效，并且有助于评估患者的依从性，制定下一步的治疗计划。

参考文献

请登录 www.wpcxa.com "下载中心"查询或下载。

第10章 殆与颞下颌关节疾病

Sunil Kumar Mishra, Surabhi Somkuwar, Ramesh Chowdhary

10.1 引言

殆一词源于拉丁语动词 occludere，意思是"关闭"，"occludere"又由前缀 ob- 和动词 claudere 组成，ob- 指"朝着"，claudere 指"关闭"。在口腔学科中，术语殆被用于4个独立的实体（表10.1）[1-3]。

根据《口腔修复学词汇集》（GPT）第9版，殆定义为：

（1）闭合的行为或过程，或正在闭合的行为。

（2）上下颌牙或牙类似物的切面或咀嚼面之间的静态关系[4]。

任何修复治疗的成功都完全取决于咬合接触以及口颌系统各种组成部分的稳定。殆的任何差异都被认为是颞下颌关节疾病（TMD）发展的一个主要病因[1,3]。

表 10.1 口腔领域殆学的应用实例

1	Angle 分类——解剖学或正畸颌位关系
2	上下颌牙齿的静态接触
3	上下颌牙齿的动态接触，以尖牙引导殆或组牙功能殆的形式
4	牙列缺失或缺损采用固定或可摘修复体的修复学分类

10.2 殆的起源

殆的研究可以追溯到19世纪，那时的正畸医生正致力于研究牙齿排列。Karolyi（1901）无证据地论述了咬合在磨牙症中的作用，并提出咬合干扰是导致非典型颞下颌关节（TMJ）/咀嚼肌功能紊乱、牙周病以及磨牙症的原因。在20世纪20年代，Goodfriend 解剖了尸体的头部，试图将牙齿咬合与关节解剖联系起来。他的结论是，肌肉痉挛、外伤、不良习惯、紧张生活方式等诸多因素在 TMD 的发生和发展中起着重要作用[5,6]。

Costen 提出垂直距离的增加是关节压力改变的原因，而这种关节压力的改变造成舌咽神经痛和咽鼓管功能紊乱，由此产生了咬合疼痛和功能障碍相互关联的概念。Travell 和 Ramjford 报道，咬合调整对 TMJ 囊内和囊外紊乱的患者都是有益的。与 Costen 的观点相反，他们认为相对于垂直关系的变化，正中关系位和正中𬌗位之间的差异是更为显著的咬合干扰[5,6,7]。

10.3 𬌗的各种概念

10.3.1 𬌗学的概念

𬌗学这个术语是由 Stallard 在 1924 年提出的。1926 年，McCollum 与 Harlan 一起成立了𬌗学协会，该协会被认为是第一个提出确定横轴位置的结论性方法的组织。这些记录可以通过面弓转移到𬌗架上。

𬌗学的原则包括正中关系、前牙引导、咬合的垂直距离、牙尖间设计以及下颌前后运动决定因素相关性的概念。根据该理论，首先应建立髁导，然后当前牙开始接触时后牙会脱离咬合[6,7]。

10.3.2 Schuyler 的概念

"正中自由域"的概念最早是由 Schuyler 提出的。这一概念指出，"中央窝呈现出一个平坦的区域，在此区域上，相对的牙尖相接触，且所有非正中运动有一定程度的自由度（0.5~1 mm）"[6,8]。

10.3.3 Wiskott 和 Belser 的概念

Wiskott 和 Belser 的概念认为，比起三点接触，只需要一点咬合接触。在侧方运动时，应遵循前牙引导，以避免后牙的咬合干扰。此概念的咬合接触大量减少，主要是遵循了正中自由域的概念[6,7]。

Pankey、Mann 以及 Schuyler 的概念是由 Pankey 提出，它遵循 Schuyler 给出的咬合假设。该概念遵循蒙森球面学说，根据美观、功能以及舒适性来建立前伸切导，其主要目的是建立和恢复下后牙的咬合平面，使其与前伸切导保持协调一致，且不妨碍髁导。在下后牙咬合平面建立后，采用功能性引导路径技术来建立上颌的咬合平面。此概念主要是基于下颌工作过程中的长正中和组牙功能𬌗的原理[9,10]。

10.3.4 Hobo 的"Twin Table"概念

根据 Hobo 的"Twin Table"概念，磨牙咬合是由两个重要因素决定的，即牙尖形态和铰链旋转角度。该技术利用两个切导来实现磨牙咬合分离。第一个切导是无咬合分离的切导，其目的是为了修复后牙。第二个切导是有咬合分离的切导，其目的是为了获得伴随后牙咬合分离的切导[11,12]。

10.3.5 Hobo 的"Twin Stage"概念

根据这一概念，牙尖斜度是𬌗最可靠的决定因素，因为它不会发生偏差。标准的牙尖斜度值可以在不考虑髁导和切导的情况下确定，所以由此来确定咬合分离的标准值是可行的[11,12]。

10.4 咬合类型

10.4.1 Dawson 分类法

这种咬合分类系统将最大牙尖交错位与 TMJ 的位置和状况联系起来。

Ⅰ型：最大牙尖交错位与正中关系位一致。

ⅠA型：最大牙尖交错位与适应性正中姿势位一致。

Ⅱ型：为了获得最大牙尖交错位，髁突必须离开真实的正中关系位。

ⅡA型：为了获得最大牙尖交错位，髁突必须从适应性正中姿势位开始运动。

Ⅲ型：很难确定正中关系位。

Ⅳ型：病理性不稳定的 TMJ 表明咬合关系处于进行性紊乱的活动期[13,14]。

10.4.2 单侧平衡𬌗/组牙功能𬌗

该理论认为，在侧方运动过程中，接触只发生在工作侧所有相对的后牙之间，负荷分布在所有工作侧后牙的牙周支持组织。后牙的咬合分离发生在前伸过程中[13,14]。

10.4.3 长正中咬合

该理论认为在前后方向上应该有一定的自由度。这是基于一种假设，即在开始向下滑动之前，髁突可以在关节窝中沿着相应的轨道发生平移。为了在后牙咬合分离前允许髁突有一定程度的水平移位（0.5~1.5 mm），上下前牙之间需要有更大的水平距离[13,14]。

10.4.4 𬌗的相互保护

在20世纪60年代早期，Stuart和Stallard主张𬌗的相互保护。该理论强调正中关系位与最大牙尖交错位一致。

- 所有上颌和下颌牙齿在正中关系位都具有均匀的咬合接触。
- 后牙接触应稳定地沿垂直方向进行𬌗力传递。
- 正中关系位必须与最大牙尖交错位一致。
- 在侧方或前伸运动时，后牙没有咬合接触。
- 前牙接触与下颌功能运动相协调[13,14]。

10.4.5 最佳咬合

在理想的咬合排列中，牙列上的负荷分布也应该是最佳的。由于𬌗力主要平行于牙齿长轴，因此应避免或尽量减少牙齿上的水平力。功能尖应该位于牙根上方的中心。牙齿的负荷应发生在中央窝而不是边缘嵴上，且在侧方运动时必须避免后牙接触[15]。

文献中记载了各种各样的𬌗概念和类型。因此，对患者咬合的仔细评估是实现上下颌牙齿正确接触的前提，使口颌系统功能和谐，不会对TMJ和口颌面系统的其他结构产生任何不良影响[15,16]。

10.5 咬合的决定因素

下颌运动和咬合主要由3个因素决定，即前方决定因素、后方决定因素以及其他因素。前方决定因素包括上下颌的牙齿，后方决定因素包括左右TMJ，其他决定因素包括整个神经肌肉系统（表10.2）[17,1,2]。

10.6 TMD的病因

TMD的病因是多因素的，包括生物-心理-社会学、生物力学、神经生物学以及神经肌肉学。诱发因素还取决于关节结构、代谢和（或）心理状态的异常。始动因素可能是长期的咀嚼系统负荷过载或创伤，但其加重因素可能包括不良口腔习惯、激素变化或心理-社会等因素[18]。

接受口腔正畸、牙周、修复治疗或外科手术的患者的咬合可能会发生很明显的变化。口腔手术，如拔牙、补牙、错𬌗畸形的矫正等，都可能会改变患者的咬合。偶尔的咬合改变可能会导致咀嚼肌不适并伴有急性疼痛，继而引发TMD。口腔修复医生的临床治疗目标应该是在疾病进展之前对咬合问题进行初步诊断和处理[19]。

关于𬌗是否为TMD的主要病因一直存在一些争议。少数研究表明咬合在TMD中没有作用，而其他研究则观察到咬合在伴有某些特征的TMD中起着重要作用，如骨性前牙开𬌗、深覆盖、磨牙丧失，以及后退接触位和最大牙尖交错位（RCP-ICP）之间的侧向偏移程度。严重的错𬌗也被认为是可能诱发TMJ退行性改变的一个重要因素[18,19]。

表 10.2 𬌗的决定因素

决定因素	条件	对牙尖高度和角度的影响
后方决定因素		
前伸运动过程中		
关节结节倾斜度（图 10.1、10.2）	陡峭 平缓	牙尖高度更大 牙尖高度更小
侧方运动过程中		
允许侧方运动的关节窝内侧壁的形态	多 少	牙尖高度更小 牙尖高度更大
两侧髁突间的距离	大 小	在工作侧和非工作侧髁突运动间的角度更小 在工作侧和非工作侧髁突运动间的角度更大
前方决定因素		
覆盖（图 10.3a,b）	增大 减小	牙尖高度更低 牙尖高度更高
覆𬌗（图 10.4a,b）	增加 减小	牙尖高度更高 牙尖高度更低
其他		
咬合平面	与髁导更为平行 与髁导更不平行	牙尖高度更低 牙尖高度更高
Spee 曲线	半径曲率短 半径曲率高	牙尖高度更低 牙尖高度更高

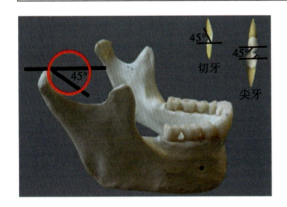

图 10.1 关节结节的角度越小，牙尖斜度越小，覆𬌗越小

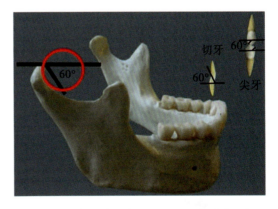

图 10.2 关节结节的角度越大，牙尖斜度越大，覆𬌗越大

Jussila 等通过他们的研究来进一步强调咬合因素与 TMD 的发生具有统计学意义。TMD 的发生与不稳定咬合有关，其主要特征表现为 RCP-ICP 滑动过程中的侧向偏移和反覆盖[20]。

近年来，对 TMD 这一疾病认知的最重要变化是从𬌗的生物医学模式已经转换到生物 - 心理社会模式。1977 年，Engel 引入了基于完整结构的生物 - 心理 - 社会模式，它提供了一个可以考虑与疾病和健康相关的所有组织范围的亚结构。例如与肌肉骨骼疼痛状况相关的TMD组织的亚结构是𬌗。但咬合在TMD中的作用尚未得到完全评估，咬合干扰对TMJ的影响也是一个需要深入研究的课题[21]。

Xie等从动物和人类实验分析中回顾了咬合干扰与TMD之间的关系，认为对于咬合的科学研究而言，实验性咬合改变是一个有趣的咬合科学研究话题。他们观察到在动物模型中的𬌗变化会导致咀嚼肌、TMJ以及神经系统的变化。在人体实验研究中，他们已经注意到，没有TMD症状的受试者能很好地适应实验性咬合干扰，但已有TMD症状的患者却不能适应实验性咬合干扰[22]。

许多研究者认为，咬合异常是TMJ功能障碍发生发展的主要病因[23,24]。Zarb和Thompson在他们的研究中指出，61%需要治疗TMJ功能障碍的患者都存在咬合异常。咬合异常可能表现为从正中关系位（CR）到牙尖交错位（CO）的前伸和（或）侧方滑动偏移，或者在下颌侧方运动过程中存在非工作侧接触和工作侧尖牙远端的咬合分离[23,25]。

10.7 咬合指示器

咬合指示器的主要目的是用于定位和确定咬合接触的具体区域。它们可分为近接触区和非接触区。近接触区是指咬合面之间有0.5 mm间隙的区域，而非接触区域是指咬合面之间有0.5~2 mm的间隙。

目前，市场上有不同种类的咬合指示器可供选择，正确选择咬合指示器为咬合的细化提供了非常有价值的信息。临床上大体可分为定性和定量咬合指示器（表10.3）。定性咬合指示器的成本低廉，且易于使用，因此在临床上被常规使用，但唾液的存在可能会影响其标记能力。另一方面，定量咬合指示器主要用于识别咬合真实接触的时间和力度，但重复使用传感器会对其标记特性产生负面影响。由于每种指示器都有其材料的局限性，因此具体咬合指示器的选择要取决于临床情况，临床

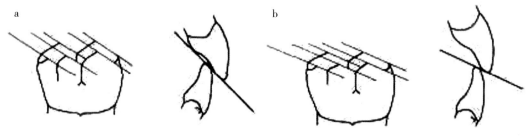

图10.3 （a）深覆𬌗伴随更长的后牙牙尖。（b）浅覆𬌗伴随更短的后牙牙尖

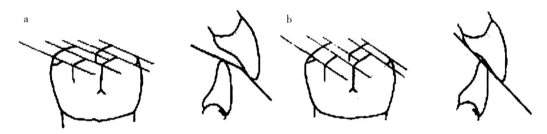

图10.4 （a）深覆盖伴随更短的后牙牙尖。（b）浅覆盖伴随更长的后牙牙尖

医生的熟练程度，以及指示器的敏感性、经济性和舒适性[24-28]。

表 10.3 咬合指示器的类型

定性指标	定量指标
咬合纸	T-Scan 咬合检测仪
咬合丝	虚拟牙列
压敏膜片	
金属垫片膜	
高点指示剂	
咬合喷雾剂	
聚酰胺条带，丝带	
聚醚橡胶印模	

10.8 咬合矫正的方法

10.8.1 下颌位置

McCollum 和 Stuart 给出了确定正中关系的方法，他们建议髁突应定位在闭合的末端铰链轴内。随后，Schuyler、Mann 及 Pankey 提出以末端铰链位置为参照点的长正中概念和正中自由域的概念，此时下颌骨在水平方向上做前伸运动而垂直方向无任何运动。然而，关于下颌骨的哪个位置在生物学上更容易被接受，目前仍然存在争议。最常用的方法是用咬合板来定位下颌，这方面内容将在第 11 章中进行详细阐述。

牙釉质成形术/咬合点调磨法是另一类技术。一般用于调整咬合接触重的牙齿，将咬合负载进行重新分配。还有一些文献记载但不太常见的重新定位下颌的方法，如使用牙齿、牙槽、骨骼标志点，或对耳前区施加外部电脉冲等[8,9]。

10.8.2 尖牙保护𬌗

Nagao、Shaw 及 D'Amico 提出了尖牙保护𬌗的理论。它是一种相互保护的咬合类型，在下颌的侧方运动中，当上下尖牙在垂直和水平向接触时，后牙将脱离咬合。这种受保护的咬合也被称为尖牙咬合分离、尖牙抬高，或尖牙引导𬌗[29]。最适合引导下颌侧方运动的尖牙应具有以下特征：

（1）有良好的冠根比。
（2）能承受较大咬合力。
（3）具有较高的本体感觉反应。

尖牙舌侧面的凹陷使其能够有效引导下颌的侧方运动。在前牙开𬌗，严重的安氏 II 类 1 分类或 III 类错𬌗，以及反𬌗病例中，下颌往往不存在前伸引导或尖牙引导。为了获得尖牙保护𬌗，理想的前牙形态是必不可少的。如果尖牙形态正常，或通过修复恢复其形态，是可以通过重新建立侧方引导来获得尖牙保护𬌗的。当后牙有明显的骨量丢失、严重的咬合磨损以及磨牙症时，尖牙保护𬌗对它们是有益的[30]。

10.8.3 组牙功能𬌗

GPT 将组牙功能𬌗定义为上颌牙齿和下颌牙齿在工作侧水平移动时的多个接触关系，即多个牙齿作为一个组同时接触来分配咬合力。组牙功能𬌗由 Beyron 提出，也通常被称为单侧平衡𬌗。牙齿可以通过组牙功能𬌗来分配工作侧的咬合载荷[31]。

当牙弓关系不允许尖牙引导来分离非工作侧牙齿时，工作侧的组牙功能会在以下人群中发挥功能：安氏 I 类深覆盖，安氏 III 类错𬌗（所有下前牙均在上牙弓前），对刃𬌗以及前牙开𬌗。组牙功能𬌗最常见于老年人群。这种咬合类型可以实现所有结构的和谐平衡，包括 TMJ 及其相关的肌肉系统。

此外，在有磨牙症病史的患者中，在进行组牙功能𬌗时会存在过度的侧方运动。患者的咀嚼模式、颅面形态、咬合类型、口腔卫生状况、功能习惯等因素会为每例患者寻求最佳咬合类型来提供重要线索及其相关信息[32]。

10.8.4 三点式接触

Stuart 和 Stallard 学者提出了三点式接触理论，这是一种在后牙区牙齿对牙齿的接触方式。尽管三点接触能提供稳定的咬合，但在临床上却很难达到。在这种咬合类型中，患者必须从单一的中心位置开始自由运动。学者们建议，与三点式接触概念相比，"正中自由域"的概念更为可行，它允许一种牙尖到中央窝或边缘嵴的咬合接触模式[33-35]。

10.8.5 用以去除创伤𬌗的调𬌗

应去除创伤𬌗以减少/消除其对牙列和 TMJ 的不利影响。

咬合创伤会导致：

（1）牙裂/牙折。

（2）牙髓炎/牙髓退行性改变。

（3）牙齿松动。

众所周知，咬合创伤会影响牙周组织，并会因负荷过大而导致骨丧失。临床医生有责任做出相应诊断，并有计划地进行咬合调整，在治疗早期进行干预来纠正咬合创伤[35,36]。

10.8.6 避免/纠正咬合干扰

咬合干扰定义为任何干扰牙齿咬合面、且不能实现平衡稳定咬合接触的牙齿接触（表10.4）[36]。

表 10.4 𬌗干扰的类型

1	正中干扰
2	工作侧干扰
3	非工作侧干扰
4	前伸𬌗干扰

10.8.7 正中干扰

正中干扰是指当最大牙尖交错位与正中关系位不一致时，下颌围绕旋转弧线运动时发生的第一次牙齿接触（FTC）。在这种情况下，下颌通常会避免这种接触，而尽可能直接达到最大牙尖交错位。在临床评估过程中，应要求患者放松，并引导下颌至正中关系位。口腔医生应当明确诊断出问题所在，并进行相应牙齿的调整，以消除咬合干扰。

10.8.8 工作侧干扰

工作侧干扰是指下颌侧方运动时在工作侧存在的𬌗干扰。工作侧干扰的存在会阻碍下颌的正常运动，导致工作侧牙齿的咬合分离。

10.8.9 非工作侧干扰

非工作侧干扰一般发生在功能尖的内斜面，使其他牙齿发生咬合分离。非工作侧干扰所涉及的牙齿会起到枢轴的作用，支点远离 TMJ，抬高工作侧的牙齿，使其脱离咬合接触。这种咬合干扰可能会损害牙齿结构和 TMJ。

10.8.10 前伸𬌗干扰

在下颌前伸过程中观察到的前伸干扰，一般存在于下颌后牙的近中斜面和上颌后牙的远中斜面之间。这种类型的干扰会在下颌运动过程中导致前牙咬合脱离，诱发下颌绞锁。需要注意的是，在前伸运动中，前牙和 TMJ 承担着升颌肌群的大部分力量，当出现前伸𬌗干扰的情况，临床医生应及时诊断，纠正咬合干扰。

10.9 种植体的咬合考量

种植体的咬合考量是一个复杂课题，

本章不进行全面介绍，仅简要地强调几个临床需要重点考虑的问题。这一概念最初是由 Carl Misch 提出的，目的是减少种植体上的咬合力。在设计咬合关系时应满足以下要求：较浅的切牙引导，最大牙尖交错𬌗，以及双侧稳定的咬合。

每颗牙上分布的咬合力应均匀，且有正中自由域。在侧方和前伸运动中，不应存在工作或非工作侧的干扰。应设计平坦的牙齿窝沟，以消除正中关系位和最大牙尖交错位之间的咬合干扰。磨牙区应将咬合面减少 1/3，以消除悬臂效应。通过设计较浅的切牙引导，力求在下颌侧方和前伸运动过程中，可以通过后牙咬合分离来减轻前牙种植体的负荷[14]。

10.10 TekScan（T-Scan）在𬌗学和 TMJ 紊乱中的作用

TekScan 是 Maness 等于 1984 年开发的一种计算机系统，它借助压力映射传感器来记录口内咬合力。T-Scan 通过记录某些参数（如咬合深度、牙齿接触的时间和力量大小）来量化咬合接触的数据，并将数据存储在硬盘上。该硬盘还可以在基于时间的视频中增量播放来进行数据分析。

T-Scan 用于记录下颌的各种功能运动，它可以记录正中关系时的早接触。T-Scan 还可以记录多个咬合，这有助于识别患者的习惯性咬合位置。此外，它也可以记录下颌侧方运动以及前伸–侧方运动时发生的后牙咬合分离的时间。在咀嚼过程中发生的任何导致轻微疼痛的咬合接触，都可以很容易地用 T-Scan 诊断出来，而临床直接观察或咬合纸可能都不能识别这些咬合接触。

10.11 T-Scan 在口腔领域中的应用

T-Scan 可在多个口腔领域中得到临床应用，例如口腔修复、种植、正畸、牙体修复、口腔颌面外科等。T-Scan 还可用于识别与咬合相关的 TMD。不少研究都强调了可以使用 T-Scan 来识别导致 TMD 的咬合不调[37,38,39,40]。

10.12 术 语 [4]

切牙引导：①限制下颌运动的前牙接触面的影响；②切导针与切导盘接触面对𬌗架运动的影响。

正中咬合/最大牙尖交错位：下颌处于正中关系时与对颌牙的咬合。它与最大牙尖交错位可能一致，也可能不一致。

正中关系：一种不依赖于牙齿咬合接触的上下颌关系。在正中关系中，髁突位于关节结节后斜面的最前上位，下颌骨在此位置做单纯的旋转运动。正中关系位是一种无张力的、生理性的上下颌的位置关系。在此位置，患者可以进行下颌垂直、侧方或前伸的运动，是临床上有用的、可重复的参考位置。

髁导：由髁突和越过关节结节的关节盘而产生的下颌引导。

下颌运动的决定因素：决定或限制下颌运动的解剖结构；下颌运动的前部决定因素是上下牙的咬合关系；下颌运动的后部决定因素是 TMJ 及其相关结构。

𬌗干扰：干扰或阻碍下颌运动的牙齿接触，是一种不理想的牙齿接触关系。

侧向关系：当下颌位于正中关系任何一侧位置时的上下颌关系。

侧方位：工作侧髁突的侧下方移动。

侧方水平移动：工作侧在水平面上的

髁突运动。这个术语可以与描述其他平面上的髁突运动的术语结合使用。

TMJ：下颌髁突与颞骨鳞部关节窝的衔接处，是一种可滑动的铰链关节。发生在关节上腔的运动主要是滑动，而发生在关节下腔的运动主要是转动。该关节连接下颌髁突与颞骨关节窝，中间有颞下颌关节盘。

TMD：由 Costen（1934 年，1937 年）首次提出，是一组常见症状的总称。他认为这是与神经反射有关，耳颞神经和（或）鼓索神经从鼓板出来时受到刺激而引起的反射失调，刺激是由垂直距离丧失、后牙支持丧失以及其他咬合不调导致的 TMJ 解剖关系改变和（或）紊乱引起。TMD 症状还包括头颅顶部和枕部的头痛、耳鸣、耳周围疼痛、听力受损以及舌/下颌周围区域的疼痛。

参考文献

请登录 www.wpcxa.com "下载中心"查询或下载。

颞下颌关节疾病的咬合板治疗

第 11 章

Sunil Kumar Mishra, Ramesh Chowdhary, Rahul Rochani, Shail Kumari

11.1 引言

颞下颌关节（TMJ）是连接下颌骨与颅底的关节。颞下颌关节疾病（TMD）通常表现为关节弹响、杂音以及疼痛，并伴有功能障碍。TMD 有时也被称为颅下颌关节紊乱病（TMD），是导致颌面部疼痛最主要的原因之一[1-3]。

11.2 定义

根据《口腔修复学词汇集》（GPT）第 9 版，夹板被定义为一种刚性或柔性的装置，用于将移位的或可移动的部分保持在原位，它也用于固定和保护受伤部位。根据 GTP 第 9 版，咬合板/咬合装置被定义为用于诊断或治疗的，影响上下颌关系的可摘人工咬合平面装置[4]。

11.3 咬合板类型、作用、适应证、禁忌证及理论依据

用于缓解 TMD 症状的咬合板有多种类型（表 11.1），且有各自的适应证、禁忌证及适用范围（表 11.2 至 11.4）。咬合板的临床应用包括实施口腔干预治疗前的咬合诊断，通过稳定咬合关系来治疗 TMD，在放射治疗中进行正确的咬合定位，以及自然状态下易裂修复体的咬合磨损或其他破损的预防（表 11.5）。这些装置根据其用途被称为咬合板、（口腔/咬合）保护板、正畸矫治器、外科夹板或支架[4-8]。咬合板在不同 TMD 分型中发挥作用的理论依据如下表（表 11.6）[9]。

11.4 稳定型咬合板

（肌松弛咬合板/稳定型咬合板/𬌗板/Michigan 咬合板/高级再定位咬合板/Tanner 矫治器/Fox 矫治器/正中关系矫治器）（图 11.1）

稳定型咬合板是最常用的覆盖全牙列的口内矫治器，具有包含切牙引导和正中关系位的完整咬合关系。稳定型咬合板能够消除后牙咬合干扰、提供前牙引导，从而实现上下颌牙均匀接触的稳定咬合

表 11.1 咬合板分类

作者	类型	作用
Okeson	1. 肌松弛咬合板/稳定型咬合板	对于咀嚼肌痛和颞下颌关节痛，尤其是醒来时疼痛加剧的患者，咬合板可以减少其肌肉活动。提供稳定的咬合关系来保护肌肉、颞下颌关节及牙齿 正中关系咬合板一般用于治疗肌痉挛或肌炎导致的肌功能亢进 用于治疗下颌运动的不良习惯
	2. 前伸再定位咬合板/肌骨再定位咬合板	治疗关节盘紊乱、关节杂音 治疗炎症性紊乱（盘后组织炎） 治疗间断性关节绞锁和其他治疗无效的关节痛
	3. 软/弹性咬合板	运动员的保护装置，预防牙创伤 治疗紧咬牙和磨牙症 减轻 TMD 的症状（关节功能障碍和肌痛） 缓解慢性上颌窦炎患者的后牙敏感
	4. 前牙/后牙咬合板	前牙咬合板通过分离后牙行使功能，预防下颌运动的不良习惯中的紧咬牙 后牙咬合板用于治疗垂直距离的严重丧失 用于在下颌骨前伸再定位中需要做较大改变时 形成理想的上下颌关系
	5. 支点式咬合板	减轻关节表面负荷 治疗关节杂音和退行性疾病 治疗颞下颌关节骨关节炎的相关症状 治疗单侧急性不可复性关节盘移位
Dawson	1. 肌肉去程序化装置或释放型咬合板	解除锁𬌗，从而消除锁𬌗牙的斜面接触 使髁突恢复到正确的正中关系
	2. 非释放型咬合板或引导型咬合板	将下颌骨放置在相对于上颌骨的特定位置，从而调整盘-髁复合体的位置 治疗关节疼痛 治疗由于严重创伤引起的关节盘后带肿胀和慢性关节盘移位
	3. 假释放型咬合板（如软咬合板和流体静力咬合板）	适用于 TMJ 疼痛、头痛、颈肩疼痛和僵硬、正畸治疗过程中引起的肌肉痛、术前鉴别诊断、术后疼痛、炎症

表 11.2 咬合板适应证

混合牙列期间的生长调节
针对个别牙齿错位和牙弓扩大所需的有限倾斜移动
正畸治疗中用于保持
作为正畸固定矫治器治疗的辅助治疗手段
预防/干预不正常的口颌面习惯
颞下颌关节疾病
儿童/缺牙患者的下颌骨骨折

表 11.3 咬合板禁忌证

严重垂直向不调
需要整体移动的严重扭转牙
严重骨骼不调
严重拥挤
骨骼非常致密

表 11.4 咬合板的功能

提供诊断信息
放松肌肉
将髁突置于肌骨稳定位
保护磨牙症患者的牙齿及其相关结构
减轻牙周韧带本体感觉
认知效应

表 11.5 咬合板的应用

颞下颌关节疾病（TMD）	• 颞下颌关节盘移位和紊乱 • 颞下颌关节炎
疼痛	• 肌筋膜痛 • 头痛或偏头痛
睡眠和运动障碍	• 睡眠呼吸暂停 • 夜磨牙 • 帕金森病 • 口腔迟发性运动障碍
咬合恢复	• 垂直距离丧失 • 牙齿过度磨损
预防创伤/不良习惯	• 咬指甲或咬颊 • 口角灼伤 • 运动损伤 • 白天磨牙 • 电休克治疗 • 食道反流 • 鼻窦炎

表 11.6 基于咬合板在口腔和相关面部结构中的作用理论

根据 Glenn T Clark 关于咬合板的作用理论
恢复垂直距离理论
颞下颌关节复位理论
咬合分离理论
认知意识理论
颌位关系理论

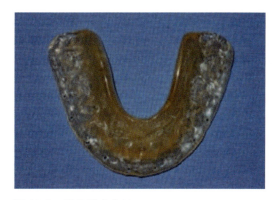

图 11.1 稳定型咬合板

表 11.7 咬合板减轻 TMD 症状的各种机制

咬合板的一般特征是减少肌肉活动和减轻症状
咬合关系/髁突位置的改变
垂直距离增加
认知效应
TMD 患者的心理影响
外周传入中枢神经系统活动的增加，从而抑制中枢神经系统活动

（表 11.7）。稳定型咬合板使关节处于稳定位，它可以通过重新分配咬合力来保护牙齿。同时，稳定型咬合板放松升颌肌群来缓解患者的磨牙症。佩戴稳定型咬合板有助于提高患者对下颌习惯的认识，从而改变下颌的息止颌位，寻求一种更加放松和自由的状态[7]。

稳定型咬合板属于硬质丙烯酸树脂咬合板的一种，它能够提供可改变的暂时性理想咬合，并通过减少异常肌肉活动来实现神经肌肉的平衡。咬合板应根据改变后的下颌位置进行重新平衡和适当调整。咬合板的咬合面与对颌牙保持均匀接触，此时两个髁突应处于最稳定的位置，以便在切牙引导下更好地进行侧方运动和前伸运动[8]。

11.4.1 咬合板的佩戴时长

患者应定期复查，佩戴后 2~3 个月内反复调磨咬合板是治疗成功的必要条件。磨牙症患者晚上必须佩戴咬合板；建议关节盘周围炎患者全天戴用咬合板；对于肌源性痛的患者，夜间佩戴咬合板会有很大帮助；对于关节囊内疾病，建议持续佩戴咬合板。如果佩戴咬合板时疼痛加剧，应停止使用，并立即进行评估和纠正[8]。

佩戴稳定型咬合板时，要求在正常功能运动时髁突与关节盘保持在最优的位置关系。通过以下方法可以顺利找到这一位置：

（1）对双侧关节施加压力以进行负荷测试。

（2）多普勒超声检查。

（3）紧咬牙测试：紧咬某物来分开牙齿。

11.4.2 文献回顾

为了获得更好的稳定性，稳定型咬合板通常用于上颌。但若是追求更好的美观和语言功能，稳定型咬合板也可用于下颌。Turp等[10]在系统评价[11]中指出，无论咬合板是用于上颌还是下颌，患者的症状减轻程度均无显著差异。在咬合板治疗过程中，尖牙保护𬌗的作用并不十分明确。Manns等[12,13]倾向于在无症状的个体中应用尖牙保护𬌗，他们发现这些患者的肌肉活动会显著减少[14,15]。但Borromeo等[16]发现在咬合板上应用尖牙保护𬌗，健康受试者的肌肉活动没有差异；Conti等[17]则发现应用尖牙保护𬌗对于减轻TMD症状也没有差异[16]。

Kreiner等指出，咬合板治疗局部肌痛和关节痛的机制是对紧咬牙进行行为矫正。但如果这种行为不改变，即使是最好的咬合板也无法取得好的治疗效果。咬合板可以通过消除多种致病因素为治疗TMD提供条件。Akbulut等测验了3 mm厚的稳定咬合板是否对所有TMD症状都具有疗效，他们的结论是3 mm咬合板应至少维持6个月后才能取得理想的治疗效果[18,19]。

11.5 前伸再定位咬合板（ARA）/肌骨再定位咬合板

1971年，Farrar提出前伸再定位咬合板。这种咬合板使下颌位于比牙尖交错位更靠前的位置，以形成更有利的盘-突关系。此时，髁突头位于更前更低位，而关节盘位于髁突顶部。ARA会使关节负荷减轻，从而增加下颌活动范围（ROM），减轻关节炎症，从而缓解TMD的症状和体征。同时，ARA有助于关节盘后组织的愈合，重新获得对关节盘的后牵拉[20]。

前伸再定位咬合板可用于上颌和下颌，但更适用于上颌。它是一种带有前斜面的拱形硬丙烯酸树脂矫治器，在初始闭合时前斜面与下颌前牙接触，下颌逐渐向前移动，终末闭合时下颌牙接触咬合板[21]（图11.2a,b）。

ARA的治疗目的是暂时性改变下颌骨位置来恢复盘-髁复合体的功能。一旦获得正常/最佳功能，就可逐渐调磨咬合板，使患者恢复正常位置。根据患者症状的严重程度，患者一般在夜间佩戴矫治器，必要时也可在白天佩戴。ARA应短期使用，主要用于症状性和疼痛性的关节内紊乱患者的临时治疗。不应将ARA作为永久性措施，因为它可能导致咬合的永久性改变[20]。

11.5.1 文献回顾

对于可复性和不可复性关节的关节盘复位，在TMJ内紊乱中使用ARA进行治疗是长期有效的。Lundh等比较了使用平面咬合板、ARA以及未治疗的对照组中有弹响的TMJ的治疗情况。他们发现ARA可减少休息、前伸以及咀嚼时的关节疼痛；平面咬合板虽然减轻了关节疼痛，但对肌肉疼痛和关节弹响无效；对照组的受试者出现关节弹响、肌肉触痛的频率有所增加。

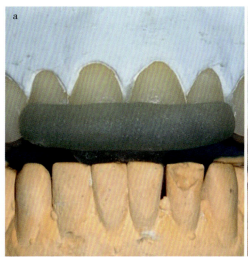 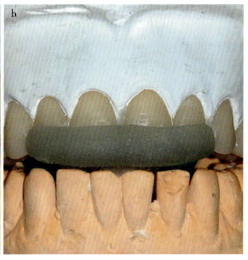

图 11.2 （a）开口位时的上颌前伸再定位咬合板。（b）与下颌接触时的前伸再定位咬合板

Conti 等强调，有控制地使用再定位咬合板有利于控制关节内紊乱和疼痛，且不会产生不可逆的咬合变化[21,22]。

11.6 软性/弹性咬合板

根据 GPT，软咬合板被定义为一种覆盖在上颌或下颌牙齿上的弹性装置，其目的是预防𬌗创伤或作为一种放松肌肉和调整咬合关系的治疗装置[4]。软咬合板可用于治疗磨牙症和紧咬牙，也可用于减轻关节功能障碍或肌痛。软咬合板由 2~4 mm 的弹性聚乙烯树脂片制成，戴在上颌，通常也只在夜间佩戴，一般 6 周内即可缓解症状。

软咬合板较少引起咬合的明显变化，而硬咬合板偶尔会引起咬合变化。软咬合板在短时间内就会失去弹性，因此在使用 4~6 个月后就需要更换。软咬合板无法在后牙早接触时提供适当的平衡，在这种情况下可能会导致磨牙症的加重。软咬合板具有低密度和无定形结构，因此在咀嚼肌被拉伸到超过其生理极限之前，咬合板就已经被压缩或磨损了[23,24]（图 11.3a,b）。

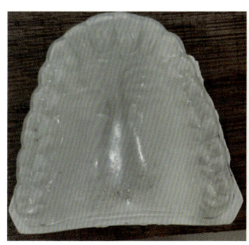 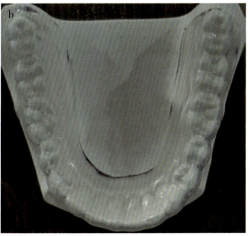

图 11.3 软咬合板。（a）上颌石膏模型照。（b）下颌石膏模型照

11.6.1 文献回顾

Seifeldin 和 Elhayes[25] 比较了硬咬合板和软咬合板在治疗伴弹响或肌筋膜疼痛-功能障碍（MPD）的 TMJ 内紊乱（ID）方面的效果。他们发现两种咬合板都能改善患者的 TMJ 症状，而软咬合板在 4 个月的使用中效果更好。Soni 等[23] 分析了软咬合板对 TMD 研究诊断标准（RDC/TMD）分类中 TMD 患者的疗效。在随访评估中，视觉模拟评分显示触痛和疼痛逐渐减轻，受试者的张口度明显改善，同时关节杂音减少或消失 [25]。

软咬合板疗法是一种微创疗法，并发症较少，且能为 TMD 患者带来显著的临床疗效。Naikmasur 等评估了软咬合板的疗效，并将其与药物疗法在治疗 MPD 综合征方面进行了比较。与接受药物治疗的患者相比，软咬合板治疗的患者在随访期间 TMJ 的弹响和压痛逐渐减轻，张口度明显增加 [24]。

11.7 前牙/后牙平面咬合板

平面咬合板是一种覆盖腭部的马蹄形矫治器，咬合面覆盖 6~8 个上颌前牙。前牙平面咬合板不仅可以使后牙脱离咬合接触，还可预防口腔功能活动中紧咬牙的发生，从而治疗 TMD。这种矫治器的缺点是有可能导致后牙伸长和 TMJ 负担过重。由于被咬合板覆盖的上颌前牙的压入，可能会出现前牙开𬌗的情况。

抑制三叉神经紧张性疼痛的缓冲系统（NTI-tss）是一种与 2~4 个上颌切牙咬合的微型前牙平面导板矫治器。它由商用硬丙烯酸树脂制成，也可在椅旁制作完成。NTI-tss 需要用自凝丙烯酸树脂在患者口内重衬，直到加入物形成一个与下颌切牙接触的平面导板。NTI-tss 对 TMD、磨牙症以及紧张性头痛和偏头痛都非常有效 [26]（图 11.4）。

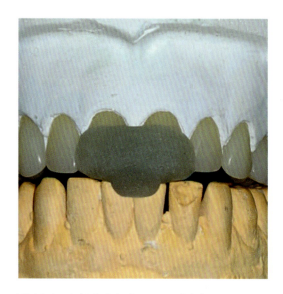

图 11.4 上颌牙弓上的 NTI-tss 咬合板

11.7.1 文献回顾

文献证据表明，使用 NTI-tss 治疗 TMD 和磨牙症都取得了良好的治疗效果，但复诊时应对患者进行监测，以避免矫治器可能造成的不良影响。NTI-tss 应在下颌闭口肌肉活动需要减少时使用，或在 TMJ 急性痛的患者中作为紧急装置。Jokstad 等比较了 NTI-tss 和平面咬合板对 TMD 头痛患者的治疗效果，结果发现这两种矫治器在 3 个月的随访中没有显著差异 [27]。后牙咬合板（下颌肌骨再定位矫治器）是一种用于下颌的由覆盖下颌前磨牙和磨牙的硬质丙烯酸树脂及起连接作用的舌侧金属杆组成的咬合板，它分离前牙咬合，能产生理想的上下颌关系，但缺点是可引起对颌后牙的压入和前牙的伸长，导致后牙开𬌗 [28]（图 11.5a,b）。

11.8 支点式咬合板（牵引咬合板）

支点式咬合板是 Krough Poulsen 为关节内紊乱病和（或）骨关节炎患者设计的，

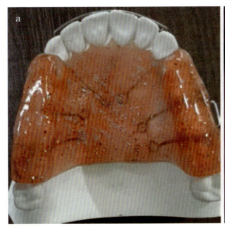
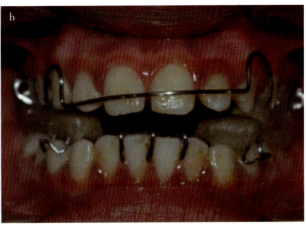

图 11.5　后牙咬合板。(a) 上颌石膏模型照。(b) 口内照

是一种覆盖任一牙弓的硬质丙烯酸树脂咬合板，在每个象限只有一个后牙咬合接触点，这个接触点应尽可能靠后。该矫治器有助于牵引髁突，从而减轻关节负荷、减轻关节内压力，但其缺点是咬合改变，从而导致接触点后方开𬌗。建议佩戴咬合板时应同时用弹性绷带从头顶包裹至颏部来减轻关节内压力（图 11.6）。

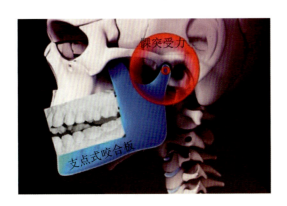

图 11.6　佩戴支点式咬合板时的髁突受力

11.8.1 文献回顾

Muhtarogullari 等评估了支点式咬合板与稳定咬合板在不可复性盘前移位患者下颌运动中的功效，患者下颌运动时佩戴支点式咬合板而其余时间佩戴稳定咬合板。对患者进行 2~4 周的随访，发现使用支点式咬合板和稳定咬合板后疼痛消失、下颌骨活动度也恢复正常。Seedorf 等研究了后部咬合支点对 TMJ 的牵拉作用，结果发现支点式咬合板对 TMJ 没有牵拉作用。他们指出如果矫治器设计时会阻止下颌前伸，则可能会对关节造成不必要的压迫[29,30]。

11.9　释放型咬合板（肌肉去程序化装置）

松弛咬合板可以帮助打开咬合锁结，从而在咬合接触中消除一些异位牙的牙尖斜面导致的咬合干扰，这一过程有助于消除肌肉不协调的病因及其不良影响，使髁突恢复到正中关系。松弛咬合板有两种经典设计：

（1）前牙中央接触型咬合板。

（2）全牙列接触型咬合板。

前牙中央接触型咬合板包括 Lucia 咬合板、痛觉三叉神经抑制（NTI）咬合板以及 B 型咬合板。

全牙列接触型咬合板也称为稳定型咬合板，包括平面咬合板、再定位咬合板、Taner 咬合板、Shore 咬合板和正中关系咬合板[31]。

11.9.1 非释放型咬合板（引导类咬合板）

直接咬合板是将下颌固定在相对于上颌的特定位置来调整盘 – 髁复合体。它通过在非释放型咬合板上设置斜面或凹痕来限制下颌运动，引导关节痛患者的下颌髁突离开固定的关节位置[32]。

非释放型咬合板包括下颌再定位咬合板（MORA）和前伸再定位咬合板（ARA）。

11.9.2 假释放型咬合板

软咬合板和流体静力咬合板（Aqualizer）与释放型咬合板的功能不同，因此被视为假释放型咬合板。形成这种矫治器的理念是：咬合理想位置是由下颌本身获得的，矫治器并不能引导下颌位置。Lerman 最初设计了流体静力咬合板，后来对设计进行了修改。咬合板被固定在上唇下方，而液体囊腔则位于上下后牙之间。

咬合板的两侧都有与丙烯酸树脂腭部装置相连的注水塑料囊腔，患者后牙咬在注水囊腔上。该矫治器的缺点是由于矫治器失去平衡，会导致后牙早接触，从而增加磨牙症发生的概率。Aqualizer 是一种常用咬合板。Macedo 和 Mello 评估了流体静力咬合板、经皮神经电刺激（TENS）疗法以及微电流神经电刺激（MENS）疗法对 TMD 患者的治疗效果。他们发现，与 TENS 相比，MENS 和 Aqualizer 治疗 TMD 更为有效[26]。

11.10 制作咬合板的材料

咬合板主要由两种不同硬度的材料制成，分别称为硬咬合板、软咬合板或双膜片咬合板。

硬咬合板是由自固化或热固化丙烯酸树脂制成。软咬合板在自然状态下具有弹性，它有弹性柔软的牙齿接触面及其咬合面。双膜片咬合板是由硬丙烯酸树脂的咬合面和覆盖在牙面上的软质材料组成。

硬咬合板可以直接在牙椅上制作，也可以在技工室制作。软咬合板可以在牙科诊所用真空成型技术制作，也可以用"煮沸咬合"技术，即在水中煮沸后在口内成形。与软咬合板相比，硬咬合板垫的优势是在维持阶段调整时方便快捷。硬咬合板易于修整，精确度高，寿命长，颜色更稳定，食物残渣积聚少[24,25]。各类咬合板的临床疗效不尽相同。

11.11 咬合板治疗的作用机制

咬合板可以使患者建立新的咬合关系从而达到肌肉关节平衡。它使患者不在牙尖交错位闭合，有助于保护 TMJ，因为磨牙症患者将不在以前的错误咬合位置处紧咬牙。咬合板能触发肌肉活性，由牙周韧带接收到来自中枢神经系统的本体感觉，进而有助于整个咀嚼系统分散异常咬合力，保护 TMJ，使其免受咀嚼超负荷的影响。

咬合板通过使所有牙齿均匀接触或使后牙脱离咬合接触来放松亢进紧张的肌肉，这有助于放松升颌肌群和定位肌群。当盘 – 髁复合体不在正常生理位置时，就会出现关节超负荷，从而导致 TMD 的发生。咬合板可以使髁突位于正中关系，有助于治疗 TMD。

咬合板会增加垂直距离，使其超过生理颌间距离，从而缓解下颌肌肉的亢进。根据认知效应理论，咬合板对患者有心理安慰作用，它能使患者了解治疗方法并帮助他们处于正确的下颌位置[9]。

11.11.1 治疗目标

对 TMD 患者进行咬合板治疗的目的是减轻导致关节负荷不均的咬合力和缓解肌功能亢进，从而减轻临床症状和体征。当患者不适合手术治疗时，可在初期阶段使用咬合板；也可在手术干预治疗后期选择特定的咬合板。为取得满意的治疗效果，应谨慎选择咬合板类型并制定合理的治疗程序。

参考文献

请登录www.wpcxa.com"下载中心"查询或下载。

第12章 颞下颌关节疾病的滑液分析

Beena Sivakumar，Darpan Bhargava

12.1 引 言

身体的任何疾病过程都需要全面的临床评估以及影像学和病理学检查，同时可以进行各种实验室检查作为辅助手段，得出明确的诊断。颞下颌关节（TMJ）疾病也不例外。除了几种临床和影像学方法外，滑液分析等检查可以提升治疗计划的决策和诊断，因为关节间隙中的滑液含有多种酶、细胞因子、组织分解产物，它们可作为诊断标志物。这些标志物可被识别，辅助做出特定诊断，以及监测疾病进展。相关的疾病包括内紊乱、滑膜炎、软骨软化症和自身免疫性关节炎等[1]。

12.2 滑 液

滑液由 B 型滑膜细胞产生，它是由多种磷脂、胆固醇、透明质酸、免疫球蛋白、糖胺聚糖、胶原酶、组织蛋白酶、细胞因子、转化生长因子（TGF）和其他生长因子组成的血浆透析液。除上述成分外，滑液中还可以检测出微量的炎症细胞降解产物和间充质干细胞。滑液不仅起到提供营养和清除废物的作用，也在关节中起润滑剂和应力分布介质的作用。图 12.1 描述了正常颞下颌关节开闭口时关节上腔的流体动力学。颞下颌关节的病理状况会导致滑液成分、黏度、透明质酸分子大小和细胞因子水平的改变，因而需要采用所提议方法进行滑液的定性和定量分析。滑液生物标志物对某些疾病过程具有特异性，例如骨关节炎、内紊乱和其他影响关节的疾病。定量分析可以作为一个指标，可能与监测疾病进展或消退相关。健康颞下颌关节的滑液由炎性和抗炎细胞因子组成，包括白细胞介素（IL）、肿瘤坏死因子（TNF）和干扰素 γ（IFN-γ）[2,3]。

12.3 TMJ 疾病的滑液

相关文献表明，颞下颌关节疾病与细胞因子水平之间存在相关性。在健康受试者中，关节内炎症因子和抗炎细胞因子的水平保持关节内的平衡，用以维持关节的正常功能和缓解关节承担的压力和张力。在内紊乱和骨关节炎患者的滑液中发现的关键细胞因子包括 IL-1b、IL-6、IL-11、

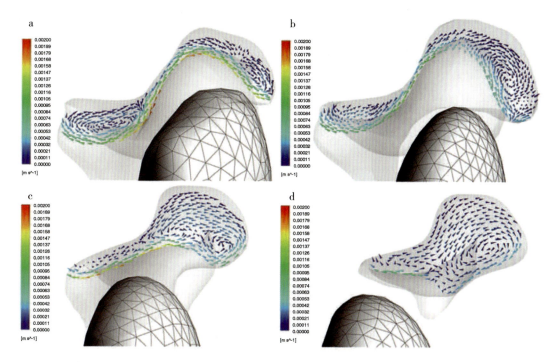

图12.1 正常颞下颌关节上腔的流体体积动力学和流体速度等值线的有限元分析。(a) 下颌闭口位。(b) 下颌开口1 cm。(c) 下颌开口2 cm。(d) 下颌开口3 cm。标注滑膜液的整体逆时针循环和颞下颌关节上腔前部和后部局部涡旋的形成（经许可，引自 Yue Xu et al. Computational synovial dynamics of a normal temporomandibular joint during jaw opening. Formosan Medical Association, 2013, Vol.112 Issue 6, pp349, Elsevier）

TNF-α、TGF-β1等，如表12.1所示。诱导和启动关节退化的机制很复杂，机械应力被认为是原因之一。一般认为，颞下颌关节所承担的机械应力会引起中性粒细胞和巨噬细胞产生自由基和活性氧，诱导关节组织破坏。随着滑膜液的黏度增加，会导致关节组织进一步破坏，影响关节盘和关节软骨的润滑和营养供应[1,2]。关节中存在的自由基和活性氧会导致蛋白质和蛋白聚糖的降解，导致关节进行性组织破坏。

12.4 样本采集

滑液样本采集可在关节穿刺或关节镜检查时进行。这是一个对技术要求很高的操作，因为滑液不能被血液污染。在下颌骨稳定好后，将标准关节穿刺针或关节镜针或带套管针的套管插入关节上间隙，注射生理盐水1 mL，然后抽取滑液进行分析。酶联免疫吸附测定（ELISA）和聚合酶链反应（PCR）用于绝对和相对定量。基于生物素标记的蛋白质微阵列、细胞毒性测定和酶谱法可用于细胞因子分析[2]。

12.5 TMJ疾病的滑液分析

内紊乱（ID）是骨关节炎（OA）的前兆。用测量细胞因子水平来诊断不同阶段的Wilkes骨性关节炎以及是否存在骨关节炎是准确的。由于缺乏足够的关于健康关节、ID和OA影响的TMJ细胞因子水平的数据，该方法存在一定局限性。此外，仍然缺乏一种标准的简化技术来获得椅旁滑液样本。用于进行定性和定量分析的方法

表 12.1　正常颞下颌关节滑液中的细胞因子和生长因子

细胞因子 / 生长因子	细胞来源	作用
IL-1α, IL-1β	炎症细胞和滑膜细胞	促炎
IL-2, IL-4, IL-6sr, IL-12, IL-17, TNF-α, TNF-β, IFN-γ, MMP-3, MMP-7	炎症细胞	促炎
IL-1Ra, IL-10, TIMP-1	炎症细胞	抗炎
VEGF	大多数细胞	血管生成
Osteoprotegerin	间充质干细胞	抑制破骨细胞生成
RANKL	大多数细胞	骨吸收和免疫调节
ADAMTS	大多数细胞	促炎
IL-8	炎症细胞、内皮细胞、成纤维细胞、滑膜细胞	促炎
IL-11	内皮细胞、成纤维细胞、滑膜细胞	促炎

IL：白细胞介素；MMP：基质金属蛋白酶；IFN：干扰素；RANKL：核因子受体活化因子配体；TNF：肿瘤坏死因子；TIMP：金属蛋白酶组织抑制物；VEGF：血管内皮生长因子；ADAMTS：血小板反应蛋白解整合素金属肽酶

并不普遍，需要专门的设备和试剂。滑液分析也可用于诊断和评估除 OA 以外的类风湿和反应性关节炎的进展或治疗结果。Leibur 等在他们的研究中发现，除了文献记载的细胞因子外，软骨瘤颗粒的出现和滑膜液中 PGE2 水平的升高，也是关节存在炎症的指标[1-3]。表 12.2 总结了关节囊内病变和骨关节炎患者滑液中发现的细胞因子。一般而言，在确定的骨关节炎疾病过程中，存在 T 细胞、B 细胞和巨噬细胞的聚集。如表 12.2 所示，各种细胞因子被释放，引发炎症反应，导致组织破坏。此外，还会产生金属蛋白酶和血小板反应蛋白解整合素金属肽酶，导致软骨、骨、滑膜蛋白聚糖和聚集蛋白聚糖的进一步降解。在类风湿关节炎和幼年型特发性关节炎患者的滑液中，TNF-α 水平明显升高[2]。

12.6 滑液中的微生物

Th1 T 细胞应答可有效地清除由微生物感染引起的反应性关节炎的细胞内病原体。TNF-α、IFN-γ 和 IL-12 是 Th1 T 细胞应答的关键细胞因子。此外，Th-2 T 细胞驱动的体液免疫反应与关节中细菌的存在有关，这可以通过 IL-10 水平的升高和 TNF-α 和 IFN-γ 水平的降低来检测。PCR 仍然是检测细胞内病原体最敏感的方法，其次是免疫组织化学。PCR 通过扩增细菌 DNA 来鉴定微生物。沙眼衣原体、肺炎衣原体、小肠结肠炎耶尔森菌、弯曲杆菌、生殖支原体、发酵支原体和解脲支原体是少数从颞下颌关节分离出来的微生物，这些微生物在滑膜下组织内的巨噬细胞和单核细胞中广泛存在，当怀疑其存在时，应从盘后组织获得活检标本进行检测而不是单纯地通过滑液分析[2]。

表 12.2 在内紊乱和骨关节炎患者的滑液中发现的细胞因子

作者	因子	ID		OA
Fang 等（1999 年）[4]	IL-1RA	175.78		187.85
	IL-10	ND		ND
	TGF-β1	47.93		143.61
Fu 等（1995 年）[5]	IL-6	>100		-
Fu 等（1995 年）[6]	TNF-α	3.86		11.27
Kaneyama 等（2002 年）[7]		Wilkes Ⅰ, Ⅱ	Wilkes Ⅲ	
	IL-1β	0.14	0.12	0.13
	TNF-α	0.03	0.17	0.17
	IL-6	0.2	14	30
	IL-8	16	13	14
Kaneyama 等（2003 年）[8]	OCIF/OPG	160		80
	IL-1b	0.08		0.1
	TNF-α	0.4		0.3
Kaneyama 等（2004 年）[9]	IL-6	5		25
	IL-11	2		7
Kaneyama 等（2005 年）[10]	IL-1β	0.8		0.6
	IL-RA	42		41
	IL-6	5		5
	IL-6SR	343		644
	TNF-α	0.1		0.1
	sTNFR	197		261
Shinoda 和 Takaku（2000 年）[11]	IL-1b	0.8		1.7
	IL-6	2.1		8.8
	TIMP-I	25.6		120.3
Takahashi 等（1998 年）[12]		Wilkes Ⅰ, Ⅱ	Wilkes Ⅲ	
	IL-1β	14.5	7.2	56.9
	IL-6	ND	15.9	7.3
	IL-8	138.1	58.0	50.3
	TNF-α	ND	413	193
	IFN-γ	78.8	36.1	91.8
Wakita 等（2006 年）[13]		Wilkes Ⅰ, Ⅱ	Wilkes Ⅲ	
	RANKL	125	100	112.5
	OPG	600	300	200
	RANKL/OPG 比	0.3	0.4	0.8

经许可，引自 Gary F. Bouloux, The Use of Synovial Fluid Analysis for Diagnosis of Temporomandibular Joint Disorders. Oral and Maxillofacial Surgery Clinics of North America, 2018, Vol 30/Issue 3 pp.254. Elsevier

12.7 结论与未来研究方向

全面的临床检查以及准确的影像学评估是对颞下颌关节疾病患者作出正确诊断的关键。滑液分析提供了关于炎症介质和脱落蛋白存在的辅助诊断信息。除了细胞因子分析，蛋白质组学还可用于疾病鉴定，这解释了每种特定疾病都有自己的蛋白质谱的原因[2]，这有助于利用滑液蛋白质组学进行特异性诊断，该方法具有准确的敏感性和特异性，同时可监测疾病并评估疾病对治疗的反应。滑液分析可作为极好的诊断工具，这一领域在未来有巨大的研究空间。

参考文献

请登录www.wpcxa.com"下载中心"查询或下载。

颞下颌关节疾病的手术分类

第13章

George Dimitroulis

13.1 引言

由于颞下颌关节（TMJ）手术效果尚未明确，因而手术具有较大的争议[1]。与骨科手术不同，评估 TMJ 的手术效果尚缺乏有力证据。其原因在于目前尚不存在一种临床实用的 TMJ 疾病分类体系，能够对各种 TMJ 手术治疗方法进行标准化数据间的直接比较。

非手术领域的颞下颌关节疾病（TMD）专家在 TMJ 分类方面一直很积极主动，但是他们提出的 TMJ 研究诊断标准（RDC）主要局限于非手术 TMD 治疗的研究领域，并且诊断标准极为复杂，且在临床实践中并不实用[2,3]。而且目前对于 TMJ 手术的分类大多针对特定 TMJ 疾病，如关节强直[4]、关节脱位[5]以及关节内部紊乱[6]等，尚无一种分类方法能够涵盖所有 TMJ 外科疾病。

2013 年，Dimitroulis[7] 提出了一种新的分类方法，此方法几乎囊括了所有的 TMJ 手术，并且逐渐在全球范围内获得认可。TMJ 手术效果的界定，需要基于明确的数据来提供有力的证据，这些数据的获得需要一个可靠的医学分类体系。针对 TMD 的治疗方案，临床医生选择手术治疗需要有充分的证据支持，这一证据来源于被普遍接受的分类体系。本章节的目标是介绍 TMJ 手术分类[7]的基本特征，并讨论其描述的 5 种类别手术的临床意义和相关研究的影响。

13.2 TMJ 手术分类的重要性

我们对疾病诊断和治疗的描述都是基于分类系统，将治疗效果转化为数据点，之后进行收集与分析，用来验证 TMJ 手术是否能为患者带来积极的效果[1]。TMJ 手术分类是推动 TMJ 手术证据的重要工具。

当前，主要有 3 种主要的 TMD 分类方法。其中使用最广泛的是研究诊断标准或称为 RDC-TMD 分类法[2]，该分类法强调了心理社会功能障碍（第二轴）相对于躯体性疾病的重要性（第一轴）。

尽管 RDC-TMD 经历了多次修订[3]，由于其分类方法复杂且不切实际，目前依然主要局限于研究领域，在日常临床实践中并未得到广泛应用，其临床实践的应用价值有限。

大多数治疗 TMD 的口腔颌面外科医生采用 Wilkes 分类系统[6]，该系统主要关注 TMJ 内部功能紊乱和骨性关节炎。这是

G. Dimitroulis (✉)
Maxillofacial Surgery Unit, Department of Surgery,
St. Vincent's Hospital Melbourne, The University of Melbourne, Melbourne, Australia

Epworth-Freemasons Hospital,
East Melbourne, VIC, Australia

一个简洁的分类法，描述了TMD发展由轻及重的5个阶段。自其首次发布30多年以来，因其直观易用而得到了医生们的广泛认可和接受[6]。

然而，Wilkes分类并未涵盖诸如肿瘤、创伤和关节强直等其他类型的TMD。这些未被包括在内的疾病类别，则分别由其他的细分分类法[4,8,9]进行描述，在本章中不再详细展开讨论。

最后，美国口腔颌面疼痛学会（AAOFP）提出的TMD分类[10]涵盖了更广泛的关节性疾病范围，不仅限于内部功能紊乱和骨性关节炎，还包括创伤、关节强直以及TMJ发育异常等[10]。该分类法还提到了非关节性疾病，并将其分为中枢介导型、局部型和全身型3种类型。尽管与复杂的RDC-TMD分类相比，AAOFP的TMD分类有了巨大的改进，但所收集的数据在TMD严重程度方面难以量化，这也是Wilkes分类法能够在临床实践中持续沿用的原因。

13.3 实用分类法的基本标准（表13.1）

文献中提出了多种TMD分类方法，往往那些易于理解的分类方法被医学界广泛接受。以往经验表明，临床实践中使用的分类法往往是对现有分类法进行改进和更新，以反映新的研究和发现。与Wilkes分类[6]一样，TMJ手术分类法[7]也描述了适用于TMJ手术实践的5类逐渐加重的关节疾病（表13.2）。简单来说，第一类适用于结构正常但有疼痛症状的关节，而第五类则适用于TMJ严重的结构改变。TMJ手术分类的优势不仅在于其简洁性，还在于它为TMJ疾病的5个类别都提供了手术建议。本章将详细讨论Dimitroulis在2013年提出的TMJ手术分类方案。

表13.1 颞下颌关节手术分类的标准

简单易懂	简单明了，便于理解和记忆
清晰明确	对每个类别进行无歧义的描述
专注聚焦	专注于颞下颌关节相关问题
全面覆盖	包含所有特定于颞下颌关节的疾病和障碍
具体精确	以便能够轻松定义并比较患者群体
普遍适用	被所有颞下颌关节疾病临床医生和研究者采用

表13.2 颞下颌关节疾病的手术分类（Dimitroulis，2013年）

第一类
• 颞下颌关节（TMJ）正常 • 不需要或不建议手术
第二类
• TMJ轻微改变（所有关节组成部分均可挽救） • TMJ冲洗术/关节镜下灌洗术
第三类
• TMJ中度改变（大部分关节组成部分可挽救） • TMJ手术性关节镜检查/TMJ成形术/改良型髁突截骨术
第四类
• TMJ严重改变（仅部分关节组成部分可部分挽救） • 颞下颌关节盘切除术±髁突手术
第五类
• TMJ灾难性改变（关节内无一组成部分可挽救） • TMJ切除术±全关节置换术

13.4 第一类：TMJ炎性疼痛（表13.3）

对于第一类TMJ问题，其主要表现为TMJ及其周围区域的疼痛。此外，临床检查没有发现关节杂音或张口受限，患者也没有咀嚼困难、关节脱位或关节绞锁的病史，并且患者下颌开闭口运动轨迹对称。第一类关节在普通X线片、断层摄影、CT扫描和MRI等影像学检查中均未显示出任何关节结构异常，所有影像学检查均显示正常的 TMJ 解剖结构（图 13.1）。患者所经历的关节疼痛可能是急性的，例如遭受袭击、跌倒、鞭甩伤或体育活动中的碰撞等创伤事件引起的关节内部挫伤，但并无明显的结构损伤。另一种情况是，关节炎性疼痛可能是慢性的，与慢性耳部疾病、神经痛、神经病理性或心理生理障碍相关，或者仅仅是更广泛的肌肉筋膜疼痛和纤维肌痛症谱系的一部分，这些病症可能与潜在的焦虑或抑郁有关。若关节疼痛是由炎症引起的，TMJ 冲洗术可能会缓解症状，但除此之外，TMJ 手术在此类情况下并不适用。这类患者应采用非手术方法进行治疗。值得注意的是，没有关节疼痛或其他相关关节体征和症状的患者不能归为此类 TMJ 手术分类范畴内。

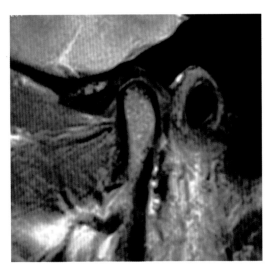

图 13.1　第一类正常颞下颌关节 MRI 图像显示解剖结构正常的关节盘处于与髁突相对应的正常位置。第一类患者为研究人员提供了理想的对照组，可用于与其他类别手术结果进行比较

表 13.3　第一类：正常颞下颌关节

临床表现
颞下颌关节疼痛
无关节杂音
病史中无关节锁死或脱位现象
下颌运动范围完全正常
正常咀嚼功能
影像学特征
全口曲面体层片（OPG）显示髁突正常
MRI 显示颞下颌关节结构正常
诊断
关节挫伤——急性创伤所致
肌筋膜疼痛综合征
耳部病变导致的耳痛（耳源性疼痛）
神经性疼痛
心因性疼痛
治疗
药物治疗 ± 咬合垫（口腔矫治器）
手术不适用（在这种情况下，手术没有作用）

13.5　第二类：TMJ 轻度改变（表 13.4）

在这一类别中，最常见的疾病是 TMJ 可复性盘移位。临床上主要表现为关节弹响、偶尔的关节绞锁以及间歇性的关节疼痛。在普通 X 线片上可见正常的髁突，但 MRI 检查可能显示出炎症（图 13.2）（过量关节积液/渗出）或伴有可复性关节盘移位。主要治疗手段仍然是保守疗法，如软食、咀嚼肌制动休息、物理疗法、咬合板治疗以及使用抗炎药物，若在关节盘卡住或绞锁的情况下，尤其是当上下切牙之间的开口度持续低于 30 mm 超过 2~3 周的绞锁状态时，TMJ 冲洗术和 TMJ 关节镜手术能有效松解关节。

表 13.4　第二类：颞下颌关节（TMJ）轻度改变

临床表现
间歇性关节疼痛
关节弹响
偶发性关节绞锁
影像学特征
全口曲面体层片（OPG）显示正常髁突
MRI 显示可复性关节盘移位
关节盘和髁突轮廓正常
诊断
TMJ 早期内部紊乱
关节炎症/粘连
治疗
TMJ 冲洗术
TMJ 关节镜下灌洗与溶解术

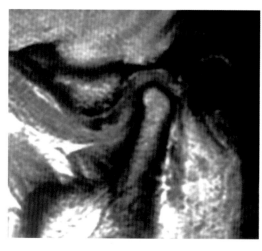

图 13.2　第二类：颞下颌关节轻度改变。MRI 图像显示轻微移位的关节盘在张口时可以复位。髁突形态正常。未来研究可能会关注在第二类患者中，与单独保守治疗相比，颞下颌关节冲洗术/关节镜手术是否能显著缩短治疗时间

13.6 第三类：TMJ 中度改变（表 13.5）

在本类别中，最常见的疾病是 TMJ 不可复性盘移位。此类患者可能会出现中度至重度的关节疼痛，咀嚼时疼痛加剧。这种情况可能伴随着关节肿胀、长期（超过两个月）且痛苦的绞锁状态或反复出现的 TMJ 脱位。由于疼痛或关节绞锁，开口时下颌可能出现向患侧偏斜的现象。对于慢性 TMJ 绞锁的患者而言，通常不会有明显的关节杂音。普通 X 线片和 CT 扫描可能显示髁突正常，但 MRI 扫描可显示关节盘移位且无法复位（图 13.3）。疾病早期阶段，关节盘形态可能还是正常的，随着疾病发展，关节盘可能会逐渐变形。

第三类关节也可能包括那些有反复脱位病史或髁突头部骨折脱位后经手术复位导致中度 TMJ 内紊乱的关节。对于此类情况，最适宜采用 TMJ 成形术，该手术包括关节盘复位，选择性进行上颌结节部分切除，或者采用 TMJ 关节镜手术[11]。

表 13.5　第三类：中度颞下颌关节（TMJ）改变

临床表现
疼痛性慢性绞锁
反复关节肿胀
疼痛性反复脱位
影像学特征
全口曲面体层片（OPG）显示正常髁突
MRI 显示关节盘移位且无法复位
关节盘形态正常或轻度变形
显著的上颌结节
诊断
中度 TMJ 内部紊乱
反复 TMJ 脱位
髁突囊外骨折
治疗
TMJ 关节镜手术
TMJ 成形术——关节盘复位 ± 关节结节切除术
改良型髁突截骨术
髁突骨折切开复位内固定术

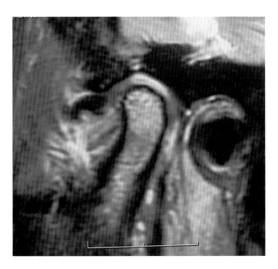

图 13.3 第三类：颞下颌关节中度改变。MRI 图像显示中度移位的关节盘仍保留双凹形态，表明该关节盘有可能通过手术挽救

13.7 第四类：TMJ 严重改变（表 13.6）

第四类 TMD 患者的主要特征是持续性关节疼痛，伴有轻度张口受限、咀嚼和打哈欠时感到疼痛，并且会出现间歇性绞锁。普通 X 线片和 CT 扫描可能显示出髁突头部早期退行性变化，但 MRI 扫描可以清楚地显示关节盘病变（图 13.4）。在严重移位、变形和退化的关节盘上偶尔可见撕裂和穿孔。第四类 TMD 也可能包括罕见的发育障碍，以及如痛风等炎症性或代谢性关节疾病。对于第四类病例的主要治疗手段是进行 TMJ 关节盘切除术，并可能结合周围结构的清创处理及植入间隔物[8]。

表 13.6 第四类：颞下颌关节（TMJ）严重改变

临床表现
持续性关节疼痛
疼痛性摩擦音
轻度开口受限
咀嚼时疼痛
影像学特征
全口曲面体层片（OPG）显示早期髁突变化
CT 扫描显示轻至中度的髁突退行性变
MRI 显示重度退化、移位和变形的关节盘
早期髁突变化：骨刺形成、扁平化
诊断
进展期 TMJ 内部紊乱
罕见 TMD——代谢性、炎症性或发育性关节病
关节囊内髁突骨折
治疗
TMJ 关节盘切除术 ± 髁突成形术 / 修整术
髁突窝清理术 ± 关节结节成形术

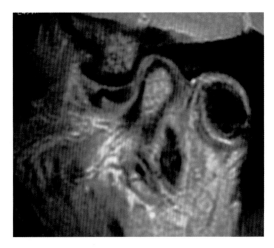

图 13.4 第四类：TMJ 严重改变。MRI 图像显示一个严重移位和变形的关节盘，无法挽救，因此需要进行关节盘切除术

13.8 第五类：TMJ 灾难性改变（表 13.7）

最后，第五类病例指的是严重的破坏性疾病导致关节组成部分不可逆改变的情况（图 13.5）。临床上，这类患者表现出关节弹响、持续性绞锁以及因关节疼痛不能咀嚼固体食物，张闭口运动极易加重疼痛。在普通 X 线片、断层扫描和 CT 扫描中可以明显看到下颌髁突的退行性改变，可能还伴有髁突变形或缩小。高分辨率锥形束 CT 扫描可能会显示软骨下囊肿和不规则的关节表面，这些表面由于骨刺形成可能变平并呈喙状。关节盘通常已经极度退化，在 MRI 扫描上很难看清，同时 MRI 还会显示出退化髁突头部的低信号强度。最常见的第五类关节是那些晚期退行性关节病变的关节，这往往与原发性（特发性）骨关节炎有关，或是继发于创伤或先前的 TMJ 手术。在某些第五类关节病例中，关节疼痛程度很低甚至完全消失，特别是在患有 TMJ 髁突吸收/溶解、关节强直、良性肿瘤、发育障碍，甚至是长期 TMJ 骨关节炎的患者中。对于第五类关节的患者而言，由于所有结构性的关节组成部分均已无法挽救，因此从手术治疗的角度来看，关节盘切除术、髁突切除术，以及必要时的全关节置换术是最佳选择[12]。

表 13.7 第五类：颞下颌关节（TMJ）灾难性改变

临床表现
不可忍受的低度疼痛
持续性关节摩擦音
关节绞锁
颌位不正
无法咀嚼固体食物
影像学特征
全口曲面体层片（OPG）显示髁突明显退行性变化
MRI 显示关节盘破坏/难以观察
CT 扫描显示髁突严重退化，伴有软骨下囊肿等
诊断
TMJ 骨关节炎
TMJ 髁突吸收症
TMJ 强直
TMJ 肿瘤
治疗
TMJ 切除术
TMJ 全关节置换术

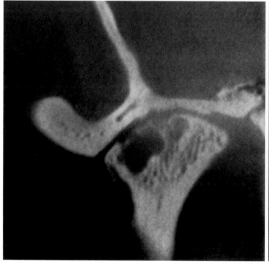
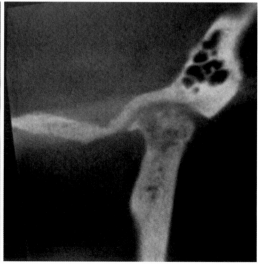

图 13.5 第五类：颞下颌关节灾难性改变。锥形束 CT 扫描显示在粗糙的髁突头部存在一个大的软骨下囊肿，这是严重退行性关节病的典型特征，在这种情况下关节无法挽救

13.9 讨 论

自 Wilkes 分类 30 年前首次在文献中出现，就一直是全球范围内针对 TMJ 手术性疾病的公认标准分类[6]。Wilkes 最初描述的 TMD 5 个不同阶段已融入 Dimitroulis 的 TMJ 手术分类中[7]，这一分类进一步扩展以涵盖其他较为罕见的 TMD，例如关节强直和关节脱位。从 1~5 的简单分级反映了每种类别中 TMD 严重程度的增加，通过数值量化简化了数据收集过程，这不仅有助于研究数据的收集与分析，同时也方便外科医生之间的有效沟通。例如，一位 TMD 专科医生向口腔颌面外科医生转诊的一位患者患有第五类 TMD，只需要转诊医生提到"Cat 5 关节"，接收的外科医生就能理解该患者可能需要进行 TMJ 置换手术或类似的外科干预。反之，如果转诊外科医生诊断为"Cat 1"患者，接诊的临床医生就可以明白这个患者的 TMJ 结构完好，关节炎性疼痛需要通过非手术方式来管理。

提出 TMJ 手术分类[7]的根本目的在于解决目前文献中的一个难题，即在缺乏统一且特定诊断标准的情况下，比较 TMJ 患者的治疗效果。显然，目前迫切需要一种能够准确收集标准化数据的明确方法，以合理证明文献中发表的各种 TMJ 手术的有效性[1]。这种分类不仅有助于通过编码化诊断来指导手术治疗计划，还能够清晰地定义关节结构组成部分的治疗可行性。对于多中心临床试验而言，采用本分类中描述的标准可以更准确地界定 TMJ 患者群体，从而更容易进行对比。当临床研究开始针对该分类中特定类型的患者时，治疗方法的分析也将变得更加容易评估和分析。例如，对第三类患者进行 TMJ 关节镜手术与开放性 TMJ 成形术比较的研究中，研究人员可以在同样疾病程度的患者之间进行比较，此时唯一的变量就是治疗方法本身。

简单明了的分类对推进 TMJ 手术的发展至关重要。我们需要一个经研究验证且被临床医生普遍接受的分类方法，以便更好地判断 TMJ 手术的作用，因此科学的证据对于将手术列为 TMJ 不可或缺的治疗方法是至关重要的。

参考文献

请登录 www.wpcxa.com "下载中心"查询或下载。

第14章 关节的手术入路

P. Anantanarayanan，P. Elavenil，Mimansa Bhoj

14.1 引言

很多临床场景都需要考虑手术入路问题，比如颞下颌关节（TMJ）及周边组织的病理性或发育性疾病，关节整体置换重建，或者外伤等等。手术入路的选择是有一定难度的，因为患者与很多重要解剖结构毗邻，比如面神经、耳颞神经、颞浅动静脉、腮腺以及外耳道。外科医生需要熟知这些解剖知识以确保安全的暴露关节。各种入路的方法和优缺点会在后面详述，选择不同切口和入路的适应证也会加以说明。

14.2 手术相关解剖

与患者相关的解剖结构见表14.1。

表 14.1 与颞下颌关节相关的解剖结构

与颞下颌关节的关系	解剖结构
外侧	皮肤、筋膜、腮腺、面神经颞支
内侧	翼外肌、耳颞神经根、中脑膜动脉、蝶骨棘、蝶下颌韧带、鼓索神经
前方	翼外肌、颞肌、咬肌神经和血管
后方	腮腺、颞浅血管、耳颞神经、外耳道
上侧	颅中窝底、脑膜中血管
下侧	上颌动脉和静脉

14.2.1 面神经（图14.1）

走行：面神经从茎乳孔出颅后进入腮腺，分为两个主干（颈支和颞支），其分支情况多变，形成腮腺丛。各个分支出腮腺后向前方辐射。

支配：面部表情肌。

手术要点：

- 关节手术最容易损伤的是颞支，它从颧弓外侧绕过，位于颞顶筋膜之下（在外耳道前方 8~35 mm，平均 20 mm），所以安全的切口是在外耳道前方不超过 8 mm 的地方切开颞肌筋膜浅层，直达颧弓骨膜。

– Alkayat 和 Bramley 在 1979 年提出[1]：

P. Anantanarayanan
Anantan Dental and Facial Surgery,
Chennai, Tamil Nadu, India

Oral and Maxillofacial Surgery, Meenakshi Ammal Dental College and Hospital, Chennai, Tamil Nadu, India

P. Elavenil (✉)
Anantan Dental and Facial Surgery,
Chennai, Tamil Nadu, India

Oral and Maxillofacial Surgery, SRM Dental College and Hospital (Ramapuram Campus),
Chennai, Tamil Nadu, India

M. Bhoj
Department of Oral and Maxillofacial Surgery,
ITS CDSR, Muradnagar (Ghaziabad),
Uttar Pradesh, India

© The Author(s), under exclusive license to Springer Nature Singapore Pte Ltd. 2021
D. Bhargava (ed.), *Temporomandibular Joint Disorders*,
https://doi.org/10.1007/978-981-16-2754-5_14

面神经分叉处距离外耳道最低点 1.5~2.8 cm（平均 2.3 cm），距离关节结节后方 2.4~3.5 cm（平均 3 cm）。

-Pitanguy 线是指从耳屏下 0.5 cm 为起点，到眉毛外侧上方 1 cm 为终点的一条连线，颞支基本上向前的方向就与此线吻合。

关节囊上。腮腺表面被一层腮腺咬肌筋膜（颈深筋膜浅层的延续）包裹，关节手术的入路可能需要切开腮腺才能到达关节，这种情况下要注意切割方向与腮腺内面神经走行方向平行，以免损伤面神经。

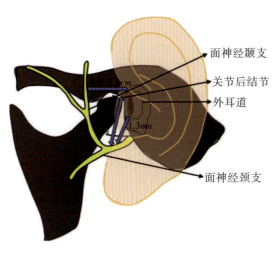

图 14.1 面神经耳前区的解剖

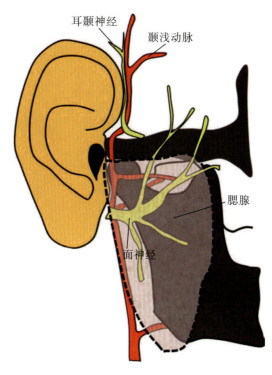

图 14.2 耳前区的解剖结构。黑色虚线表示腮腺的位置。注意面神经和腮腺的关系。耳颞神经从髁突颈部后内侧向上走行至颧骨根部

14.2.2 耳颞神经（图 14.2）

来源：三叉神经的下颌支（皮肤感觉分支）。

走行：从髁突后颈部内侧向上延伸，直至颞骨颧弓根开始分支，进入耳前颞部的皮肤中。

支配：部分耳廓，外耳道，鼓膜和颞部皮肤。

手术要点：耳屏前入路容易损伤其终末分支。

- 为了减少损伤，应将切口置于紧邻外耳道的软骨部分，而向颞部延伸切口时应尽量靠后，这有助于分离出神经主干，并在向前翻瓣时加以保护。

14.2.3 腮腺（图 14.2）

腮腺与关节相邻，其浅层直接覆盖于

14.2.4 外耳道（图 14.2、14.3）

人 TMJ 的解剖证实其与中耳有胚胎学、解剖学和功能方面的紧密联系。关节的上层向后附着于外耳道软骨，如果手术切口设计不合理，易导致外耳道的创伤和狭窄，产生医源性损伤。外耳道方向是向前向下的，医生应对此熟悉。耳廓后入路的最大缺点就是容易形成外耳道的瘢痕性狭窄。

14.2.5 颞浅血管

它是颈外动脉的分支。

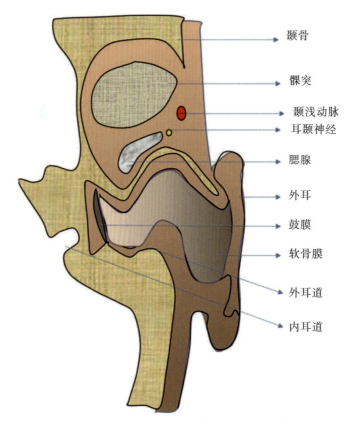

图 14.3 水平面视图显示下颌髁突与周围解剖结构的关系

走行：从腮腺上方显现，沿着耳颞神经（在此动脉后方）走行。当到达颧弓时分出颞支，再向上数厘米分出顶支和额支。颞浅静脉在动脉的浅层后方。

手术要点：颞支是常见的出血来源，在耳前入路术中常规予以结扎。

14.2.6 咬肌血管

它是上颌动脉分支。

走行：从上颌动脉的翼区分出，在蝶下颌韧带和髁突颈部之间穿过翼外肌，在颞肌肌腱后方与咬肌神经和静脉伴行，通过乙状切迹到达咬肌深面。

手术要点：与关节距离很近，有可能成为手术中的出血来源。

从尸体测量研究的结果来看，动脉到各部位的平均距离为：

– 到髁突颈部前上面的距离：10.3 mm ± 4.4 mm。

– 到关节结节最下处的距离：11.47 mm ± 4.6 mm。

– 到乙状切迹最下处的距离：3.00 mm ± 1.2 mm。

14.2.7 颞顶区域的分层

从耳前入路到达关节的途中经过的组织层如图所示（图 14.4）

颞顶筋膜是帽状腱膜的侧方延伸，与 SMAS 筋膜接续，又被称为颞浅筋膜或者颧上 SMAS。

颞肌筋膜是包裹颞肌的软组织，在眼眶上缘水平分成深浅两层，分别附着于颧弓的内外两面，包裹颞浅脂肪垫。注意在颞肌筋膜浅层的深部常有大静脉。

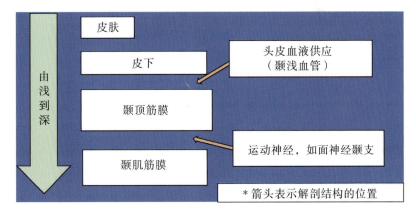

图 14.4　从耳前入路到达关节的途中经过的组织层

14.3　入路的分类

关节手术入路需确保以下目标：①术野暴露清晰；②无死角；③易于操作；④最重要的，避免神经损伤。

手术入路的途径有很多种，经皮的，关节镜的，内镜辅助的或者口内的。其中关节镜和内镜辅助的方式虽然手术创伤小，但临床适应证也相对受限。对于各种复杂的临床情况，掌握各种入路的方法是非常必要的。

也可以根据暴露结构的不同，将入路方法分为以下 3 种：

（1）暴露关节本身（包括关节骨面、关节盘和关节囊）。

（2）切开关节囊。

（3）暴露关节旁结构，如关节结节、颧弓、颞区和髁突下区域。

14.4　入路切口

14.4.1　关节本身的入路

包括以下几种切口：耳前切口、耳后切口、联合切口和穿口腔切口。不同切口的具体描述如下。

14.4.1.1　耳前切口

耳前切口是目前世界范围内最常用、最普及的方法，它的主要优点有：①简单；②术野暴露充分；③术式灵活，可以做小修改；④并发症少。

最初的术式是由 Risdon 在 1934 年提出，但由 Rowe 和 Killey 在 1968 年将其普及，1972 年 Rowe 再次推广此术式[2]。文献中常出现的不同的耳前切口及其变化如下[3]：

– 标准耳前切口。
– 带颞部延伸的耳前切口。
– Alkayat Bramley 改良切口。
– 耳内切口。
– 懒人 S 形改良耳前切口。

14.4.1.2　Blair 耳前切口，1917 年（图 14.5a）[4]

形似一个倒置的曲棍球棒，常规耳屏前垂直切口，然后逐渐弯向前方到达耳轮上 1 cm 处，再转向下方至耳轮附着处前方 2.5 cm。

14.4.1.3　Thoma 耳前切口，1945 年（图 14.5b, b1, b2）

沿耳屏前皱褶切开向上延伸，在颞浅血管分叉处，向前转 45°[5]。

14.4.1.4 Dingman 标准耳前切口，1946年（图 14.5c）

沿着耳屏前皱襞做经皮垂直切口，范围从耳轮向下至耳垂附着处，顺着耳珠的弧度轻微弯曲。

14.4.1.5 Dingman改良耳前切口，1966年[6]，1974年（图 14.5d, e, e1）

在标准切口的基础上，再增加颞部向前方的延伸，深度在筋膜下。

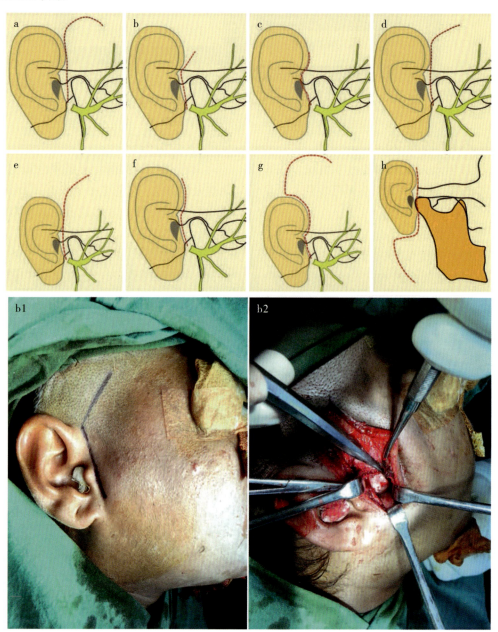

图14.5 耳前切口及其变化（a~h）。(b1)Thoma(1945年)描述的耳前切口；手术标记。(b2)Thoma(1945年)描述的耳前切口；手术显露。(e1)Dingman描述的耳前切口。(g1)Al Kayat和Bramley(1979年)[1]描述的带颞部延伸的耳前切口。(h1)懒人S形改良耳前切口；手术标记。(h2)懒人S形改良耳前切口；手术显露

关节的手术入路 | 第 14 章

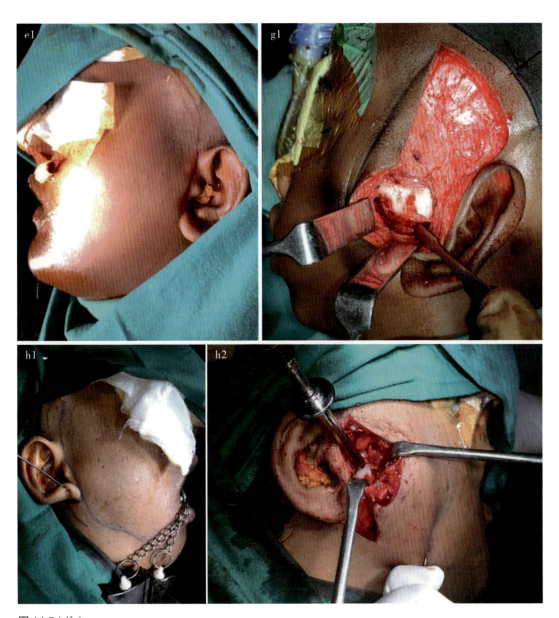

图 14.5（续）

14.4.1.6 Rowe 和 Killey 直线耳前切口，1968 年（图 14.5f）

就是上到耳轮下到耳垂的垂直切口。

14.4.1.7 Alkayat 和 Bramley 改良带颞部延伸的耳前切口（图 14.5g, g1）[1]

此方法首先在耳屏前区域，颞浅动脉和耳颞神经后方做 4~6 cm 皮肤切口。根据手术需求，可以添加一个颞部的延伸切口，延伸的好处包括：①有助于"筋膜下深部"切法来更好地保存神经；②额外暴露了颧弓区域；③如果需要取组织（如帽状腱膜或者颞肌），会比较方便。切口首先从皮肤层开始，深入到皮下，注意不要低于耳垂附着处。然后再继续深入，穿过 SMAS 筋膜层，暴露出颞肌筋膜，这是一层很好

139

辨认的发白反光的筋膜。此时以颧弓根为起点，向前向上方与颧弓成 45° 角为方向，切开这层筋膜，长度约 4 cm。这种方法避开了位于颞肌筋膜上的面神经分支，最大限度减小了术后面神经功能的减弱。之后 Popowich 又提出了颧弓下方的切口延长设计[7]。在这个层面分离出关节和颧弓为手术提供了安全充足的术野，可以直视关节囊从而找到关节，切开关节囊就到达了关节本体内部。

适应证：

（1）关节本体的手术，需暴露髁突和关节窝。

（2）需暴露骨折的髁突头颈部。

优点：

（1）整个关节的良好暴露。

（2）额外暴露了颧弓和颞区。

（3）愈合良好，美观影响小。

（4）从帽状腱膜和颞肌取组织方便。

缺点：

（1）可能损伤面神经。

（2）对于低位的髁突颈部骨折，需要开放手术内固定的情况，手术暴露不足。

额外暴露的颧弓和颞区，不仅使取筋膜肌肉组织更方便，还有利于保存颞浅血管。

14.4.1.8 懒人 S 形改良耳前切口（图 14.5h, h1, h2）

此方法除了暴露出关节，还可以到达髁突下以及下颌角区域，对于关节置换重建是个好选择。

14.4.1.9 耳内入路（图 14.6）

耳内入路最早是由 Lempert 针对中耳手术提出的[8]。目前最常用的是 Rongetti 提出的改良方法，即有限长度的耳内切口，在外耳道的深度做切口延伸[9]。

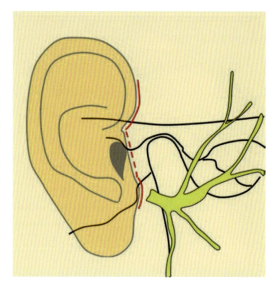

图 14.6　耳内入路（虚线代表切口的耳内部分）

适应证：

（1）关节开放手术。

（2）涉及髁突头部及颈部上方区域的手术。

优点：

（1）相对于传统耳前切口，有更好的美学优势。

（2）减少了医源性对颞浅动脉和耳颞神经的损伤可能。

缺点：

（1）对耳屏软骨的损伤。

14.4.1.10 耳后切口（图 14.7）[10]

耳后切口最早由 Bockenheimer 在 1920 年提出，后由 Axhausen 在 20 世纪 30 年代早期推广。它是在耳廓后做切口，将整个外耳道解剖分离向前翻，暴露出关节囊的方法。Husted 报道此术式会引起软骨外耳道损伤狭窄，如今已不再常用于关节手术了。

适应证：

（1）暴露关节本体。

（2）暴露髁突头部。

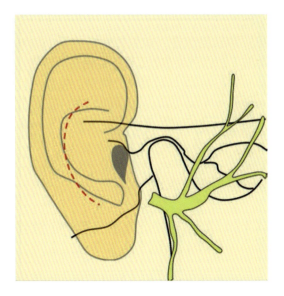

图 14.7　耳后切口

14.4.1.11　下颌下入路（图 14.8a~c）

最早由 Risdon 提出，经典的方法是在下颌骨和面神经颈支之间做切口，非常适合暴露下颌骨的外侧面。虽然它没有前述的那些方法暴露关节区充分，但对于髁突之下的区域，在 20 世纪 80 年代末期之前，一直都是首选的术式。后来 Hayes Martin 做了术式改良，更好地保护了下颌神经的小分支，是目前最常用的方法。

适应证：

（1）髁颈下骨折。

（2）关节置换重建时，作为辅助切口。

（3）需联合下颌角或升支手术时。

优点：

（1）经典可靠，已经使用上百年的方法。

缺点：

（1）关节本体无法暴露。

（2）高位髁突骨折暴露不充分。

14.4.1.12　内镜入路

目前，口腔颌面部手术进展的焦点就在于微创技术的发展，这也使内镜入路成为关节诊断和治疗中越来越流行的选择。

优点：

（1）耳后的瘢痕不易察觉。

（2）对于瘢痕体质的人更适用。

（3）暴露充分，对于盘后组织和髁突后方很容易操作。

缺点：

（1）容易造成软骨外耳道的狭窄。

（2）对于中耳炎和关节感染的患者是禁忌证。

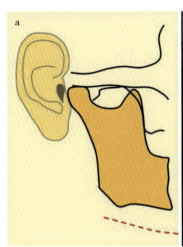 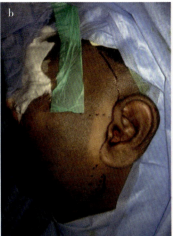 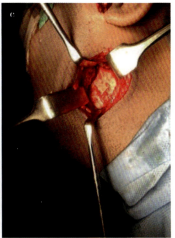

图 14.8　（a）下颌下入路（Risdon）。（b）下颌下入路；手术标记。（c）下颌下入路；手术暴露

目前关节镜可以实现关节手术以及髁突骨折固定的操作。诊断性的关节镜只需要一个导管,而手术操作则需要多个导管。多个关节镜在使用时成一定的角度,比如操作用的内镜与观测用的内镜相互成角,使操作的导管可以在观测内镜中被看到。常用的基本元件包括:①关节镜本身;②工作导管,冲洗和操作器械的引导装置。操作装置包括剪子、锉刀、缝线以及各种机头。

适应证:

(1) 诊断用。

(2) 关节穿刺、灌洗、溶解粘连。

(3) 关节内的关节盘手术以及骨表面成型手术。

(4) 髁突骨折的内固定术也可以由内镜辅助。

优点:

(1) 微创技术。

(2) 恢复迅速。

(3) 不损伤神经。

缺点:

(1) 不好掌握。

(2) 器械和技术要求高。

(3) 适应证受限。

(4) 有时还是需要回到开放手术,外科医生应该掌握两种方法。

14.4.2 关节腔与关节盘的暴露

前述的各种入路都是指暴露接近关节周围的结构,包括了颞区、下颌髁突以及相应的软组织等。如果要暴露关节上腔和关节下腔以及关节盘,就需要切开关节囊。关节囊也被称为关节侧方韧带,包裹着关节盘和关节腔,可以用不同的设计去切开(图14.9)。切口设计应该考虑到关节内手术完成后方便重新关闭关节囊。

14.4.3 切开深度

14.4.3.1 筋膜上,筋膜下,筋膜下深部(图14.10)

在耳前切口的切开深度方面,不同的作者观点也不同,焦点在于如何避免神经损伤。3种可能的深度如下:

• 筋膜上。
• 筋膜下。
• 筋膜下深部。

最早关节手术入路都是筋膜上的深度的切口,导致了更多的神经损伤。随着1979年Alkayat和Bramley提出的筋膜下深度的方法得到发表,手术方式发生了改变,从颧弓根处保存了更多的神经完整性,但是还是不足以高枕无忧。2004年Politi提出了筋膜下深部的方法,他宣称用更深的切口做耳前切口在他连续21例病例中无一出现神经损伤,无论是暂时性的还是永久性的。

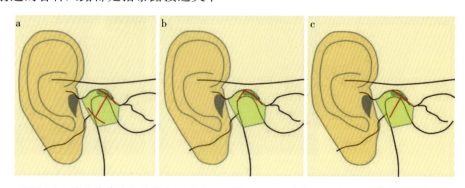

图14.9 暴露关节腔和关节盘。(a)H形切口。(B)倒L形切口。(c)T形切口

第14章 关节的手术入路

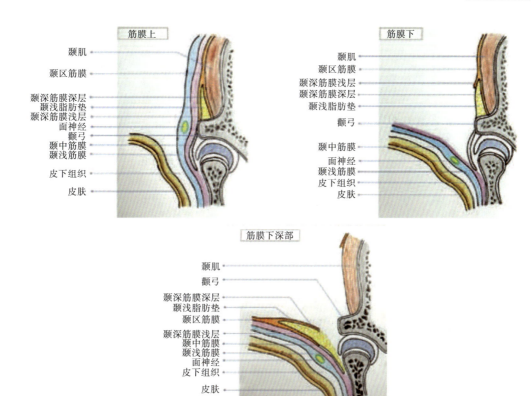

图 14.10　筋膜上、筋膜下和筋膜下深部

14.5 髁突骨折治疗的入路

完整的关节手术入路还应该包括髁突骨折的入路，骨折和关节结构的紊乱需要充分的暴露才能有效地手术干预。骨折的类型、手术的需求不同，入路设计也会有所不同，当今常见的下颌髁突的入路讨论如下。

14.5.1 下颌后入路（图 14.11a，b）

由 Hinds 和 Girotti 在 1967 年提出，此

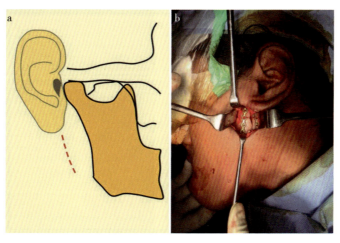

图 14.11　（a）下颌后入路。（b）下颌后入路；手术暴露

143

方法直接暴露髁突颈部和下颌骨升支。在耳廓下 0.5 mm，升支后缘 1 cm 处，做一 3 cm 长切口，穿透皮肤、皮下组织和颈阔肌，暴露腮腺咬肌筋膜（SMAS 筋膜层）。随后筋膜也被切开，下方的腮腺需要被钝性分离。分离的范围位于面神经的颞支和颈支之间，方向与神经走行相平行，分离后可暴露其下的咬肌和翼咬肌悬韧带。咬肌的分离有两种方法，一种是用锋利的刀片或者电刀切开，另一种是用钝性分离沿着肌纤维方向掰开，最后露出颌骨。注意不要损伤到后方的下颌后静脉。最后是骨膜下切开暴露髁突下方以及部分下颌升支。如果切开了腮腺后期要仔细缝合关闭，否则会造成术后的唾液瘘或者涎腺囊肿。

适应证：

（1）髁突颈部及以下区域的骨折。

（2）下颌升支的骨折。

优点：

（1）直接入路。

（2）暴露充分。

（3）瘢痕不明显。

缺点：

（1）由于神经走行复杂，有伤及面神经下颌支及其小分支的风险。

（2）重要结构如面神经、腮腺及其导管、下颌后静脉等距离很近，有医源性损伤风险。

（3）唾液瘘或者涎腺囊肿形成的风险。

（4）高位髁突骨折不适用。

（5）虽然概率不高，但存在 Frey 综合征风险（指神经被意外损伤，又错位连接恢复了，导致神经节后的副交感神经纤维支配了局部的汗腺）。

14.5.2 角旁入路（图 14.12a~c）

角旁入路或者下颌下高位入路由 Patel 和 Cronyn 提出，是针对下颌骨体后部和下颌角区域的直接入路。在下颌角后下方 0.5~1 cm 处做 3~5 cm 的弧形切口，穿过皮肤和皮下组织，露出颈阔肌。钝性分离颈阔肌到达颈深筋膜浅层。这个区域的 SMAS 筋膜包括咬肌筋膜切开后就暴露出翼咬肌悬韧带，这一层再切开后就露出下颌骨

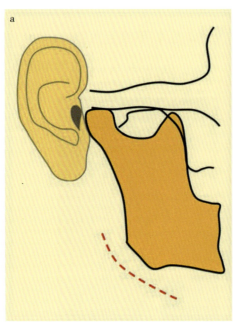
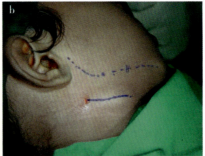
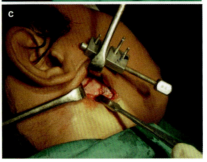

图 14.12 （a）角旁入路。（b）角旁入路；手术标记。（c）角旁入路；手术暴露

外侧面，从下颌角向上延伸至髁突下区域。

适应证：

（1）下颌角和下颌骨体后部的骨折。

（2）升支骨折。

（3）为了髁突骨折复位的下颌骨向下牵引。

优点：

（1）无神经损伤。

（2）不用结扎面动脉和面静脉。

（3）上下方向的切口不会伤及腮腺，不会形成涎腺囊肿或者唾液瘘。

（4）下颌下间隙不会被侵犯，唾液腺和淋巴组织无损伤。

（5）美观性好，瘢痕隐藏在下颌角后。

（6）操作简单、省时。

缺点：

（1）高位髁突骨折暴露不够。

14.5.3 除皱切口入路（图 14.13）[11]

除皱切口，又称面部提升切口，可以广泛暴露髁突、升支和下颌角。它类似于穿咬肌腮腺前入路，但是暴露范围更大。在皮肤上做长切口，从耳廓前皱褶开始向下延伸，绕过耳廓底部到后方，继续延长至乳突区域皮肤停止。在经过乳突和耳后时要注意耳大神经在此以前后向走行经过，跨过胸锁乳突肌穿入颈深筋膜浅层，位于皮下层平面。最开始的切口需要穿透皮肤、皮下组织和颈阔肌，然后钝性分离到达SMAS筋膜的深度。更深的切口要穿过腮腺的包膜与本体，方法与穿腮腺下颌后入路或者穿咬肌腮腺前入路相似。

适应证：

（1）包含髁突、升支、下颌骨体后部的多处骨折。

（2）伴随损伤需要软组织上提。

优点：

（1）暴露充分。

（2）入路直接。

（3）可同时调整软组织，美学效果好。

（4）切口较长，牵拉易操作。

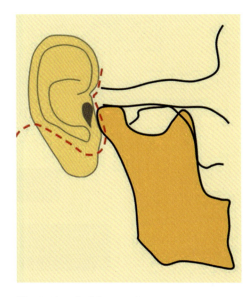

图 14.13　除皱切口入路

（5）瘢痕位置不明显，部分位于发际线内或者耳后。

（6）进入深部组织时可以改变切口设计。

缺点：

（1）损伤耳大神经的话可能导致下颌角和耳垂区皮肤麻木。

14.5.4 截骨入路（图 14.14）

内侧移位的髁突，尤其是高位骨折的情况，想将断端复位、固定是比较困难的，能创造的入路也是相对有限。下面讨论两种常用的截骨入路方法，即截骨再接骨术。

（1）升支垂直截骨，从而接近内侧移位的高位骨折髁突，这个方法最早在1989年由Ellis等和Mikkonen等分别提出。但是这两种方法都有相同的缺点，即折断的髁突血运不好，需要从体外固定髁突到截骨的升支上，再将后方的骨块固定回来。

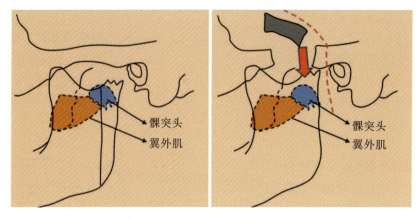

图14.14 截骨入路。（a）升支垂直截骨。（b）颧弓截骨术

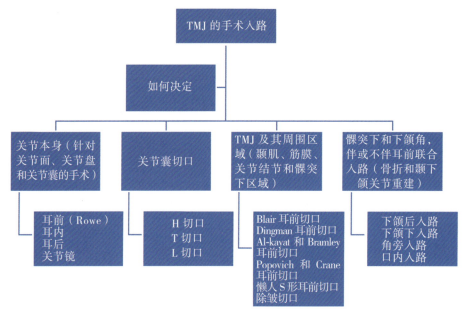

图14.15 选择理想的入路

2002年Sasaki等提出了改良，骨块就留在内侧且保留它们的肌肉附着，即翼外肌附着于髁突，翼内肌附着于截骨的升支内面。这种方法改善了血运，提高了愈合能力。

（2）颧弓截骨术，由Panneerselvam等在2018年提出，它使用标准耳前切口的手术入路，将钛板调试到颧弓上，方便之后再接，然后将颧弓截骨取下，这样就可以直接暴露出升支的内面，方便操作骨折的髁突。注意保留髁突上的翼外肌附着以保持血运。然后髁突被复位、固定，再将取下的颧弓复位回原位固定，固定方法是使用调试好的钛板。

14.6 选择理想的入路

关节区手术如何选择合适的入路，取决于手术的位置、术式的设计以及医生的装备。图14.15是一个简单的选择入路的思考流程图。

参考文献

请登录www.wpcxa.com"下载中心"查询或下载。

颞下颌关节内紊乱

第 **15** 章

Kishore Moturi

15.1 引言

颞下颌关节（TMJ）是人体中功能最复杂的关节之一，其中关节盘又是 TMJ 重要的功能组成部分，在关节的运动中要维持正确的位置和合适的解剖形态。TMJ 内紊乱（ID）是指关节各部分之间失去了良好的协同运动，从而使顺滑的关节功能产生障碍的现象。在 TMJ 中，关节盘位于下颌髁突和颞骨关节窝之间，或者说，关节盘的下表面与髁突接触，而上表面与关节窝接触。颞骨关节窝是相对固定的部分，而关节盘和髁突是相对运动的部分。关节盘的主要功能是双侧 TMJ 进行复杂的功能运动时，在关节窝和髁突之间衬垫和缓冲咬合力。

在闭口或者小张口时，关节处于静息或者单纯转动状态，关节盘也休息不动；而当大张嘴时，下颌骨及髁突向前方运动，关节盘也会伴随髁突同时向前方移动；同理，从张口回到闭口时，关节盘也会顺滑地回到最初的位置。这个过程中如果出现了障碍，那么就被称为关节盘移位或者紊乱（DD），也可以称为内紊乱。患者在病变初期可能没有任何不适，随着病程发展，可能会出现多种症状，比如关节的弹响、慢性疼痛或者功能障碍。肌肉疼痛酸软、头疼、张口受限也可能随着病情恶化而出现，从而影响生活质量。

盘移位（DD）通常被分为两大类：可复性盘移位（DDwR）（图 15.1a,b），不可复性盘移位（DDwoR）（图 15.2a,b）。

可复性盘移位是指关节盘、髁突、关节窝三者之间已经无法良好地协同运动，但是在下颌运动的某些时刻，关节盘还可以回到正确的位置。而不可复性盘移位则是指关节盘无论如何都回不到髁突与关节窝中间的正确位置了。

不同的盘移位还可以再细分为不同的亚类。最近发表的颞下颌关节紊乱诊断标准（DC/TMD）也列举了最常见的内紊乱类型，包括可复性盘移位、可复性盘移位伴间歇性绞锁、不可复性盘移位伴张口受限、不可复性盘移位不伴有张口受限、退行性关节病（DJD）、半脱位。

15.1.1 盘移位的不同类型

内紊乱通常是一种渐进性的疾病，关节盘发生移位的方向各不相同，有可能是向前、向内、向外或者向后。移位方向的评估需要在闭口位时，观测关节盘相对于

K. Moturi (✉)
Department of Oral and Maxillofacial Surgery,
Vishnu Dental College, Bhimavaram,
Andhra Pradesh, India

© The Author(s), under exclusive license to Springer Nature Singapore Pte Ltd. 2021
D. Bhargava (ed.), *Temporomandibular Joint Disorders*,
https://doi.org/10.1007/978-981-16-2754-5_15

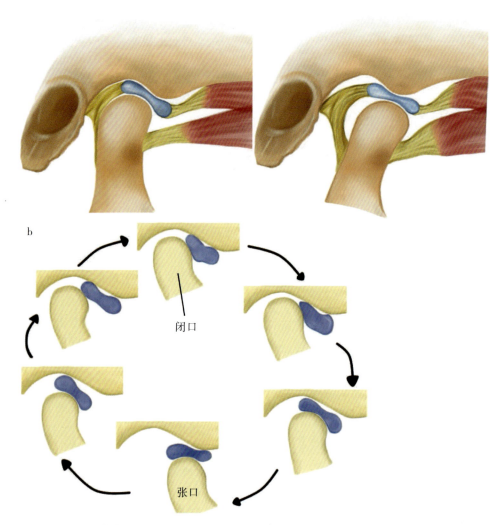

图 15.1 （a）闭口和张口时，髁突与关节盘的关系。（b）关节盘的前移和复位

其正常位置，也就是髁突和关节窝之间发生的偏移。而在开口运动中，病程早期时关节盘还可以自行回到正确位置，而后由于逐渐失去弹性、发生变形而无法复位，并有可能对关节骨组织造成继发性损伤。不同类型的盘移位发生比例如下：

（1）关节盘前移位（80%~90%），最为普遍。

（2）内侧/外侧移位（5%）。

（3）后移位（1%），最为少见。

（4）关节盘嵌顿（4%）。

Whyte 等使用 MRI 技术评估了 288 例关节盘移位，得出如下结论：关节盘前移位占比最高（44%），前外侧移位次之（29%）（图 15.3、15.4a,b）。他们还统计了双侧、左侧、右侧移位的数量，见表 15.1。近年来普遍认为双侧盘移位发生的概率要明显多于单侧盘移位。

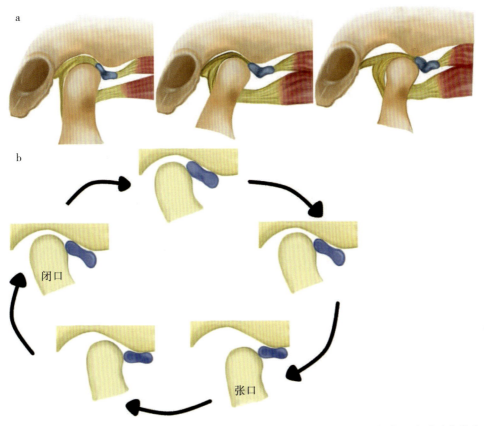

图 15.2　（a）关节盘移位未复位，可见关节盘（蓝色）干扰髁突运动。（b）髁突前移未复位

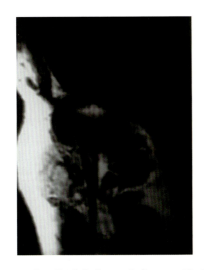

图 15.3　闭口位冠状位 T1 加权 MRI 显示关节盘侧方移位，关节盘越过穿过髁突双极的线 [经许可，引自 Aoyama S, Kino K, Amagasa T. Clinical and magnetic resonance imaging study of unilateral sideways disc displacements of the temporomandibular joint. J Med Dent Sci, 2002, 49(3):89–94]

使用影像学手段来确认诊断是非常必要的。只有了解开闭口位时正常的关节盘位置才能有效评估出病态的具体情况（图 15.5、15.6）。盘移位和退行性问题经常同时存在，某些盘移位的患者也表现出随着时间进展，退行性疾病逐渐加重的趋势。但是这不是绝对的，一些退行性表现可以单独存在，也可以和其他因素相关，比如某些系统性的炎性问题（例如类风湿性关节炎）。

15.2　内紊乱的病因

越来越多的数据表明，其病因和病理生理过程都和炎症因子以及软骨降解标志物的分泌密切相关。在临床中，伴疼痛的内紊乱更可能出现明显的炎症反应。

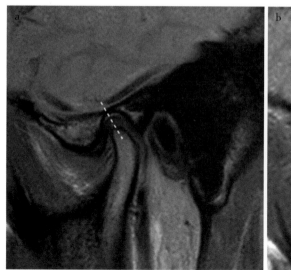 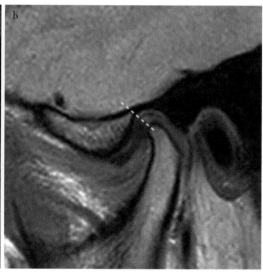

图15.4 （a, b）同一位患者，右侧（a）和左侧（b）。即使右侧（a）的关节盘中间部分相对于髁突向前滑动了，但仍可被认为是未脱位的，因为盘后组织与关节盘后带的边界位于逆时针 +15° 方向上（虚线）。左侧的关节盘（b）则脱位，盘后组织与关节盘后带之间的边界位于大约逆时针 +40° 方向上（虚线），且关节盘中带不再位于髁突和关节斜面之间 [经许可，引自 Tanteri C., Robba T., Cimino R., et al. （2020）Joint Disorders//Robba T., Tanteri C., Tanteri G.（eds）MRI of the Temporomandibular Joint. Springer, Cham. https://doi.org/10.1007/978-3-030-25421-6_7]

表15.1 Whyte AM 等对双侧、右侧和左侧颞下颌关节盘移位的总结

盘的位置/移位	双侧（288 个关节）	右 TMJ（143 个关节）	左 TMJ（144 个关节）
正常	17%	20%	15%
前移	44%	40%	49%
内侧	1%	1%	1%
外侧	3%	4%	2%
前外侧	29%	30%	27%
前内侧	6%	5%	6%

Wilkes 在1989年将内紊乱分为5个阶段（表15.2）。之后 Dimitroulis 在2013年提出了包括内紊乱在内的 TMJ 紊乱治疗的手术分类（表15.3）。而在2019年，Shen P 等又提出了青少年关节盘前移位的新分类。

最常见的病因之一就是创伤，可分为微创伤和常规创伤。

（1）微创伤：副功能习惯导致的咬合力量过大，不稳定的𬌗接触，关节摩擦力的增加，关节的动度过大甚至半脱位等等，都可以产生长期的不正常受力，而当这种力量超越了生理适应的极限，就会发生组织的破坏。

（2）常规创伤：包括各种急、慢性创伤，比如面部的打击，插管导致的脱位伤。通常这些创伤在生理状况下是有可能修复成功的，但如果伤害过大，平衡被打破，就可能造成盘后组织的撕扯从而使关节盘移位。

在关节内部的封闭空间内，自由基不

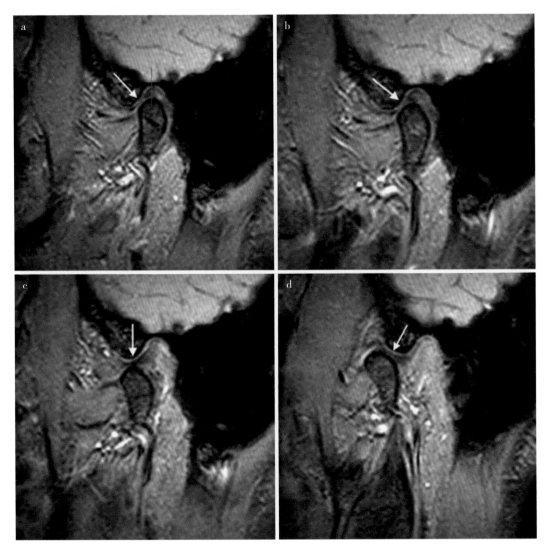

图 15.5 4个图像（a~d）来自动态 MRI，展示了从牙尖交错位（闭口）到最大张口的一系列动作。在运动过程中，关节盘的中带（箭头）始终位于髁突和关节斜面之间。请注意，在正常情况下，关节盘相对于髁突和关节结节会表现出活动性，因此始终位于两者之间，如动态 MRI 所示。在牙尖交错位（a）时，关节盘中带位于关节斜面和髁突之间（箭头），关节盘后带和盘后组织的边界位于 12 点钟方向（蓝线），髁突 - 关节盘复合体相对于关节窝的位置居中。请注意关节盘的位置：（a）在牙尖交错位（闭口）时。（b）早期张口 - 对应旋转。（c）更大的张口 - 对应平移。（d）最大张口 [经许可，引自 Tanteri C., Robba T., Cimino R.,et al.（2020）Joint Disorders//Robba T., Tanteri C., Tanteri G.（eds）MRI of the Temporomandibular Joint. Springer, Cham. https:// doi.org/10.1007/978-3-030-25421-6_7]

断被产生和消除，处于动态平衡中。当受力过大时就会出现局部缺氧的情况，而缺氧细胞增加又会产生更多的自由基，这会导致透明质酸的降解。透明质酸是关节滑液中的重要成分，它的减少会降低滑液的润滑能力，从而使关节内摩擦力增大，产生粘连或者关节盘移位（图 15.7）。

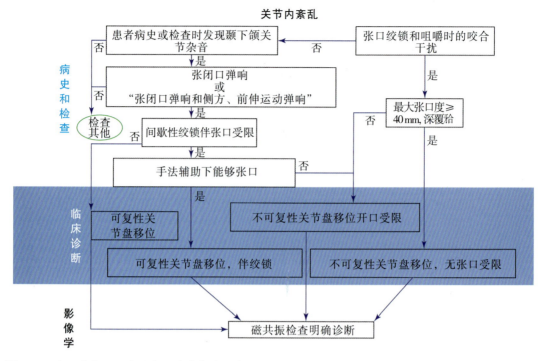

图15.6 基于病史和临床检查的关节盘移位诊断流程图,根据颞下颌关节疾病诊断标准 [经许可,引自 Tanteri C., Robba T., Cimino R., et al.(2020)Joint Disorders//Robba T., Tanteri C., Tanteri G.(eds)MRI of the Temporomandibular Joint. Springer, Cham. https://doi.org/10.1007/978-3-030-25421-6_7]

表15.2 Wilkes CH(1989年)颞下颌关节内紊乱的分期标准

阶段	表现		
	临床表现	影像学表现	手术表现
Ⅰ.早期(早期可复性关节盘移位)	1. 无明显症状 2. 张闭口时弹响(张口初出现,闭口末出现,强度较弱) 3. 无疼痛或活动受限	1. 轻度前移 2. 关节盘形态良好 3. X线检查正常	1. 关节盘形态正常 2. 轻度前移位 3. 关节盘出现被动的运动不协调(有弹响)
Ⅱ.早期/中期(晚期可复性关节盘移位)	1. 偶发疼痛 2. 偶发关节压痛,伴颞部疼痛 3. 开始出现主要机械障碍 4. 弹响强度加重 5. 张口末出现弹响 6. 开始出现间歇性半脱位,出现卡顿和绞锁	1. 轻度前移 2. 关节盘后缘轻度增厚/开始出现关节盘形态异常 3. X线检查正常	1. 前移位 2. 关节盘形态异常(轻度至中度后缘增厚) 3. 清晰可见的关节中央区
Ⅲ.中期/晚期(不可复性关节盘移位-急性/亚急性)	1. 频发疼痛 2. 关节压痛,颞部疼痛 3. 主要机械障碍——一过性卡顿和绞锁,持续绞锁(闭口绞锁) 4. 运动受限伴疼痛	1. 前移伴关节盘明显形态异常 2. 中度至重度的关节盘后缘增厚 3. X线检查正常	1. 关节盘明显形态异常伴移位 2. 不同程度的粘连(前隐窝,侧隐窝,后隐窝) 3. 无硬组织改变

续表

阶段	表现		
	临床表现	影像学表现	手术表现
Ⅳ.中期/晚期（不可复性关节盘移位——慢性）	1. 不同程度的间歇性关节痛、头痛 2. 不同程度的运动受限，病程波动	1. 严重程度超过中期 2. X线检查异常 3. 早期至中期退行性硬组织改建	1. 严重程度超过中期 2. 髁突和关节面退行性改建 3. 骨赘/骨刺形成 4. 多处粘连（侧隐窝、前隐窝和后隐窝） 5. 关节盘及盘后组织无穿孔
Ⅴ.晚期（不可复性关节盘移位－骨关节炎）	1. 查体时出现摩擦音 2. 不同程度的间歇性疼痛 3. 慢性运动受限 4. 功能受限	1. 前移 2. 关节盘穿孔伴关节上下腔充盈 3. 关节盘和骨组织严重形态异常 4. X线检查异常 5. 退行性关节炎改变	1. 关节盘和骨组织严重退行性改变 2. 盘后组织穿孔 3. 髁突和关节斜面磨损 4. 多处粘连，退行性关节炎特征（硬化、扁平、砧状髁突、骨赘/骨刺和皮质下囊肿形成）

表15.3　Dimitroulis G（2013年）的TMJ手术分类

类别	TMJ状况	治疗方法
1	正常	关节疼痛，关节功能正常 影像学检查确认没有关节病变 手术干预是禁忌证
2	轻微改变 所有均可挽救	TMJ内紊乱的早期，可能导致闭口绞锁 关节穿刺/关节镜冲洗可能有助于减轻关节压力
3	中度改变 大部分可挽救	不可复性关节盘移位，TMJ复发性脱位，TMJ关节镜/TMJ关节成形术/关节盘复位可能适用
4	严重改变 部分可挽救	关节盘严重移位/变形，导致慢性疼痛和张口受限 关节盘无法挽救，需要关节盘切除术
5	灾难性改变 无法挽救	晚期关节疾病，如严重骨关节炎、强直 最好的治疗方法是全关节置换

15.3　内紊乱的诊断

15.3.1　临床检查

常见症状和体征包括：

（1）外耳道前或者关节区的触痛。

（2）开口度减小（正常开口度一般在35~50 mm）。

（3）侧后方运动受限（正常范围为5~10 mm）。

（4）关节异常声响：弹响或者捻发音。

（5）开口型偏斜。

（6）关节绞锁。

（7）咀嚼肌或者颈部肌肉的压痛。

15.4　内紊乱的影像

传统平片一般只是用来做筛查，比如曲面体层片可以大致检查髁突、关节窝和关节结节。而锥形束CT或者螺旋CT能提

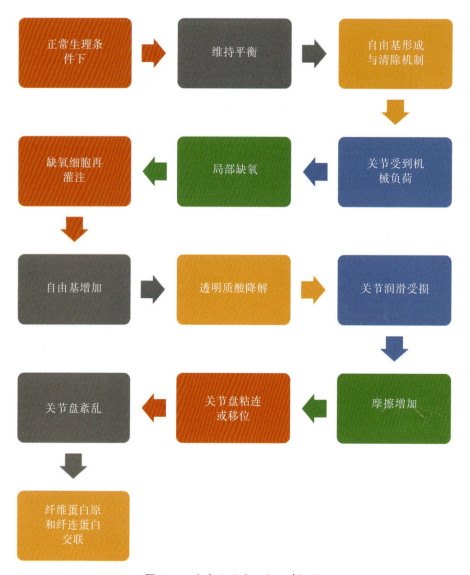

图 15.7 内紊乱的病理生理学机制

供更多的细节信息，尤其是骨质的观察，比如骨退行性变化或者骨关节炎等。还可以三维重建出立体模型更便于观测解剖结构或者手术设计。

超声检查（USG）可用来做筛查以及评估关节软组织的形态变化，但 MRI 才是影像的金标准。它可以观测盘后组织、关节盘位置和形态、骨髓变化以及关节渗出等。近年来又出现了一些最新进展，MRI-CBCT 融合影像可以更准确地评估关节盘位置；MRI 实时成像可以在下颌运动时记录整个关节的动态视频数据，可以帮我们更好地诊断内紊乱（图 15.4、15.5）。

如果怀疑有系统性问题（比如类风湿性关节炎或者青少年特发性关节炎），还可以增加其他检测，如人白细胞抗原 B27、抗核因子、类风湿因子等等。

15.5 内紊乱的治疗

治疗的主要目的包括去除病因、减轻

症状、促进愈合。早期病变可以通过保守或者微创的方法治疗，而晚期问题可能需要手术甚至是关节的开放手术，所以我们将治疗分为两大类来讨论：非手术治疗和手术治疗。

15.5.1 保守治疗（非手术治疗）

保守治疗的主要目的是减轻关节的压力和疼痛，这是选择治疗方法的首要关注。保守治疗包括了许多具体方法。

15.5.1.1 患者教育

所有治疗的开始都是患者教育，医生要给患者讲解疾病的病因及病程发展。饮食改变、副功能习惯的控制、减压治疗都需要通过教育告知来实现。良好的沟通可以给患者信心，降低焦虑程度，是治疗的重中之重。

15.5.1.2 药物治疗

有很多药物可以选择，一般来说需要联合用药。

镇痛药：通常是非甾体抗炎药（NSAID），如果有非甾体抗炎药禁忌证，阿片类药物也可以有限使用。

肌肉松弛药：缓解肌肉痉挛，肌肉紧张被认为是内紊乱的重要原因。

软骨保护药物：用于帮助关节软骨重建代谢平衡。

抗焦虑及抗抑郁药物：焦虑、抑郁和压力都和关节内紊乱相关，而相应的药物可以缓解这些问题。它们还可以作为改善睡眠和控制心理相关副功能运动习惯的辅助手段。苯二氮䓬类药物还可以辅助降低肌张力。

系统性激素：虽然不常用在内紊乱的情况，但它通过抑制白三烯通路的抗炎症功效确实很强大。

15.5.1.3 温度治疗

热或冷都可以作为温度刺激用于治疗内紊乱。热敷是最常用的热治疗，在不适区域应用大约 10~15 min（不超过 30 min）热敷是有益的，主要目的是通过血管扩张来增加血运，从而降低疼痛和关节僵硬

冷敷可以通过抑制神经末梢传导来降低痛觉，它会引起血管收缩。通常的冷敷使用方式是冰袋或者冷喷雾（通常是氯乙烷或者氟甲烷）。

15.5.1.4 物理治疗

物理治疗是非常常用的方法，有助于加强关节囊的力量，还能改善不同肌群间的协调运动。治疗的时间要短，采取一天多次的方式。如果一次时间过长有可能带来关节的负担过重以及疼痛加重。过程中不应有太大的疼痛，也不应该移动下颌来躲避疼痛。如果是手术治疗，至少进行两个月的被动运动训练。

手法治疗主要包括一系列支持性训练，可作为常规治疗的辅助手段。如果应用得当，和其他治疗联合使用可以改善治疗结果。针对软组织、关节动度以及肌肉协调等方面的问题，常用方法包括深部按摩、轻力关节牵引、肌肉拉伸、阻力训练、头颈肩的姿势调整等。

（1）等长收缩训练：患者将手置于颏部下方，在手掌阻力下缓慢张口。这有助于加强肌肉和关节囊的功能。

（2）再定位训练：在关节盘移位和下颌动度过大的时候使用。

（3）咀嚼肌按摩：可以改善血供，提高肌肉功能、缓解疼痛。对运动的协调和痉挛肌肉的松解也有功效。手术后张口训练时也可以联合使用。

15.5.1.5 口内装置

很多关节内紊乱患者可以使用正畸口内装置治疗。某些错𬌗类型，比如由于后牙缺失、垂直高度丧失导致的下颌骨过度闭合，或者严重的Ⅱ类2分类内倾型深覆𬌗都可以采用这种方法治疗。对于副功能运动引起的过度牙齿磨耗，可以使用夜间软𬌗垫来预防。夜磨牙/紧咬牙导致的牙齿磨耗、肌肉张力过大、关节负担过重都可以有效缓解。

15.5.1.6 咬合板治疗

通常是指自凝树脂制作的 1.5~3 mm 厚的可摘口内装置。可能用在上颌或者下颌，也可能是全口或者部分使用。它有助于减小关节压力，降低负荷和疼痛，重新平衡调整咬合，缓解肌肉痉挛。可能出现的问题是长期佩戴也会引起错𬌗。它的主要考量包括：

（1）与对颌均匀对称的接触。
（2）边缘光滑。
（3）固位力适当。
（4）对牙周组织无激惹，只覆盖牙齿。
（5）不应产生功能受限，不应限制舌体运动、发音和吞咽。

常见的咬合板类型包括：稳定型咬合板、前牙再定位咬合板以及软性/弹性咬合板。

15.5.1.7 诊断性阻滞麻醉

使用局部麻醉的方法阻断关节的神经感觉是很有效的手段，可以判断关节是否是疼痛的来源，有没有其他位置的牵涉性痛。关节囊内和囊外的注射都可以达到麻醉效果。

麻醉注射液中不应包含肾上腺素，以避免血管收缩。由于慢性的肌肉痉挛或者持续的炎症，很可能局部的血运已经比较差了，不能雪上加霜。此方法可以鉴别到底是肌肉的压痛还是痉挛，并可以定位出触发点的位置。

15.5.1.8 超声治疗

超声治疗和温度治疗的概念差不多，不过更加有效，因为它的作用更加深入。治疗可以增加深部组织的血运，还可以分散胶原纤维，使结缔组织更有弹性和延展性，同时可降低关节僵直，减缓疼痛，改善动度，舒缓肌肉痉挛。有研究表明它对关节内紊乱引起的肌筋膜疼痛特别有效。

15.5.1.9 经皮电神经刺激（TENS）

这种治疗据报道可以缓解疼痛、舒缓痉挛，但目前研究认为它只能作为一种辅助治疗，并不能单独使用。

15.5.1.10 激光治疗（LASER）

低水平激光治疗（LLLT）由于有镇痛和抗炎的效应，可能对组织修复有帮助。据报道可以刺激血运，增加淋巴引流，降低肌肉收缩，但是激光治疗的长期有效性仍然有限。

15.5.1.11 针 灸

据报道针灸对某些病例缓解关节疼痛有效果，不过我们仍知之甚少。

15.5.2 手术治疗

手术治疗对于晚期严重的关节病患者是必要的，尤其是对于非手术治疗效果不佳的情况，而症状轻微的患者通常不适合。在 Wilkes 手术分类中，轻度的患者仅需要保守治疗，而最重度的情况甚至需要开放式的手术治疗，具体的手术方法如表 15.4 所示。

表 15.4 TMJ 内紊乱的手术治疗

手术方法	技术
闭合/微创技术	
关节穿刺	单穿刺 双穿刺
关节镜	诊断后治疗 关节盘复位术
开放技术	
关节盘折叠术	部分 完全
关节盘复位术	颞部支撑法 Mitec 锚固法
关节上、下腔粘连松解术，不进行关节盘复位	可以与颞肌成形术联合进行
关节盘切除术，不进行置换	富血小板血浆注射，可以防止无效腔形成
关节盘切除术，进行置换	自体材料 （a）耳廓软骨 （b）颞肌/筋膜 （c）真皮移植 异体材料 （a）PTFE（聚四氟乙烯）植入物 （b）可取出式硅胶植入物
髁突切除术	传统口内切口髁突切除术 闭合式髁突切除术（Kostecka 技术）

15.5.2.1 关节穿刺

关节穿刺是最微创的术式，用于对内紊乱的关节腔进行灌洗和送药。通常在局部麻醉下诊所都可以开展，偶尔需要一些镇静措施。具体方法是使用两个注射器插入到关节上腔内，一个注射器注入乳酸林格溶液 100~300 mL，另一个作为溶液的出口，这样就达到了灌洗的目的。

在灌洗之后，可以注入皮质醇激素、透明质酸钠或者富血小板血浆（PRP），以减轻囊内炎症，改善关节功能。术后嘱患者软食，常规进行物理治疗，定期随访。它的主要目的就是溶解粘连、冲走炎性介质和自由基，根据具体方法不同，可分为单针穿刺和双针穿刺两种（详见第 19 章）。

15.5.2.2 关节镜

关节镜也是内紊乱的常用处理方法，既可以探查诊断，又可以用来治疗。它是用 1.9~2.7 mm 的内镜插入到关节腔内，在去除粘连、改善功能、减缓疼痛方面的效果优于穿刺（详见第 20、21 章）。

15.5.2.3 诊断性关节镜

它有助于在清除粘连、灌洗关节之后观察关节腔的各个区域，诊断出内紊乱的阶段，明确炎症引起的滑液变化，以便之后在关节腔给药。不可复性盘移位的患者可以观察到明显的纤维性粘连和炎性改变，如果病程不长，在关节镜视野下的溶解和灌洗效果很好。

15.5.2.4 手术关节镜

在关节镜下，进行关节内及周围的手术干预，除了有内镜用来观察，还有各种手术器械，比如针、刀、钩、探针、剪子、钳子、刮刀等等需要从另一个手术通路进入关节。手术可以去除粘连、修复关节盘、关节盘再定位术、滑膜切除、关节盘切除等，还可以取组织标本用于病理检查。

15.5.2.5 开放关节手术

不同的开放手术方法详见表 15.4。主要用于缓解疼痛、增加动度。首先需要通过耳屏前切口入路（详见第 14 章），分层切开，暴露关节。可以摸到髁突外极，在髁突外极和关节窝之间有明显的关节囊的凹陷。局部麻醉下在关节囊外侧做一小切口，进入关节上腔，可观察到滑液流出。此时按压下颌骨后部，可以扩大关节腔，进一步扩大切口可以暴露整个关节上部，包括前间隙和上间隙。

可用剥离器轻柔扫动来分离粘连。注意在开闭口运动中沿着内外方向观察关节盘的位置和功能，如果关节盘和髁突都功能正常，就可以大量冲洗然后缝合。如果关节下腔也发现了粘连和变形，则需要牵引髁突向前下方向，然后去除病变、大量冲洗。

15.5.2.6 盘缝固复位术

有部分的和全部的两种缝固复位。部分缝固的时候，去除一小块楔形组织然后向后外方向复位关节盘，而全部缝固是指全层盘后组织都被切除，然后把剩余的盘后组织和后韧带缝在一起，从而复位关节盘，通常用 4-0 的可吸收缝线。如果术后仍有下颌运动障碍，医生可能会选择做关节结节的修整。

15.5.2.7 关节盘锚固复位术

进入上下关节腔后，首先应溶解粘接、游离移位的关节盘，然后在髁突外极上以前后向的方向钻一个小孔，用 3-0 的缝线穿过小孔和关节盘前带和中间带交界处。变形程度和退行性变的严重程度决定了手术的成功率。这个术式也可使用 Mitek 铆钉，用金属钉植入髁突头部以固定缝线，将关节盘拉到更生理性的位置（详见第 18 章）。

15.5.2.8 关节盘切除术（无替代）

当关节盘无法修复，保守治疗及关节镜治疗均无作用时可以使用，关节盘穿孔时也可考虑。通常会切除盘中央无血管区域以及穿孔的位点，但内侧关节盘很难切除。手术过程中可以使用止血海绵或者含肾上腺素的麻醉药物来控制出血，使用 Wilkes 拉钩将髁突推向前下方以尽量暴露内侧关节盘。小心不要切到关节囊内侧壁，容易伤到脑膜中动脉。

为了防止术后发生髁突和关节窝的粘接，可以考虑置入临时的硅胶植体，它还有助于纤维组织衬里的形成。植体通常放置 6~12 个星期，但如果没有术后不良反应也可以放置几个月。

还可以使用自体组织如富血小板血浆（PRP）或者富血小板纤维素来代替异体材料。注入关节后它可以阻止无效腔形成，它富含多种生长因子，可以促进创伤愈合。

15.5.2.9 关节盘切除术（有替代）

有若干种自体或者异体的材料可用于在关节盘切除后替代关节盘。虽然很多患者不需要任何替代也可以长期良好行使功能，还是有研究者尝试了一些替代材料用于术后重建关节盘。最常用的包括皮肤、耳软骨和颞肌筋膜。

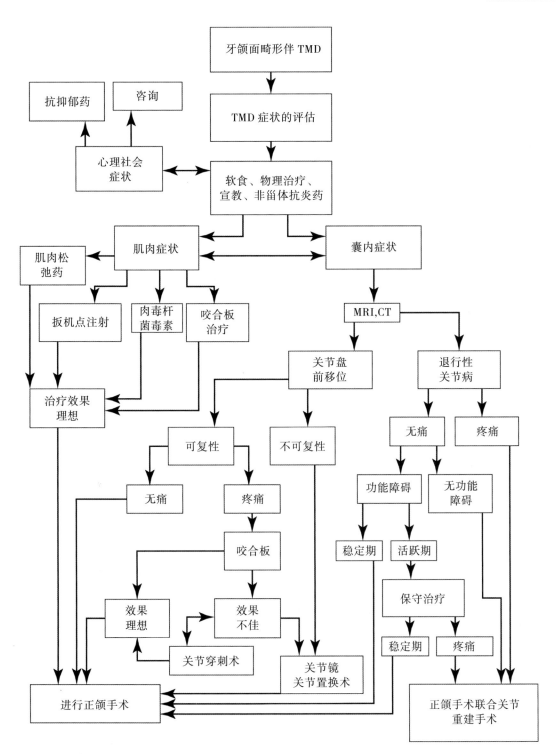

图 15.8 具有牙颌面畸形和 TMD 症状患者的流程图和治疗方法 [经许可，引自 Orthognathic Surgery, Vol 26/Issue 4, John C. Nale, Orthognathic Surgery and the Temporomandibular Joint Patient, Elsevier, Pg.554. Copyright(2014)]

皮肤移植

可以用 15 号刀片从大腿或腹部取得同时包含表皮和真皮的全厚皮瓣。皮瓣要比缺损部位略大一些，因为在获取和转移的过程中会有一定的收缩，注意不要用有毛的部位。另外除了刀片还可以用鼓式取皮机取皮。

耳软骨移植

如果从后部入路取骨会留下一个小瘢痕，而如果从前部入路，注意切口要位于前螺旋与外螺旋之间，前螺旋的边缘不应被伤及，软骨应呈弧形以适合关节窝形态。

颞肌筋膜转瓣

颞肌筋膜瓣是一个全厚皮瓣，由耳前或者耳内切口向颞区延伸 2~3 cm 而得。它基底向下，宽度比关节腔略宽以补偿收缩，长 5~6 cm，宽 3 cm。将此瓣从颧弓外侧绕过，衬入关节窝内，以 4-0 可吸收缝线固定。

15.5.2.10 髁突切除术

髁突切除术是类似髁突下骨折的截骨术，它最早由 Hall 普及，之后有另外几位研究者提出了改良。通常患者在术后需要保持 7 d 的颌间固定（IMF），然后再继续物理治疗和颌间牵引。

1928 年，Kostecka 首次提出了经典的闭合式髁突切除术，即双侧髁突颈部的高位垂直斜行截骨。Ward、Smith 和 Sommer 在 1957 年，Banks 和 McKenzie 在 1975 年分别提出了改良意见，建议使用更多垂直更少斜行的截骨线。而 Upton 和 Sullivan 在 1991 年提出了新的方法，从乙状切迹前部向下颌角做截骨，以便髁突和远端部分的重叠。同年 Shevel E 做了口内入路的髁突下截骨术。

近年来许多学者提出了更多的技术改良，包括使用可吸收的螺钉以及新的缝合方法来复位关节盘，这些方法尚需要进一步研究。

15.5.2.11 正颌手术

随着颌骨手术技术的进步，使用双侧下颌升支矢状劈开截骨（BSSO）和口内垂直升支截骨（IVRO）等术式来治疗骨性错𬌗伴关节病患者的报道越来越多。主要是希望同时解决关节病和可能是病因的牙颌面畸形（图 15.8）。需要注意防范可能的术中、术后并发症以及复发。骨性Ⅲ类错𬌗的患者很少有术前的关节问题，而骨性Ⅱ类错𬌗伴关节病的情况很多见，此时 IVRO 是最适合的术式，它能让髁突发生前下移位，从而增加关节间隙，对于可复性或者刚刚变为不可复性的关节盘，也能增大复位的概率。少数情况下，牙颌面畸形患者伴有过于严重的关节病也需要正颌手术和关节置换重建手术同步进行（详见第 22 章）。

正颌手术在关节病治疗中的地位多年来一直有些争议。由于关节病的病因复杂，目前还很难确定正颌手术和关节病改善之间是否存在因果关系。

15.6 总　结

对于诊断了内紊乱的患者，术后的随访和维护非常关键。大多数患者通过医患沟通、饮食改变、药物治疗以及微创治疗都会有所好转，而对于需要手术的严重患者，早期积极的物理治疗和康复训练可以显著改善治疗效果。

参考文献

请登录 www.wpcxa.com "下载中心"查询或下载。

颞下颌关节创伤

第16章

Darpan Bhargava, Yogesh Sharma, Preeti Gurjar

16.1 引 言

髁突骨折和颞下颌关节（TMJ）软组织损伤占所有下颌骨骨折的29%。这些损伤很容易被忽视，且在面部诊断中很少被诊断。骨折是TMJ组织创伤的常见结果。当然，为了准确诊断和避免一些并发症的发生，关节周围软组织的损伤也应进行仔细评估，如咀嚼功能障碍、关节内紊乱、关节强直及下颌骨生长发育受阻而导致的颌骨发育不良等并发症[1]。

TMJ组织的创伤包括：

- 积液（出血性或浆液性）。
- 关节盘、关节囊及韧带的软组织损伤。
- 髁突脱位。
- 不伴有骨折。
- 伴有髁突以外的骨折。
- 伴有髁突骨折。
- 骨折。
- 未移位。
- 偏斜。
- 移位。
- 脱位。
- 粉碎性骨折。
- 涉及相邻骨质结构。
- 以上情况组合[2]。

16.2 髁突骨折发病率

髁突骨折占所有下颌骨骨折的29%~35%（基于不同作者报道的百分比）。根据Owusu及其同事的描述[3]，创伤的发生率因不同年龄组而异。在13~18岁的青少年中，髁突骨折的发生率约为74%，而在12岁以下的儿童中则为26%。文献记载显示，髁突骨折在男性中的发生率高于女性[4]。

16.3 病 因

不同年龄段儿童中最常见的髁突骨折原因包括：与自行车相关的跌倒（6~12岁），机动车事故（6~18岁），跌倒（1~12岁），虐待儿童（1~5岁），接触性体育运动

D. Bhargava (✉)
TMJ Consultancy Services,
Bhopal, Madhya Pradesh, India

Oral and Maxillofacial Surgery, People's College of Dental Sciences and Research Centre, People's University, Bhopal, Madhya Pradesh, India
e-mail: drdarpanbhargava@gmail.com

Y. Sharma
Department of Dentistry, Netaji Subhash Chandra Bose Medical College, Jabalpur, Madhya Pradesh, India

P. Gurjar
Oral and Maxillofacial Surgery, TMJ Consultancy Services, Bhopal, Madhya Pradesh, India

© The Author(s), under exclusive license to Springer Nature Singapore Pte Ltd. 2021
D. Bhargava (ed.), *Temporomandibular Joint Disorders*,
https://doi.org/10.1007/978-981-16-2754-5_16

（12~18岁）[5]。机动车事故、袭击、跌倒和体育活动意外是成年人髁突骨折的主要诱因。而在老年人群体中，跌倒是首要因素[6]。其他较少见的导致TMJ损伤的原因还包括口腔气管插管、鞭甩伤以及分娩过程中的伤害[7]。

16.4 损伤的机制

咬合状态下，牙齿能为TMJ提供缓冲作用。髁突骨折的类型取决于力的大小和方向。若力量从颏部轴向施加，会导致单侧或双侧髁突骨折。由于髁突位于上后方位置，根据力的传递方向，通常会造成髁突颈部骨折，从而防止力量直接传至关节窝，这一机制能够阻止力量直接传递至颅底[8]。

16.5 病理生理学

不同生长阶段下颌髁突的解剖结构决定了骨折的类型和对创伤的反应。在5岁以下的儿童中，由于髁突颈部短宽且高度血管化，由较多松质骨和薄层皮质骨构成，髁突骨折通常为关节囊内而非关节囊外骨折。由于跌倒导致颏部受冲击而引发的关节囊内骨折，会将力分散到髁突上，从而造成髁突头部受到挤压性损伤。而在5~12岁的年龄段，髁突颈部骨折通常表现为青枝骨折或不完全骨折，因为此时TMJ的解剖构造更接近成人型，具有更高的重塑潜能。

在成年人中，关节囊外（髁突颈部）骨折伴有内侧或外侧移位更为常见，因为这是下颌骨最薄弱的部位。同样，在成年人关节囊内骨折的情况下，垂直方向（矢状分裂型）较为常见，且是最易被忽视的髁突骨折类型。

16.6 髁突骨折的分类

16.6.1 Lindhal分类法

髁突骨折的基本分类依据是骨折的解剖位置以及骨折部位与下颌骨和关节窝的关系。Lindhal L（1977年）根据以下因素对髁突骨折进行了分类[9]，如图16.1所示。

16.6.1.1 骨折的解剖位置（图16.1a）

（1）髁突头骨折：此类骨折为关节囊内骨折，进一步细分为垂直型（前后方向矢状分裂）、压缩型（"蘑菇状"扩张）和粉碎性骨折。

（2）髁突颈骨折：位于关节囊附着点下方的关节囊外骨折。

（3）髁突下骨折：此骨折从乙状切迹最深处向后延伸至下颌支最大凹陷点。根据骨折位置高低，还可以进一步描述为高位髁突下骨折或低位髁突下骨折。

16.6.1.2 髁突骨折与其下颌骨位置关系

（1）未移位（图16.1b）。
（2）偏斜（图16.1c）。
（3）内侧或外侧重叠移位（图16.1d和16.1e）。
（4）前后方向重叠移位（图16.1f）。
（5）骨折断端无接触（图16.1g）。

16.6.1.3 髁突头与关节窝的关系

（1）未移位（图16.1h）。
（2）移位：髁突头仍在关节窝内，但关节间隙发生改变（图16.1i）。
（3）脱位：髁突骨折后通常会发生前内侧脱位，即髁突头从关节窝中向前内侧方向脱出（图16.1j）。

髁突头的移位和下颌支的缩短被认为是判断髁突骨折的两个重要指标。其他基于解剖位置并提出髁突骨折具有临床意义的分类系统包括但不限于以下内容。

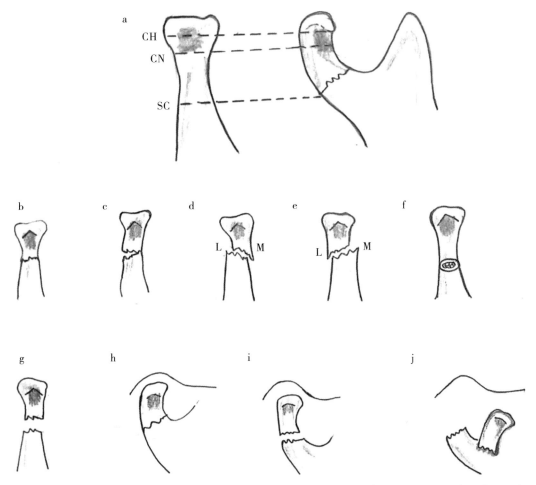

图 16.1 Lindhal 分类法基于解剖骨折位置、骨折髁突与下颌骨及关节窝的关系对髁突骨折进行分类。CH：髁突头部；CN：髁突颈部；SC：髁突下部；L：外侧；M：内侧

16.6.2 由 Strasbourg 骨折固定研究小组提出的分类（Loukota 等，2005 年）（图 16.2）

该系统根据解剖位置和临床意义对髁突骨折进行分类，具体分类如下：

- 跨髁头骨折：骨折线起始于髁突头部，并可能延伸至关节囊之外。

髁突颈部和基底部骨折的区分依据是骨折段与一条假想线（A 线）的关系，自乙状切迹最低点向升支后缘的切线做一条垂线即得到 A 线。

- 髁突颈部骨折：骨折部分超过一半，位于线 A 之上。

- 髁突基底部骨折：骨折部分超过一半，位于线 A 之下。

- 移位：骨折成角 < 10° 为轻度移位，10°~45° 为中度移位，> 45° 为重度移位。若骨折段成角 > 10° 且升支高度缩短 ≥ 2 mm，建议采用切开复位内固定进行治疗。

16.6.3 髁下骨折的分类

该系统包含了髁下骨折的不同类型及其相应的治疗指南：

- 1 类骨折：轻度移位，建议闭合复位（下颌升支高度缩短 < 2 mm；骨折成角 < 10°）。

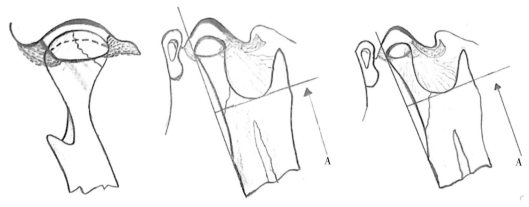

图 16.2 Lookota 等 2005 年提出的斯特拉斯堡骨折固定研究小组（SORG）对下颌骨髁下骨折的分类

- 2 类骨折：中等移位，建议采用切开复位内固定（ORIF）治疗（下颌升支高度缩短 2~15 mm；骨折成角 10°~45°）。
- 3 类骨折：重度移位，同样建议进行 ORIF 手术（下颌升支高度缩短 > 15 mm；骨折成角 > 45°）[8]。

16.7 TMJ 创伤的诊断

通过临床表现和适当的影像学检查（表 16.1），可以诊断出 TMJ 的各种硬组织和软组织损伤。

表 16.1 髁突骨折的临床特征

- 明确的外伤史（颏部撕裂、擦伤、挫伤或耳前区血肿）
- 面部不对称（由于骨折断端重叠导致下颌支缩短）
- 耳前区域疼痛和肿胀
- 外耳道出血（前鼓室板骨折所致）
- 牙关紧闭（由于肌肉痉挛、关节内出血或疼痛引起）
- 开口受限且张口时偏向骨折一侧
- 错殆
  - 骨折侧：磨牙早接触
  - 未骨折侧：后牙开殆
  - 双侧髁突骨折伴有移位：前部开殆，后牙难以咬合

16.7.1 TMJ 创伤的成像

影像学检查有助于髁突骨折的确诊。全口曲面体层片（OPG）、下颌骨侧斜位片和反向汤氏位片被视为诊断髁突骨折的基本检查手段。对于复杂损伤，包括移位或脱位的髁突骨折、累及 TMJ 及其周围软组织的颅内穿通伤等，会采用更高级的影像技术（如 CT 和 MRI）进行详细评估（图 16.3 至 16.6）。

16.8 髁突骨折的治疗

髁突骨折治疗的主要目标是恢复术前的咀嚼功能、咬合关系及面部对称性。与身体其他部位的骨折不同，在无法实现复位的情况下，精确拼接骨折断端并非强制要求，需评估风险–收益比。由于髁突具有显著的重塑和重建特性，在髁突微小移位或脱位的病例中采取保守治疗方案，可以实现髁突功能和形态结构的完美恢复。髁突骨折的治疗方式在不同的年龄段有所差异，根据骨折移位程度以及面部不对称性的差异可选择保守治疗或手术治疗方案。

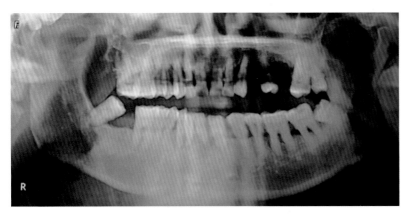

图 16.3 左侧髁下骨折及髁突从关节窝移位

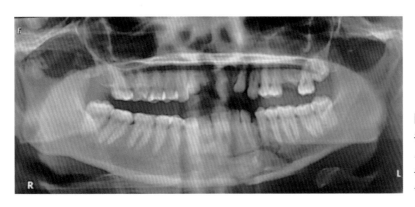

图 16.4 右侧髁突头骨折,提示为高位髁突骨折;由于左侧颏部及下颌体受到直接打击导致的间接创伤,还伴有喙突骨折

16.8.1 保守治疗

对于髁突微小移位且无咬合紊乱的病例,首选观察、软食及镇痛药物治疗。在轻度移位、轻微咬合间关系异常以及开口时颏部偏斜的情况下,应通过使用𬌗垫、弹性牵引装置和颌间固定(MMF)来固定下颌以进行治疗。针对不同年龄段患者,存在多种非手术治疗髁突骨折的方案(表16.2)。

16.8.2 外科治疗

必要时,与保守方法相比,开放复位内固定术(ORIF)有助于早期恢复形态和功能。Meyer 等描述了下颌髁突的骨愈合线,其中张力区位于髁突前缘和乙状切迹处,而压力区则位于下颌支后缘。基于 Meyer

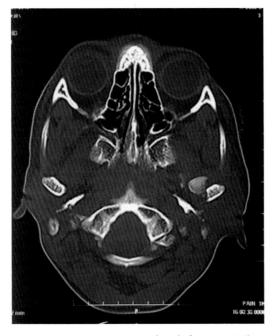

图 16.5 1 例下颌髁突矢状骨折患者的 CT 图像

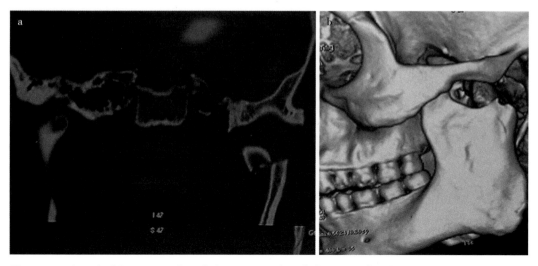

图 16.6 下颌髁突骨折的 CT 图像。(a) 冠状面切片。(b) 三维重建图像,显示了沿颞下颌关节翼外肌张力方向前内侧移位的骨折髁突

表 16.2 髁突骨折的非手术处理

年龄段	治疗
0~2 岁	主动咀嚼功能训练与镇痛药物
3~5 岁	采用帽式夹板(带/不带钩;有/无咬合覆盖)或牙弓夹板进行 MMF,持续 10~14 d 后,再进行主动物理疗法。使用肌功能矫治器可以促进下颌的正常生长发育
6~12 岁	采用牙弓夹板或 Ivy 孔环与钢丝进行颌间固定,持续 2~3 周(14~21 d)后,再进行主动物理疗法(根据操作者偏好以及骨折段偏移或移位的程度,对于 16 岁以下的患者,MMF 的时长可考虑延长至上述时间范围)
成年	使用 Erich 牙弓夹板、Ivy 孔环与钢丝或 IMF 螺钉与钢丝,或者弹性牵引装置进行颌间固定 4~6 周
老年(无牙颌患者)	使用"Gunning 夹板",通过牙槽龈缘钢丝固定,并利用梨状孔或环绕腭部的钢丝进行固定。已有的义齿也可用于 MMF

MMF:颌间固定;IMF:上颌内固定

的研究成果,理想情况下,在骨愈合线上使用两块板进行固定,将为下颌髁突提供稳定的固定效果(图 16.7)。根据 AO 手术参考文献的推荐意见,对于那些可用于固定钢板的骨质有限的情况,采用一块更厚重的钢板对下颌髁突进行固定可以实现同样的稳定性。过去,多位作者提倡使用线性骨愈合、髓内克氏针或螺钉以及外固定骨针进行骨折固定。采用功能型微型板固定是目前最常用于髁突骨折稳定化的首

选方法。除了微型板之外,不同作者还提出了使用特殊几何形状的板,如 Y 形板、梯形板和三角形板(3D 板)。对于正在生长发育中的下颌骨骨折固定,已有文献记载了可吸收性内固定系统(聚-L-乳酸和乙酸共聚物板)的应用。美国口腔颌面外科医师协会(AAOMS)2017 年发布的《口腔颌面外科临床实践指南》关于 ORIF 的推荐情况包括以下病例:①下颌髁突骨折脱位;②髁突或异物对下颌功能造成机械性

干扰；③由于前后向和垂直方向尺寸丧失无法通过非开放式复位处理的髁突骨折（如无牙患者、多发性面部骨折），必要时包括内固定治疗；④复合型骨折；⑤下颌髁突移位进入颅中窝；⑥患者或医生倾向于早期或立即恢复活动与功能[15]。基于对病例的仔细评估，Zide 和 Kent[10] 提出了开放复位内固定的绝对适应证和相对适应证，内容如下。

绝对适应证：
（1）髁突移位进入颅中窝。
（2）无法通过非开放式技术获得满意咬合。
（3）髁突向外侧发生囊外脱位。
（4）关节囊内存在异物。
（5）影响 TMJ 功能的机械性阻塞。
（6）对 TMJ 造成开放性损伤（穿刺伤、撕裂伤和挫裂伤），需要立即治疗。

相对适应证：
（1）在无牙颌患者中，由于牙槽嵴严重萎缩导致无法使用𬌗垫或𬌗垫不可行时发生的双侧髁突骨折。
（2）由于并发的医疗状况不推荐使用𬌗垫固定治疗，或者无法进行物理治疗时发生的单侧或双侧髁突骨折。
（3）与粉碎性中面部骨折相关的双侧骨折。
（4）与其他牙颌面问题相关的双侧骨折。

16.9 髁突切开复位及内固定的治疗方法

基于骨折位置和移位程度，选择合适的手术入路以到达骨折部位（表 16.3，参考第 14 章内容）。

16.10 TMJ 的软组织损伤

一般认为创伤是导致 TMJ 软组织损伤的主要原因，进而引发关节功能障碍。正如 Goldman[7] 所述，TMJ 创伤可以分为微观创伤和宏观创伤。宏观创伤通常由于直接击打下颌骨造成，而微观创伤则包括过度张口、咬指甲、磨牙症以及鞭甩伤等。在髁突关节囊内或囊外骨折时，关节盘及邻近软组织可能会受到一定程度的损害。TMJ 内部的软组织损伤可能导致滑膜出血、关节囊充血、关节内出血、关节盘撕裂以及关节面受损[11-13]。

高分辨率动态 MRI 和关节镜检查已被证实是准确诊断关节积液、关节盘移位以及关节窝周围软组织损伤的有效手段。

创伤引起的 TMJ 软组织损伤可能导致关节内紊乱、骨关节炎，甚至可能引发纤维性关节强直。通常情况下，TMJ 既往创伤史是导致该关节内部结构紊乱的先兆[14]。

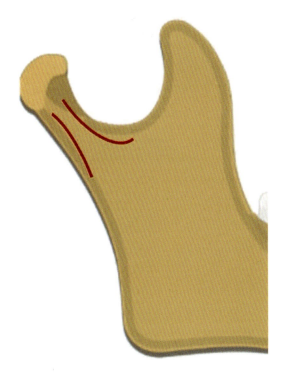

图 16.7 下颌骨髁突的接骨线（如 Meyer 等 2000 年所述）

表 16.3　不同手术入路用于颞下颌关节的髁突骨折复位与固定

手术入路	适应证
1. 耳前入路	关节囊内或高位髁突颈部骨折
2. 下颌下入路	低位髁突下骨折（可很好地暴露颈部和乙状切迹）
3. 颌后入路（图 16.8）	髁突下部、下颌角及下颌体骨折
4. 瘦脸术（面部提升）入路	高位髁突骨折
5. 耳后入路	整个颞下颌关节
6. 口内入路（可能结合内镜技术使用）	低位髁突下部骨折，以及所有关节囊外骨折
7. 乳突经皮入路	整个颞下颌关节

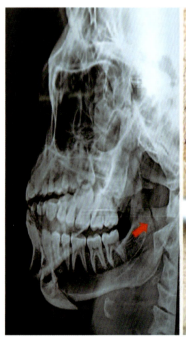
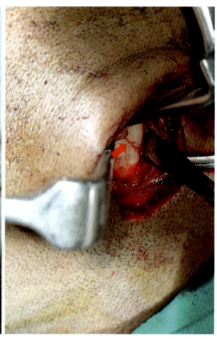

图 16.8　颌后入路用于髁突下骨折的复位与固定（箭头所示）

Merill 等研究调查发现 1151 例 TMJ 紊乱的患者中有 60% 的患者存在下颌受伤史[11]。

16.11 总　结

遵循适当的治疗原则后，TMJ 创伤的患者应定期进行评估，前期关节功能紊乱的患者需密切跟踪观察其正常功能的恢复情况。

参考文献

请登录 www.wpcxa.com "下载中心" 查询或下载。

颞下颌关节强直

第 17 章

Darpan Bhargava，*Ankit Pandey*

17.1 引 言

关节强直，俗称"关节融合"或"关节僵硬"，是指纤维性或骨性团块替代正常关节结构的情况，颞下颌关节（TMJ）强直或颅颌关节强直也是这种特点。这类患者由于面部畸形以及下颌运动功能受限，影响到语言、咀嚼和吞咽功能及整体健康状况，生活质量受到严重影响[1]。对于生长发育期的患者而言，早期诊断并及时治疗是防止继发进行性畸形的唯一方法。确诊 TMJ 强直需要通过临床检查和影像学评估。本章节将详细介绍这一特殊病症，包括其病因、分类、临床特征、治疗方法以及可能出现的并发症等内容。

TMJ 强直可由影响关节及其周围结构的多种病理因素引起，可按部位（关节内/关节外）、病变组织类型（纤维/骨/纤维-骨）和融合程度（完全/不完全）进行分类。

17.2 病 因

TMJ 强直的常见病因包括 TMJ 的创伤（关节内出血）、髁突骨折的后遗症、分娩中损伤（产钳夹伤）以及感染等。此外，还有其他病因，但比较少见（表 17.1）[2,3]。

表 17.1 颞下颌关节强直的病因

病因	情况
创伤	出生时产钳夹伤 颞下颌关节骨折
感染	中耳炎 下颌骨骨髓炎 放线菌感染 腺周脓肿
炎症	类风湿性关节炎 强直性脊柱炎 银屑病关节炎 脊髓灰质炎
全身性疾病	结核病 淋病 猩红热
其他	先天性（综合征）

17.3 发病机制

文献中有许多病理机制假说来解释导致 TMJ 强直的易感因素。其中一种理论是碎片间应变理论（Perren 应变理论），该理论指出，骨、软骨和纤维组织的应变耐

D. Bhargava (✉)
TMJ Consultancy Services,
Bhopal, Madhya Pradesh, India

Oral and Maxillofacial Surgery, People's College of
Dental Sciences and Research Centre,
People's University, Bhopal, Madhya Pradesh, India
e-mail: drdarpanbhargava@gmail.com

A. Pandey
Amrit Dental and TMJ Centre,
Bhopal, Madhya Pradesh, India

© The Author(s), under exclusive license to Springer Nature Singapore Pte Ltd. 2021
D. Bhargava (ed.), *Temporomandibular Joint Disorders*,
https://doi.org/10.1007/978-981-16-2754-5_17

受性与 TMJ 强直相关。髁突发生骨折后，关节周围区域产生的应力会导致不同程度的组织变形。细小应变或下颌运动受限将引发软骨内成骨，导致骨质形成，特别是在关节外侧区域[4]。

创伤后骨质形成的发病机制主要是关节内出血。关节内的血肿会逐渐机化，导致受损的骨膜或非骨性结缔组织化生并形成新骨，从而引发骨性强直。儿童髁突骨折更容易发展为骨性强直，这是由于髁突特殊的解剖结构——其颈部宽大且头部高度血管化，相较于成人髁突具有更强的成骨潜能。理论推测认为，关节内出血以及纤维软骨的完整性破坏，使得纤维性结缔组织长入关节，随后进一步钙化成骨。Ferretti 等认为，关节外血肿也可能促进强直的发生，因为融合常发生在关节周围区域[5-7]。

Meng 等提出，在髁突矢状面骨折愈合过程中，翼外肌产生的类似于牵张成骨（DO）的作用力对 TMJ 强直的发生具有重要作用。DO 中新形成的骨组织会对肌肉力量产生的拉伸产生反应。翼外肌的拉伸力呈水平方向，导致髁突的水平扩大。但是，作者并未解释两个关节面是如何相互融合的[5]。

Hall 的假说认为，基因易感性是导致 TMJ 强直的原因。然而，这一理论缺乏充分的证据支持。Bhatt 等推测，血液高凝状态可能是创伤性 TMJ 病变的致病因素。上述所有理论都无法完全解释 TMJ 强直的发生发展过程，每种学说在阐述发病机制时都存在一定的局限性。强直的形成涉及多种细胞和分子机制，需要进一步研究来确定骨性强直的确切原因[5]。

Yan 等的假说提出 TMJ 创伤后肥大性骨不连导致强直的观点，该假说包含两个形成强直的前提条件：① TMJ 的创伤创造了一个有利于双侧关节面骨愈合的适宜微环境，即为骨性强直创造了基础条件；② 下颌开口运动造成的干扰抑制受伤关节面的骨愈合。关节的开口运动以及骨质形成是个长期临床过程，这一假说清楚地解释了骨性强直中残留的狭窄透光区。Yan 等还指出，剪切力是造成透光区的原因，而由于关节盘移位导致的压缩载荷增加，在关节创伤后可能刺激关节周围新骨的形成[5]。

17.4 TMJ 强直的分类

目前存在多种针对 TMJ 强直的分类方法，这些方法主要基于临床表现、组织学类型以及影像学特征。主要的几种分类包括：

（1）根据融合 / 愈合的解剖位置分类（Kazanjian 分类）。

- 关节内 / 真性骨性强直：病变发生在关节内部。
- 关节外 / 假性骨性强直：病变位于关节外部，但影响到关节功能。
- 关节旁强直：病变紧邻关节区域。

（2）根据组织类型分类。

- 骨性强直：主要由骨组织构成的强直。
- 纤维性强直：主要由纤维组织构成的强直。
- 纤维–骨性强直：既有骨组织又有纤维组织参与形成的强直。

（3）根据涉及的侧别分类。

- 单侧骨性强直（图 17.1）。
- 双侧骨性强直（图 17.2）。

（4）根据骨质形成扩展范围分类——Topazian 分类（表 17.2）[8,9]。

（5）根据放射影像和手术发现分类——Sawhney 分类（表 17.3，图 17.3a、b）。

（6）根据 TMJ 异位骨化分类——Turlington-Durr 分类（表 17.4）[10]。

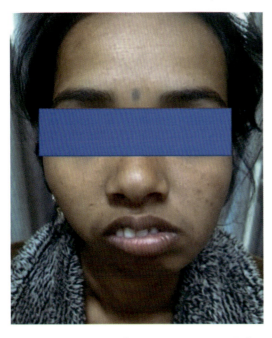

图 17.1 患者正面轮廓显示左侧颞下颌关节单侧强直。可以看出面部畸形表现为左面部下半部面部高度缩短以及右侧下半面部扁平

表 17.2 TMJ 强直的 Topazian 分类（1966 年）

阶段	强直团块的范围
Ⅰ期	仅限于髁突区域
Ⅱ期	延伸至乙状切迹
Ⅲ期	延伸至喙突区域

表 17.3 TMJ 强直基于影像学和手术发现的 Sawhney 分类（1986 年）

类型	影像学特征
Ⅰ型	关节周围广泛纤维性粘连，髁突头部存在，但无明显扭曲
Ⅱ型	关节面外缘发生骨融合，但关节内侧区域无融合 不涉及乙状切迹和喙突
Ⅲ型	下颌骨与颧弓之间的骨桥 在内侧可以发现髁突头前部萎缩移位的碎片 喙突伸长
Ⅳ型	下颌支与颅底之间的完全骨性阻塞 正常的 TMJ 解剖结构被完全破坏

表 17.4 Turlington 和 Durr 分类（1993 年）

分级	特征
0 级	关节周围未见骨岛
1 级	关节周围软组织内可见骨岛
2 级	关节周围骨形成
3 级	明显的骨性关节强直

修改自髋关节异位骨化的分级标准。等级 1、2、3 可以根据症状进一步分为 A（无症状）和 S（有症状）

（7）El-Hakim 等提出的放射影像分类（表 17.5）[11]。

（8）上海第九人民医院的放射影像分类（表 17.6）[12]。

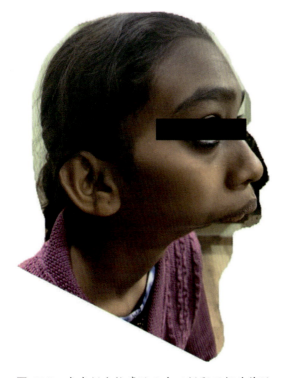

图 17.2 患者侧向轮廓显示出双侧颞下颌关节强直。可以明显看出严重的面部畸形，表现为下颌小和颏颈角钝化

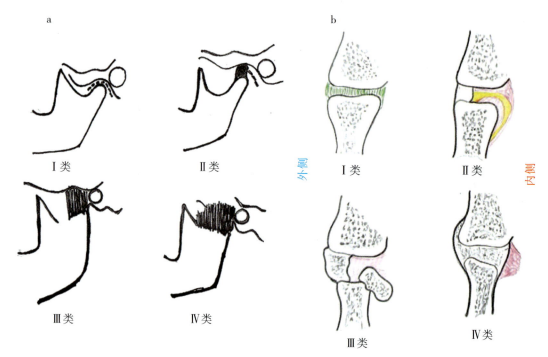

图 17.3 Sawhney 关于颞下颌关节强直的分类。(a) 侧视图。(b) 冠状或前后视图

表 17.5 利用横断面和冠状面 CT 图像，根据强直团块与颞下颌关节周围（尤其是颅底）重要结构的关系进行分类

Ⅰ类	单侧或双侧纤维性关节强直 关节窝和髁突保留其原始形状 上颌动脉与强直团块的解剖关系正常
Ⅱ类	关节窝和髁突之间的单侧或双侧骨融合。 上颌动脉与强直团块的解剖关系正常
Ⅲ类	上颌动脉与关节窝内侧极的距离在强直侧比在正常侧短，或者上颌动脉移行在骨性强直团块中 这最好在冠状位 CT 上观察
Ⅳ类	该强直团块与颅底相融合 存在大量骨质增生现象，特别是在髁突的内侧部分，以至于强直团块与颅底的重要结构如翼突、颈动脉孔、静脉窦孔和棘孔等紧密相邻，在放射影像上无法明确辨认出关节解剖结构 这最好在水平面 CT 上观察

表 17.6 上海第九人民医院基于冠状面 CT 图像的颞下颌关节强直分类

A1	纤维性强直，无骨性关节融合
A2	关节侧方骨性融合的强直现象 剩余部分的髁突大于内侧髁突头的 0.5 倍
A3	与 A2 类似 剩余部分的髁突小于髁突头的 0.5 倍
A4	关节完全骨性融合

17.5 临床表现

在儿童早期发生 TMJ 强直会导致面部严重的发育畸形，而如果是成年后才出现的强直，则面部畸形的程度较轻或无明显畸形。临床表现会根据发病时的年龄和受累侧别有所不同（表 17.7）。所有患者的口腔卫生状况普遍较差，导致多发性龋齿。常见的临床表现包括开口度减小或无法张口、下颌后缩、小颌畸形、在影像学检查中可见的伸长的喙突（图 17.4、17.5），以及阻塞性睡眠呼吸暂停（OSA）。

通常情况下，疼痛并不是该病症的典型表现。该病导致的 OSA 的狭窄气道在图 17.6 中体现[13-16]。此外，TMJ 强直患者的发病年龄与畸形程度之间存在相关性。在生长发育阶段早期即发生强直的年轻患者，

表 17.7 单侧与双侧强直临床特征的鉴别

单侧	双侧
张口度减小或无法张口	张口度减小或无法张口
面部不对称（患侧丰满、健侧扁平）	下颌后缩、小颌畸形（鸟面畸形）、凸面型
咬合偏斜明显，由于下颌生长的限制，发育期患者的患侧上颌发育可能受限	无咬合偏斜，发育期患者的双侧上颌向下生长受阻
患侧下颌骨升支短	双侧下颌升支短
患侧的角前切迹明显	两侧的角前切迹明显
患侧 Ⅱ 类错𬌗、反𬌗	双侧 Ⅱ 类错𬌗，上切牙可能前突伴前牙开𬌗
下颌偏向患侧	下前牙唇倾
患侧或双侧（在影像学上明显）的喙突伸长	双侧喙突伸长（在影像学上明显）

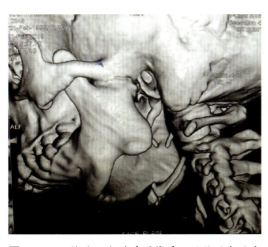

图 17.4 三维（3D）重建图像展示了位于颧弓内侧的喙突伸长与颞下颌关节强直的情况

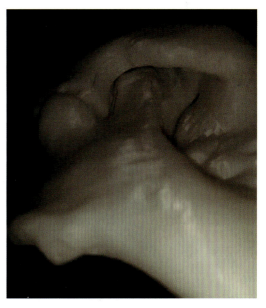

图 17.5 立体光固化技术模型重建，展示了从下颌下方、颧弓内侧观察到的伸长的喙突形态

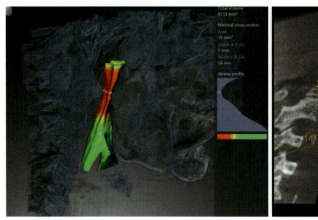
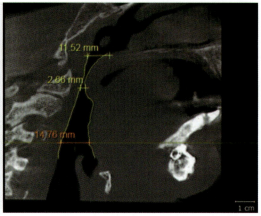

图 17.6 颞下颌关节强直患者中因气道狭窄导致阻塞性睡眠呼吸暂停的放射学影像分析

其继发畸形的程度相较于成年后才出现强直的情况更为严重。因为在生长发育完成后发生强直时，面部结构已经基本定型，而生长发育过程中的骨性强直会严重影响颌面部正常发育，从而造成更严重的继发畸形。

17.6 生长畸形

面部不对称、下颌后缩以及 OSA 通常随着生长发育期 TMJ 强直病变的发生和发展而出现，因为面部骨骼生长会受到影响，这一点可以通过 Melvin Moss 的功能矩阵理论得到解释。舌骨及其相关肌肉群的空间解剖结构也会发生改变，在图 17.7 和 17.8 中有很好的展示。

单侧强直时，患侧舌骨及其喉口的旋转可能会给手术和麻醉带来困难[17,18]。近期研究揭示了 OSA 与 TMJ 强直之间的关联，这种关联源自下颌发育畸形导致的小颌畸形，进而造成咽部空间狭窄，在患者睡眠或仰卧位时阻碍空气进入呼吸道。这种情况逐渐演变为复杂的综合征，表现为反复出现的呼吸暂停和低通气症状，血氧饱和度显著降低。这一状况会进一步发展为影响心血管和呼吸系统的全身性问题。对于此类患者的全面治疗，需要在强直松解及继发畸形矫正的同时或之前对 OSA 进行矫正[19-21]。

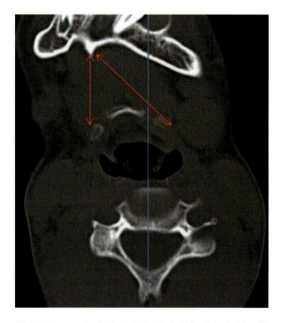

图 17.7 CT 图像展示了会厌及其相关肌肉群的解剖结构变化。在 1 例右侧颞下颌关节强直的 10 岁患者中，经过会厌水平的轴向 CT 扫描，揭示出会厌复合体及喉入口向强直侧的偏移。请注意，由于强直侧（右侧红箭头所示）舌骨下角发生偏移，并伴有同侧（右侧）上舌骨肌群缩短。中矢状面由一条蓝线表示 [经许可，引自 Computed tomography analysis of hyoid apparatus in temporomandibular joint ankylosis. J. Stomat. Occ. Med. (2012) 5:99–103. https://doi.org/10.1007/s12548-012-0046-7]

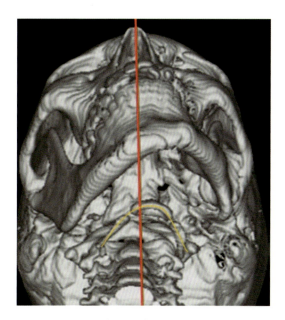

图 17.8 三维重建的计算机断层扫描图像展示了左侧颞下颌关节强直，显示出会厌复合体向左侧旋转（红线：中矢状面；黄曲线：向强直侧旋转的会厌）[经 Springer Nature Customer Service Centre GmbH 许可，引自 Computed tomography analysis of hyoid apparatus in temporomandibular joint ankylosis. J. Stomat. Occ. Med. (2012) 5:99–103. https://doi.org/10.1007/s12548-012-0046-7]

17.7 检查方法

TMJ 的影像学评估能够区分骨性与纤维性强直。用于评估的影像学检查手段包括全口曲面体层片（OPG）（图 17.9）、断层扫描（通常指 CT 或计算机断层扫描）（图 17.10、17.11）以及锥形束计算机断层扫描（CBCT）。MRI 可以用来准确诊断纤维性强直或骨性强直之间可能存在的纤维组织连接或关节盘残余物。CT 图像揭示了 TMJ 区域骨质融合情况，包括关节间隙、髁突头部以及颞骨。在更广泛的范围里，喙突与颧弓的融合也可以通过 CT 成像观察到。三维（3D）重建 CT 能够制作出立体光固化模型，用于分析骨性融合和继发畸形的程度（图 17.12）。此类模型对于手术前制定治疗方案也非常有帮助（图 17.13、17.14）[22]。在某些情况下，为了评估位于强直团块内或相邻的血管结构，最好进行血管造影检查。

在患有 OSA 的患者中，多导睡眠监测是诊断的金标准。多导睡眠图的标准组成包括脑电图（EEG）、眼电图（EOG）、肌电图（EMG）以及心电图（ECG，通常采用 V2 导联）。通过使用呼吸暂停-低通气指数（AHI）来评价反复出现的上呼吸道阻塞[20,23]。

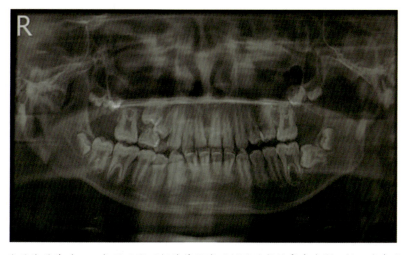

图 17.9 全口曲面体层片（OPG）显示颞下颌关节区域两侧的放射性高密度影，提示存在伴有喙突伸长的关节强直

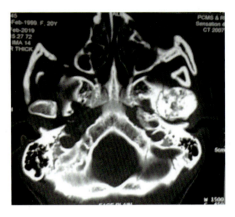

图 17.10　水平面的 CT 图像，描绘了左侧颞下颌关节广泛强直的情况

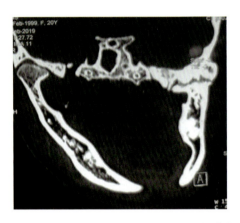

图 17.11　冠状面的 CT 图像，显示了下颌骨广泛的强直和旋转现象，并伴有放射影像下颌形态的丧失。请注意，在正常一侧（右侧）出现了扁平化和伸长的现象，而在受影响的一侧（左侧）则出现了缩短

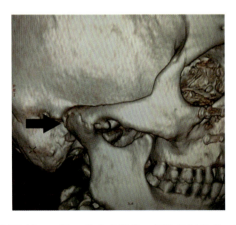

图 17.12　一幅三维重建图像，颅骨的侧面观，清晰地显示了强直团块（箭头所示）

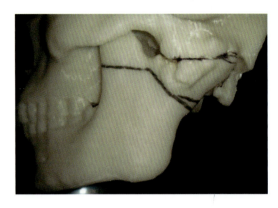

图 17.13　在立体光固化模型的外侧预先确定并标记了截骨线

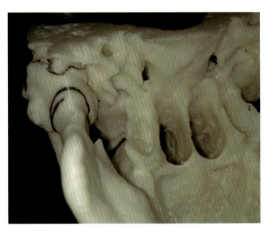

图 17.14　在立体光固化模型上预先确定并在内侧和后侧标记了截骨线

17.8　TMJ 强直的治疗

TMJ 强直的治疗方案会因患者年龄及关节重建术的选择的不同而有所差异。在儿科患者中，由于面部骨骼发育异常和牙齿咬合紊乱同时存在，需要综合运用外科手术、正畸以及心理管理等手段进行同步治疗。相反，在成年患者中，TMJ 强直通常由创伤引起，这类情况很少会导致明显的面部不对称或咬合变化[24]。

文献中描述了多种治疗强直的技术，但至今尚未证实某一种方法是完全有效的。1990 年，Kaban、Perrott 和 Fisher 提出了一个针对 TMJ 强直的治疗方案，这一方案现已被全球广泛接受并实施（表 17.8）。2009 年，对 Kaban 的方案进行了一项修改，将牵张成骨（DO）纳入 TMJ 强直的外科治疗（表 17.9）。相较于肋软骨移植（CCG），DO 具备多项优势，因为研究表明 CCG 可能出现不可预测的生长，这可能进一步导致面部不对称或再强直[25,26]。大多数 TMJ 骨性强直患者常常伴有伸长的喙突，需要通过喙突切除术来消除其与颧弓之间的机械性阻碍。完成喙突切除手术后，消除了颞肌对下颌骨的牵拉作用，就会产生一种"下垂效应"，使下颌骨的位置下降。

对于 TMJ 强直的治疗，文献中还记载了多种其他技术。其中，Esmarch 手术描述了一种在下颌角区域进行截骨而不触及强直团块或下颌升支的方法，该方法有助于改善下颌运动功能。这一手术后来在 1949 年由 Clarkson P 等进行了改良[27]。Salins PC 提出强直团块是非肿瘤性的，并且可以保留在原位。他采用了一种在强直团块下方进行截骨手术的方法，使得术后形成了类似髁突下骨折的假关节。通过这种方法，他观察到该技术在再强直的病例中效果显著，在术后恢复顺利的情况下，可视为对传统治疗方法的一种替代方案[28]。He 等根据本章前面讨论的内容提出的影像学分类方法，提出了一种新的 TMJ 强直治疗方案[12]。对于 OSA 的矫正，可以通过 DO、

表 17.8　在 Kaban、Perrot 和 Fisher 1990 年提出的颞下颌关节强直治疗方案的基础上的调整与修改

1	积极的切除强直团块——在切除的骨头末端（颞骨和下颌骨）之间应创建至少 1~1.5 cm 的间隙。应特别关注强直块（关节）的内侧部分
2	同侧喙突切除术——针对强直侧进行的喙突切除术；根据需要可能进行颞肌、咬肌及翼内肌的部分肌肉纤维的解剖与剥离
3	对侧喙突切除术——如果最大开口度小于 35 mm（已行患侧喙突切除术），则通过口内途径进行对侧喙突切除术
4	颞肌筋膜或软骨覆盖颞下颌关节——在关节成形术骨端之间的空隙处植入颞肌筋膜。不同作者提出，在切除强直团块过程中，如果能找到完整的关节盘，可选择使用，或从其他来源（例如耳廓）获取软骨。在切除强直性团块、完成喙突切除以及关节覆盖后，进行上下颌间固定（IMF），以建立正确的咬合关系
5	下颌升支重建采用胸骨肋软骨移植体（CCG）进行
6	确保移植物的刚性固定
7	早期活动和积极的物理治疗

表 17.9　改良版 Kaban 儿童颞下颌关节强直治疗方案（2009 年）

1	积极的纤维性和（或）骨性团块切除
2	患侧的喙突切除术
3	对侧的喙突切除术——如果步骤 1 和 2 无法使张口度大于 35 mm，或导致对侧关节脱位
4	关节的衬垫用颞肌筋膜或原生的关节盘
5	下颌升支重建用牵张成骨（DO）或肋软骨移植（CCG）和刚性固定
6	早期活动；如果使用 DO 来恢复下颌升支，则在手术当天进行活动；如果使用 CCG，则进行早期活动，并使用最小的颌间固定（不超过 10 d）
7	积极的物理治疗

下颌前移手术（正颌手术）或者两者结合的方式来进行[19,20,26]。对于包含面部不对称、小颌畸形和咬合偏斜在内的继发畸形的矫正，治疗计划中可能需要加入正颌手术。

17.9 外科手术

17.9.1 麻醉

强直患者的麻醉是一项挑战，需要专门的培训、专业知识和额外的仪器设备支持。此类手术应在全身麻醉（GA）下进行。目前，鼻内光纤气管插管是施行吸入性麻醉最被接受的方法（参见第27章）。在TMJ强直手术中，除了鼻内光纤气管插管外，还可以采用其他气管插管技术，包括通过气管切开术进行全身麻醉、逆行性气管插管或盲探气管插管。气管插管和保持呼吸道通畅是此类手术至关重要的环节。必须进行适当的麻醉前评估以防止意外并发症的发生[16,29]。主刀医生应与麻醉医生团队详细讨论手术计划以及可能出现的并发症。只有在确保呼吸道安全的情况下，才能给予长效肌肉松弛药治疗。

17.9.2 断裂力

此技术可用于纤维性强直的病例，旨在实现足够的张口度。在全身麻醉（或充分的局部麻醉）下，通过手动施力、使用各类开口器或木棒等开口装置进行强制性张口操作。如果开口障碍是由关节内出血（血性关节炎）或纤维性强直导致的，这种方法有助于实现足够的上下切牙间开口度。术后患者应接受积极的物理治疗，并至少在术后6个月内进行随访[6,30]。然而，这种方法对于骨性强直的松解或长期存在的纤维性强直病例效果不佳，这些情况下需要更为明确的治疗方法来解决问题。

17.9.3 TMJ的手术入路

文献报道了多种TMJ的手术入路，并由不同外科医生在临床中应用。这些方法可能会根据所需的间隙移植物类型或关节重建所采用的方式及其偏好而有所不同。进入TMJ区域的各种手术途径已在表17.10中列出（参见第14章）。

表17.10 治疗关节强直的入路

• 耳前切口（Dingman/Blair/Thomas/Popowich）
• 改良耳前切口（Alkayat-Bramley，1980年）
• 下颌下切口（Risdon）
• 耳后切口
• 下颌后切口（Hind）
• 除皱/面部提升切口

17.9.4 髁突切除术

在纤维性关节强直的病例中，髁突切除术可以作为一种治疗方法。在暴露关节后，首先识别出髁突头部。手术过程中应保留关节内侧的重要结构，包括上颌动脉、耳颞神经等。随后对髁突头部进行截断，并破坏纤维性粘连。剩余的髁突残端需修整平滑，然后逐层缝合伤口。单侧髁突切除可能导致患者张口时下颌向手术侧偏斜。在双侧手术中可能会出现前牙开𬌗现象。对于由此产生的功能和咬合不调问题，必要时还需要进一步治疗。

17.9.5 关节间隙成形术

在暴露强直团块之后，切除一段骨组织以移除强直团块，在顶部（颞骨）和尾部（下颌骨）骨骼两端之间创造出一个间隙，即关节间隙成形术。在进行骨切除手术时，其上、下界线通常由喙突和乙状切迹来确定，若这些结构未被骨性强直所累及，大多数外科医生认为它们是该区域可靠的解剖学标志。在这一区域进行上侧截骨的界线规划时应格外谨慎，因为其邻近颅中窝（图 17.15）。最可靠的方法是上部切口沿着颧弓下缘进行，除非根据影像学结果研究需要进行修改。要防止损伤到上颌内侧血管、下牙槽神经血管束以及后方的耳道。通常会根据外科医生的偏好切除 1~1.5 cm 长的骨段，可选择整体或分块切除。若使用电动钻或锯，避免在去除内侧骨头时使用，防止意外损伤。大多数外科医生更倾向于谨慎地使用传统的"凿子和锤子"的方法来去除关节内侧的骨头。这种方法有助于松解强直的关节，并恢复下颌的活动度（图 17.16、17.17）。Babu L 等提出，激进的大范围关节间隙成形术并非总是必要的，而是只需要进行一个 5~8 mm 的小范围关节间隙成形术，同时配合适当位置的间隙移植物以及完全切除中外侧的强直团块，就足以防止再次发生骨性强直[32]。在成功实现足够的张口度后，可以放置间隙移植物或人工关节材料，以防止再次发生骨性强直并重建关节。

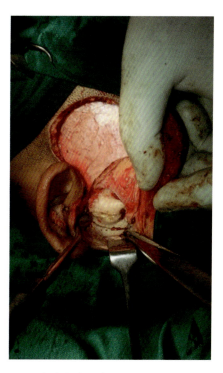

图 17.16 在手术中，在强直团块下方放置参考标记以便进行关节间隙成形术

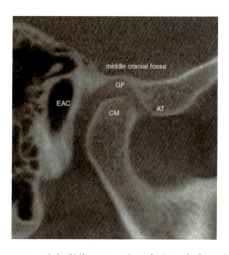

图 17.15 放射影像显示髁突头部与颅中窝和外耳道的临近位置。CM：髁突骨块；GF：关节窝；AT：关节结节；EAC：外耳道（经许可，引自 T. von Arx, S. Lozanoff. Clinical Oral Anatomy, DOI 10.1007/978-3-319-41993-0_25）

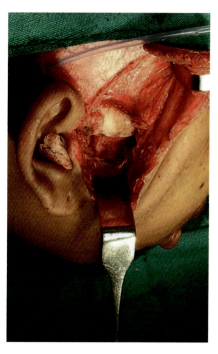

图 17.17 关节间隙成形术或在手术中切除强直团块后形成的间隙

17.9.6 间隙移植物

在进行关节间隙成形术后，放置间隙移植物是覆盖或分离切断的骨缘的关键步骤。植入间隙移植物的好处在于能够防止血肿组织化，并保持下颌功能（表17.11）[33,34]。在Gunaseelan R提出的一项技术中，将强直团块重塑并用于术后的TMJ重建[35]。Zhu等报道了在TMJ强直患者中利用自体喙突进行游离移植以重建髁突[36]。同样也有文献报道使用与颞肌连接的自体喙突移植来进行下颌髁突的重建[37]。

表17.11 文献中记录的各种间隙移植物材料

自体组织	人工合成材料	异种移植材料
颞肌	金属	猪膀胱黏膜下层
颞肌和筋膜	1. 钽板	
颞肌筋膜伴真皮	2. 金	
真皮移植	3. 不锈钢	
颊脂垫	4. 钛金属关节	
阔筋膜		
肋软骨	非金属	冻干牛软骨
耳软骨	1. 硅橡胶	
胸锁关节	2. 特氟龙	
跖骨	3. 丙烯酸树脂	
腓骨	4. 人工假体	
髂骨	5. 硅酮	
	6. 陶瓷	

这些材料曾经被使用过或目前正被用于关节间隙成形术后的修复

17.9.7 使用自体移植物和人工假体进行重建

TMJ可以通过将肋软骨移植体（CCG）固定在下颌升支外侧剩余的骨质上进行重建。使用CCG的循证结果发现其效果具有不可预测性，因为移植物可能出现吸收或不适当的生长，导致未来需要进一步治疗。因此，人工假体作为一种新颖的标准治疗手段已崭露头角，可用于TMJ的重建。多种人工关节设计，如Techmedica/TMJ Concepts、Zimmer-Biomet、DARSN TM关节假体等已被广泛研究，能够减少供体部位的并发症，且具有良好的生物相容性。近年来，这些设计因其优势而逐渐受到欢迎（参见第22章）。它们既有标准尺寸可供选择，也可定制，因为不需要额外的手术来采集自体移植组织，节省手术时间。然而，考虑到面部骨骼的持续生长，通常不推荐在儿童患者中使用人工关节假体，而对于这类患者群体，自体组织重建仍然是首选方案[38-40]。

17.10 术后护理

大多数医疗机构建议术后12~24 h进行耳前加压包扎。若术中放置了真空负压引流管，则需要每日清空直至术后第3天，或当引流液收集量少于25 mL时停止。通常情况下，在术后第3~4天（即48~72 h）会移除引流管，并在引流管插入部位敷上无菌敷料以保护伤口。术后应从第3天开始进行积极的物理治疗，或在患者能够合理承受术后锻炼时尽早开始。治疗内容应包括主动铰链式开口、侧向滑动以及通过手指或机械装置辅助进行的下颌伸展练习。建议采用软质、半固态的饮食。物理疗法包括使用一组木棒或木制刮刀作为张口辅助工具，以及使用塑料锥体和Heisters下颌拉伸器等机械性开口器，每天至少4~5次，每次持续15~20 min。手术后，患者应至少接受6个月的密切随访。

17.11 TMJ强直中的牵张成骨术

Anantanarayanan P等曾使用下颌骨牵张成骨术来治疗因TMJ强直导致夜间血氧饱和度下降的问题[19]。Andrade NN等观察到这些患者存在TMJ强直、小颌畸形和

OSA三联征。研究观察表明，如果在未解决小颌畸形问题的情况下直接解除强直，在术后进行物理治疗时，患者可能会出现心动过缓和呼吸窘迫的症状。为了避免这种情况，研究团队采取了牵张成骨术作为第一阶段手术的方式，在牵张器拆除的时候再进行强直的松解。许多研究都表明OSA与TMJ强直之间存在紧密关联[20,21]。牵张成骨术有助于解决OSA，在大多数医疗机构广泛使用（图17.18）。根据需求和外科医生的偏好，第二阶段可能还会进行正颌手术[41-44]。

自从TMJ强直与OSA之间的关联得到确认以来，许多颅面中心在处理TMJ强直时遵循的治疗方案已有所改变。

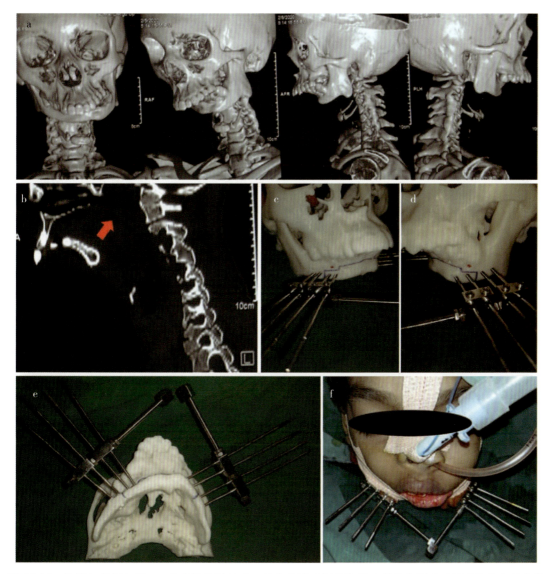

图17.18 计算机断层扫描3D重建图像展示了1例患有颞下颌关节强直并伴有严重下颌后缩和小颌症的患者（a）。请注意受限的呼吸道（箭头所示），这会导致此类患者出现阻塞性睡眠呼吸暂停（b）。在立体光固化模型上进行颞下颌关节强直前释放的延伸式颏部牵张成骨术规划，标出了右侧（c）和左侧（d）的骨切口。立体光固化模型的下方视图突出了变形的下颌骨解剖结构和外部牵引器定位（e）。最终在患者下颌中正确安置牵引器以纠正下颌后缩（f）

表 17.12 颞下颌关节强直手术的并发症

术前	术中	术后
在麻醉期间 1. 清醒盲插管需要患者配合 2. 小颌症、下颌后缩、喉头位置改变会增加插管难度	由损伤上颌动脉、颞浅动脉、面横动脉、下牙槽血管、翼静脉丛等引起的出血	手术部位感染
	外耳道损伤	垂直距离降低导致的前牙开𬌗
	面神经颧支、耳颞神经损伤	复发/再强直
	由于手术前无法填塞咽喉,吸入液体、血液、异物	人工假体移植失败
	关节窝损伤,进入中颅窝	移植物吸收或过度生长
	腮腺损伤	面部不对称
	下颌拉伸器损伤牙齿	面神经麻痹/瘫痪
		Frey 综合征

17.12 并发症

TMJ 周围环绕着重要的解剖结构,术中对这些结构造成损伤可能会导致患者术后出现严重问题。为了更好地理解和预防并发症,可将它们划分为术前、术中和术后并发症(表 17.12)[45,46](参见第 25 章)。

17.13 总 结

TMJ 强直手术的根本目标是恢复下颌的形态和功能。针对成人与儿童患者的治疗方案和实施过程会有所不同。由于解剖结构、生理机能以及生长发育的差异,儿童患者不应被当作缩小版的成人来对待。恰当的术前评估,包括在关节间隙成形术后选择合适的重建方式,并精准执行手术以避免潜在并发症的发生至关重要。此外,适宜的术后物理治疗方案及长期随访也是确保此类患者获得成功治疗结果的关键因素。

参考文献

请登录 www.wpcxa.com "下载中心" 查询或下载。

颞下颌关节过度活动症

第18章

Darpan Bhargava，Beena Sivakumar

18.1 引言

颞下颌关节（TMJ）过度活动症在临床上表现为髁突的运动幅度超过正常活动范围，这种髁突的异常活动在正常人身上也可能出现，而这往往表示TMJ可能正处于不稳定状态。研究发现多种诱发因素都可能导致TMJ处于这种不稳定的状态（表18.1）。对于这类患者，应首先采用保守治疗，然后根据情况考虑是否进行手术治疗[1,2]。

正常开口时，髁突头会向前滑动并停止在关节结节的下方。而在TMJ过度活动的情况下，髁突会突出到关节结节前方（图18.1）。颞下颌关节过度活动症可进一步分为半脱位和脱位。颞下颌关节脱位是指髁突非自发地离开其在关节窝及关节结节后斜面内的功能位置[3]。脱位可以是单侧或双侧的（表18.2），急性或慢性的。慢性脱位又可分为持续性或复发性（Adekeye等提出）[3]。而在TMJ半脱位中，关节暂时偏离原位但并未完全丧失关节功能，并且在大多数情况下患者的TMJ可自行复位。

在TMJ单侧脱位的情况下，面中线会明显偏向对侧，并伴有同侧的开𬌗。而TMJ双侧脱位则是一种更为严重的髁突过度前移，此时两侧髁突均会被卡在关节结节前方无法自行复位的位置。TMJ半脱位是指髁突在开口过程中超出正常活动范围，向前移动至关节结节前方，但患者尚能通过自我调整将关节恢复到正常位置的状态。但是当髁突向前超越其正常活动范围，患者可能会出现暂时性的绞锁，这种绞锁往往可以自行缓解，也可以通过手动自我调整来使TMJ关节恢复正常位置。其中不完全的、反复出现且能够自行复位的习惯性脱位则被称为慢性半脱位（表18.3）。

18.2 临床检查

临床上针对颞下颌关节过度活动症的评估包括获取患者病史和临床检查。TMJ脱位中最常见的临床表现包括：最大开口度时的耳前区凹陷；因关节盘后移及反应性肌肉痉挛导致的无法闭口（开𬌗状态）；言语困难；由于唇部封闭不全引起的唾液流出。在开口末期经典的弹响可能是半脱位的一个重要标志（在完全张口时可在耳

D. Bhargava (✉)
TMJ Consultancy Services,
Bhopal, Madhya Pradesh, India

Oral and Maxillofacial Surgery, People's College of
Dental Sciences and Research Centre,
People's University, Bhopal, Madhya Pradesh, India
e-mail: drdarpanbhargava@gmail.com

B. Sivakumar
Department of Oral and Maxillofacial Surgery,
Meenakshi Ammal Dental College and Hospital,
Chennai, Tamil Nadu, India

© The Author(s), under exclusive license to Springer Nature Singapore Pte Ltd. 2021
D. Bhargava (ed.), *Temporomandibular Joint Disorders*,
https://doi.org/10.1007/978-981-16-2754-5_18

表 18.1 颞下颌关节脱位的内在和外在的因素

内部因素 （与关节结构或功能有关）	外部因素 （与关节结构无关的系统因素或其他因素）
韧带、关节囊松弛和骨骼结构异常	下颌骨的陈旧伤，咬合不协调
扁平的关节结节和（或）较浅的关节窝	Ehlers-Danlos 综合征或其他结缔组织疾病，神经退行性疾病或神经功能障碍疾病包括癫痫和帕金森病，肌肉营养不良或肌张力障碍（锥体外反应）
关节损伤改变关节的解剖结构和功能	抗精神病药和安定药物

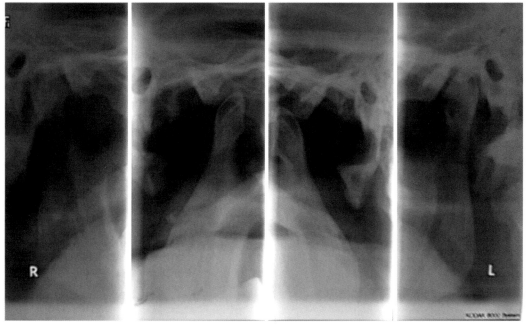

图 18.1 颞下颌关节（TMJ）断层图像描绘了在开口和闭口状态下髁突头的位置，显示髁突位于关节结节前方较远位置 [图片由 Dr. Darpan Bhargava（TMJ Consultancy Services, Bhopal, India）提供]

表 18.2 单侧、双侧颞下颌关节脱位的临床特征

单侧急性脱位	双侧急性脱位
语音困难 咀嚼障碍 吞咽困难、流涎 颏部向对侧偏斜，伴有对侧反𬌗、开𬌗 受影响的髁突活动可能无法触及，在耳屏前方可能会发现有凹陷	疼痛 无法闭口 咀嚼肌紧张 说话困难 唾液分泌过多和流涎 因前牙开𬌗导致磨牙不适

表 18.3 颞下颌关节过度活动症的分类

半脱位	脱位（无法自我复位）	
自行缓解或通常由患者自行复位	严重	慢性
	偶发	
	复发	

前部触及髁突，由髁突向关节结节前方滑动导致）。在 TMJ 慢性半脱位可能会出现的症状中，疼痛是主要的表现。TMJ 半脱位中引起疼痛的主要原因是髁突头部与关节结节之间的组织受压以及后关节区受到过度牵拉。

在急性脱位中，耳前区和颞部区域可能会出现疼痛，但在慢性复发性脱位中，疼痛很少作为首发症状，但是通过触摸耳前区域可以明显感觉到关节腔的空虚感。导致急性脱位的诱发因素包括打哈欠、呕吐、大笑时过度张口、长时间的牙科操作、面部创伤、癫痫发作以及喉镜检查等[4,5]。急性关节脱位往往是一次性偶发的，若得到妥善的处理，则不会造成长期影响。

当 TMJ 慢性脱位时关节无法自行复位，如果未能及时采取干预措施，有可能会进展为慢性复发性脱位，此时关节脱位不能自行恢复且频繁发生。患有 Ehlers-Danlos 综合征或其他结缔组织疾病、神经退行性疾病或神经功能障碍性疾病（包括癫痫和帕金森病）、肌肉营养不良或肌张力障碍的患者，或是正在服用神经安定药的患者，都有可能出现复发性的关节脱位。

颞下颌关节（TMJ）的理想活动范围（ROM）在 40~50 mm。初始的 20~25 mm 开口主要通过髁突头的旋转来实现，该过程发生在髁突与关节盘下表面之间。剩余的 15~25 mm 开口则是通过髁突头向前滑动（前位移）来完成，这一过程发生在关节盘上表面与颞骨关节面之间（图 18.2）。在大多数颞下颌关节过度活动中，ROM 会超过 50 mm，随后出现绞锁现象。一些学者根据 ROM 将关节过度活动进行了分类：50~55 mm 为轻度过度活动，55~65 mm 为中度过度活动，超过 65 mm 则为重度过度活动障碍。

为了诊断该病症，可以采用分析髁突运动的仪器来评估双侧髁突的定量特征和功能表现。此外，该仪器还可以记录髁突路径长度以确定关节的过度活动性。该仪器通过使用电子记录系统进行测量，例如

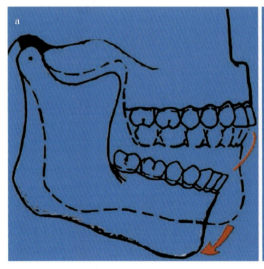 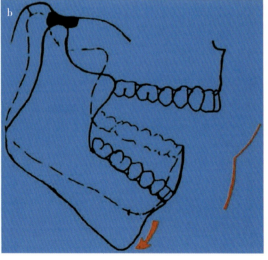

图 18.2 （a）颞下颌关节铰链或旋转运动的张口动作。在这种情况下，主要通过髁突与关节窝之间的旋转运动来实现张口。（b）由颞下颌关节旋转和平移复合运动产生的张口动作。在此过程中，注意关节盘以及下颌髁突相对于关节结节的位置变化 [经许可，引自 Ozkan Y.K. (2018) Movements and Mechanics of Mandible Occlusion Concepts and Laws of Articulation//Ozkan Y. (eds) Complete Denture Prosthodontics. Springer, Cham. https://doi.org/10.1007/978-3-319-69032-2_8]

基于超声测量装置的髁道轨迹描记法来记录下颌的运动[4]。这些设备并非普遍适用，临床评估仍然是诊断该疾病最佳的选择。

18.3 TMJ 过度活动症的发病机制

慢性复发性半脱位的经典三联征包括：①韧带和关节囊松弛：颞下颌关节周围的韧带和关节囊组织变得松弛无力，无法有效维持髁突在关节窝内的稳定；②结节侵蚀与增厚（图 18.3 所示）：关节结节由于反复的异常运动和应力分布不均，出现不同程度的磨损和增生肥大现象；③创伤（宏观或微观）、肌痉挛以及咀嚼运动异常：微小创伤、肌肉痉挛（如翼外肌、二腹肌、颏舌骨肌、下颌舌骨肌等张口肌不能充分放松，同时与颊肌、颞肌、翼内肌等闭口肌协同作用失调，会导致痉挛性收缩）会影响咀嚼动作的正常进行。这种关节半脱位通常发生在由于肌肉协调功能丧失导致下颌骨上抬时。具体而言，当张口肌群未能放松而闭口肌群持续紧张时，会导致肌肉痉挛性收缩。这种异常的肌肉活动会形成一个反馈循环，进一步引发痉挛性收缩反应，从而阻碍髁突自行复位[3]。

18.4 影像学检查

颞下颌关节过度活动症的诊断可通过患者病史和临床检查来确认。为了评估关节及其周围组织的状态，以及为可能需要的手术干预提供帮助，可以采用以下影像学检查手段：开口闭口状态下的颞下颌关节断层图像（TMJ tomogram），计算机断层扫描（CT），动态磁共振成像（MRI，包括最大张口和闭口的状态）。Haghigah A 等利用 CT 对颞下颌关节过度活动症在大张口时髁突的位置进行了研究。在最大张口时观察髁突相对于关节结节的位置，并测量闭口状态下髁突前部、上部及后部边缘至关节窝相应各壁的距离，得出结论：与健康个体相比，颞下颌关节过度活动症

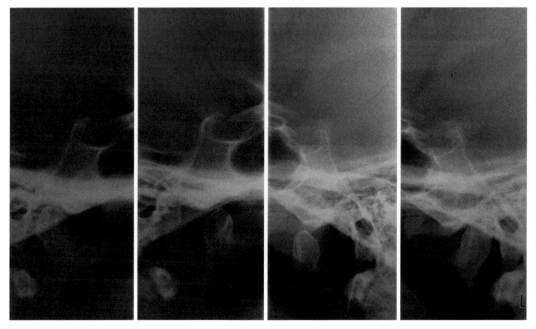

图 18.3 颞下颌关节断层图像描绘了髁突头在开口和闭口位置的状态，显示双侧关节结节平坦，这使得在张口过程中髁突能够向前滑动 [图片由 Dr. Darpan Bhargava（TMJ Consultancy Services, Bhopal, India）提供]

患者的髁突上部和后部距离显著增大[6-8]。

18.5 TMJ 过度活动症的治疗

颞下颌关节过度活动的治疗方案包括保守治疗、微创治疗以及手术治疗，具体选择取决于病情的持续时间、严重程度以及对先前治疗手段的反应。所有可用的治疗手段可以归为以下几类：①关节囊紧缩：通过各种方式强化和紧缩关节囊以提高关节稳定性；②连接关节或下颌骨至邻近固定结构；③机械性干扰髁突移位；④消除殆干扰；⑤去除翼外肌牵拉力。对于涉及髁突区域的开放性关节手术方法，在其他章节（参见第 14 章）中有详细讨论。颞下颌关节过度活动症的研究历史及其各种治疗方法已在表 18.4 和 18.5 中列出[3,9,10]。

表 18.4 颞下颌关节过度活动症的治疗方法

非手术 / 微创手术
使用弹力带 / 巴顿绷带 / 颏兜进行上颌间脱位，以限制张口
在关节腔使用硬化剂 / 增殖剂
自体血注射（ABI）
肉毒杆菌毒素注射
外科手术
关节囊收紧
– 关节镜下关节囊缝合术
– 开放式关节囊缝合术
限制髁突运动轨迹的手术治疗
– Lindemann 手术
– Mayor 手术
– Dautrey 手术
使用其他材料放置障碍物
– L 形钢板、钢钉固定
– 钛合金螺钉
– 多孔珊瑚羟基磷灰石块
– 髂骨 / 颅骨骨移植
– Mitek 骨锚——Wolfrod 技术
创造肌肉平衡
– 咀嚼肌切开术
– 颞肌肌腱缩短术

18.5.1 保守治疗

患者出现张口时下颌关节绞锁时，通常会处于高度焦虑的状态，特别是首次经历急性关节脱位的患者。此时，脱位部位周围会出现严重的肌肉痉挛。初步的治疗目标是通过心理咨询、安抚以及药物治疗来减轻患者的焦虑情绪并限制肌肉痉挛，这包括应用抗焦虑药或镇静药物（如地西泮）等，以便在进行关节复位操作前缓解症状。对于慢性脱位或慢性复发性非自限性关节脱位的患者，由于他们之前已有过相关经历，故在处理过程中医生的操作难度相对较小，且患者自身较为从容。而有症状的慢性半脱位患者，其主要表现为疼痛。

18.5.1.1 传统的口内复位技术（Nélaton 手法或 Hippocratic 手法）

急性关节脱位通常可在局部麻醉、全身麻醉或某些不使用麻醉的情况下，通过双手法口内牵引进行复位。患者应坐在坚实的靠背和头枕上，并保持平静，这有助于升颌肌群的放松。操作者应站在患者前方，用拇指从口腔内部牢固抓住两侧磨牙后区的下颌骨，其余手指置于颏部下方。首先对磨牙施加向下的压力，接着在下颌骨外侧下缘施以向后、向上的推力，目的是将下颌骨向下推动至关节结节下方并使其向后滑入关节窝（图 18.4）[2,3]。结合局部麻醉和其他镇静措施的复位过程，可以有效减少患者的疼痛感。通过耳前路径的颞颧神经阻滞有助于减轻因脱位引起的疼痛，并有助于在复位过程中控制疼痛。Young 等（2009 年）提倡在复位时采用咬肌和颞深神经的周围神经阻滞，以及关节囊内注射麻醉剂，以最大限度减少不适感，同时也有助于降低肌肉痉挛的程度。

表 18.5 颞下颌关节过度活动症的治疗史

年份	提出人	术式
1945 年	Hudson	缩小关节腔体积的关节囊折叠术
1947 年	Schultz	注射硬化剂来促进关节囊纤维化，限制髁突过度活动
1949 年	Bowman	翼外肌从髁突的剥离配合关节囊成形术
1951 年	Dingman	关节盘切除术治疗运动亢进
1961 年	Ward	推荐进行髁突切开术
1962 年	Litzow, Royer	髁突切除术应当应用于长期存在的脱位病例
1964 年	Findlay	在颞骨颧突植入不锈钢钉
1965 年	Georgiade	使用 Mersilene（涤纶）带将髁突与颧弓缝合固定
1968 年	Merril	在帕金森病患者中采用类似使用 Mersilene（涤纶）带的手术技术
1968 年	Boudroux, Spire	关节囊折叠术
1969 年	Thoma	在关节结节上进行骨移植
1975 年	Sanders, Newman	关节囊折叠术结合韧带修复术
1978 年	Howe, Kent	将维塔立合金网固定在颧骨上
1978 年	Gould	口内切口手术以实现颞肌肌腱缩短
1951 年	Myrhaug	通过减小关节结节高度的方法，使得在发生半脱位时髁突能够滑回关节窝
1957 年	Irby	
1972 年	Hale	
1975 年	Jacques Dautrey	通过颧弓后部的斜向切口，将颧弓向下按压并压入关节结节下方

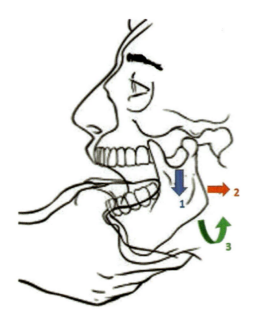

图 18.4 双手法口内牵引操作可用于复位脱位的下颌。需要注意的是，在此过程中需先对磨牙施加向下的压力（1），接着施加向后（2）和向上（3）的推力

18.5.1.2 外部方法（Ardehali 等）

Ardehali 等描述了一种用于髁突脱位复位的口外方法，该方法可分别对两侧关节进行单独复位。该技术具体操作如下：对于一侧关节：将拇指置于前移的喙突上方，手指则置于乳突后方，以提供对抗力；对于另一侧：手指握住下颌角部位。拇指放在颧弓隆起上作为支点。在实施复位操作时，首先通过手指将一侧下颌角向前拉拽，同时利用放置在颧弓隆起上的拇指作为杠杆作用点。在拉动下颌角向前的同时，持续对另一侧喙突施加稳定的压力，而位于乳突后方的手指则提供反向力量。这种手法能够使下颌旋转，并可成功地将单侧颞下颌关节复位。一旦一侧的脱位得到矫正，由于下颌联动机制的作用，通常另一侧的脱位也会随之自行恢复到正常位置[11]。

18.5.1.3 呕吐反射

Awang MN 报告了一种利用口腔镜刺激软腭/咽部以引发呕吐反射来缓解急性脱位的技术。当使用口腔镜触碰到软腭或咽部时，会将冲动传递至中枢神经系统，从而激发下颌所有向下和向前的肌肉活动，并同时抑制升颌肌群的反射性收缩，使下颌重新回到髁突窝内[12]。

在完成复位之后，为了限制患者张口，通常需要进行固定处理，如使用巴顿绷带或颌间固定术（IMF），维持 7 d 左右。饮食方面应从流食到半固体食物过渡，并开具肌肉松弛药处方。对于病程超过 15~30 d 且对上述措施无响应的长期病例，建议在全身麻醉下进行复位。对于持续存在或拖延较长时间才就诊的脱位患者，若手法操作无法实现复位，可以在全身麻醉下尝试使用钢丝通过下颌角区域进行牵引。如上述所有操作仍未能达到复位效果，则需考虑进行手术治疗，包括中线或近中线区域的下颌骨截骨，分别对双侧髁突进行个体化复位，随后进行下颌骨固定。另一种替代方案是通过口内前方牙槽嵴切口实施颞肌切断术（Laskin，1972 年），这种方法有助于髁突重新进入关节窝内。

18.5.2 微创治疗

18.5.2.1 自体血液注射疗法

自体血液注射（ABI）技术最早由 Brachmann 于 1964 年提出。注入自体血液会在关节囊内及周围引发炎症反应，这是由于注射的血小板和血液成分导致了纤维化和粘连。纤维化和瘢痕成熟会导致关节周围软组织生理弹性下降，进而造成关节活动范围（ROM）受限。在进行关节穿刺术自体血液注射之前，需要先抽取患者自身的全血，然后通过注射器将其注入关节上腔内。在血液注射过程中，会移除排液针或将其阻塞，以防止血液立即排出。部分研究者主张除了将血液注入关节上腔外，还应额外将其注入关节盘后区以及关节囊周边区域。术后，建议患者尽量减少下颌功能活动。根据临床改善情况，在 ABI 治疗后的 6~12 周内评估效果，并基于评估结果决定是否需要再次注射。自体血液注射的优点包括：因其使用的是患者自身血液，因此过敏反应的风险大幅降低；且该技术操作简便，可在椅旁诊疗时采集血液完成。自体血液注射可以在门诊环境下进行，提供了一种安全、有效的治疗方案[3,13-16]。自体血液注射适用于患有慢性脱位、有症状的半脱位患者，以及反复急性脱位且疑似发展为慢性复发性半脱位的患者。

18.5.2.2 硬化疗法/注射硬化剂

硬化剂的注射可能会引发炎症反应，导致关节囊周围区域的纤维化，从而减少颞下颌关节过度活动。在临床应用中，有多种硬化剂可供选择，如四十二烷硫酸钠、博来霉素、环磷酰胺、四环素、碘、酒精、油酸乙醇胺和 OK-432（匹卡班尼）。然而，硬化疗法也存在一些缺点。首先，注射后患者可能会有局部刺激感；其次，使用硬化剂时有可能发生过敏反应。此外，文献记载了多种硬化剂可导致软骨细胞变性，并进一步发展为退行性关节病[3,17]。因此，在考虑重复注射时应谨慎对待。使用硬化剂时，对所诱发纤维化的控制是临床操作上难以精准把握的。这些注射通常较为疼痛，因为注射时会引起局部刺激，故需要在注射前进行局部麻醉以减轻患者的不适感。

18.5.2.3 肉毒杆菌毒素注射

A 型肉毒杆菌毒素能够通过抑制神经肌肉接头处的乙酰胆碱释放，引起与剂量相关的骨骼肌松弛。在 TMJ 脱位的治疗中，肉毒杆菌毒素被用作主要治疗手段或与其他治疗方法联合使用。其目标肌肉通常是翼外肌，因为它在脱位期间会出现痉挛。

Fu 等评估了一种通过颧弓下方的凹陷（sigmoid notch）以皮下途径接近翼外肌的方法。抽吸 25~50 U 的 A 型肉毒杆菌毒素直接注入肌肉体部。此外，也可以在肌电生理监测仪引导下经口内注射。通常情况下，单次注射即可达到有效效果。

然而，肉毒杆菌毒素注射的缺点包括针刺入时可能出现出血情况。另外，罕见报道显示，毒素可能导致软腭-咽部闭合不全（VPI）、吞咽困难和言语不清等不良反应，但这些不良反应通常在 2~4 周内自行缓解[3,18]。

18.5.2.4 增生疗法

增生疗法作为一种治疗颞下颌关节问题的方法，由 Schultz 于 1937 年首次提出，也被称为增殖治疗或注射增生疗法。这种疗法通过将非药物性物质注入关节囊周围组织中，引发局部炎症反应，促使纤维组织增生，从而增强组织的韧性，增加关节稳定性，并减少松弛度。自 20 世纪 30 年代以来，已有多种不同的增殖剂被用于治疗 TMJ 功能障碍，如葡萄糖、车前子种子油、甘油、苯酚和其他混合物。其中最常用的增殖剂是葡萄糖。通常的做法是在关节上腔和关节囊周边区域注射 2 mL 浓度为 10%~50% 的葡萄糖溶液后，患者需进行为期 2 周的饮食调整和限制下颌功能活动。为了达到最佳治疗效果，可能需要重复注射[3,19]。Refai 等（2011 年）开展了一项前瞻性、随机、双盲、安慰剂对照的临床试验，研究对象为 12 例伴有疼痛性半脱位或脱位的患者。试验组每侧 TMJ 接受了 4 次葡萄糖溶液注射（每次为 2 mL 10% 葡萄糖溶液和 1 mL 2% 美比维卡因溶液），每次间隔 6 周。研究结果显示，增生疗法对于有症状的颞下颌关节过度活动症具有显著的治疗潜力，表现为疗效明显、操作简单、安全性高、患者接受注射技术的程度较高以及未出现任何重大副作用。需要注意的是，在进行增生疗法时，注射增殖剂通常会带来疼痛感，因此在治疗过程中必须充分使用局部麻醉来减轻患者的不适。在使用自体血液、硬化剂或增生剂治疗过程中，应避免使用抗炎药物，包括非甾体抗炎药（NSAID），因为这些治疗方法正是利用诱导炎症反应来促进纤维化。在治疗期间疼痛治疗的主要手段应该是阿片类镇痛药物，其中常用的是曲马多。葡萄糖是常用且被认为相对安全的渗透性增生剂，它通过使注射部位细胞脱水，最终导致释放具有趋化作用的细胞碎片，从而启动炎症级联反应，并进一步促使胶原蛋白沉积。另一种机制是通过使组织糖基化，使其对免疫系统呈现异物样，从而触发炎症反应。无论触发机制如何，随后发生的炎症反应及其伴随的伤口愈合过程都会促使成纤维细胞在适当的时间内形成胶原蛋白[19]。

18.5.3 手术治疗

在保守治疗和微创治疗无法有效改善患者症状的情况下，应考虑采取手术治疗方案。针对髁突区域的手术入路已在其他章节（参见第14章）中详细讨论过。针对颞下颌关节过度活动的多种手术管理方法在表18.4中列出。

18.5.3.1 创建肌肉平衡

翼外肌切开术

关节周围肌肉调整是一种手术方法，旨在纠正痉挛性肌肉单元。形成的肌肉内部瘢痕组织有助于降低髁突的过度活动能力。翼外肌切开术可通过口腔内或经皮穿刺途径进行，一般使用耳前切口。在全身麻醉下，首先使患者达到最大张口位，然后在外侧和内侧下颌升支的部位注射含血管收缩剂的局部麻醉溶液。接下来，在从喙突沿上颌升支至后牙远中面垂直切开一道切口。温和地将软组织从下颌骨内侧抬起以暴露翼外肌，并将其从髁突前方关节囊分离。完成操作后，应进行伤口缝合，并保持颌间固定（IMF）7 d[3,9]。这种手术通过改变翼外肌的功能状态，减轻其对颞下颌关节的影响，从而帮助改善因肌肉张力异常引起的关节功能障碍的问题。

颞肌切除术

颞肌瘢痕化技术由 Gould JF[10,20] 提出，其通过在动态肌肉功能中创造瘢痕性限制，从而减少髁突的活动幅度。该技术适用于与颞下颌关节过度活动相关且在张口末期出现的关节弹响症状，以及复发性脱位的情况。此手术方法主要涉及将颞肌的肌腱纤维从上颌升支处分离，并将其缝合到周围的骨膜和黏膜上，以此通过瘢痕形成来收紧肌腱组织。根据患者颞下颌关节过度活动的程度，可能需要通过手术方式缩短肌腱或肌肉的长度。这一操作的目的在于通过改变颞肌对髁突运动的影响，达到稳定颞下颌关节并减轻相关症状的效果。

18.5.3.2 关节囊缝合术

关节镜技术用于识别颞下颌关节内部解剖结构的标志点，并借助激光（如 Ho：YAG 激光）或电热装置辅助进行后部关节囊缝合术。通过移除关节盘后方的滑膜组织，形成瘢痕收缩。随后将关节囊收紧并缝合至所需位置，从而实现对关节活动度的有效控制。对于无法通过关节镜完成的手术操作，可以采用开放式关节囊缝合术来进行[3]。MacFarlane（1977 年）曾描述过关节囊折叠作为一种简单且有效的处理颞下颌关节复发性脱位的方法（图18.5）。这种技术旨在通过紧缩和折叠松弛的关节囊来提高关节稳定性，减少关节异常活动的发生，进而治疗因关节囊松弛引起的复发性脱位问题。

18.5.3.3 开放式手术方法

关节结节切除术

关节结节切除术是由 Myrhaug 在 1951 年描述的手术方法，旨在降低关节结节的垂直高度。在脱位发作期间，髁突会在无解剖结构限制的情况下向后滑入关节窝内。首先在耳前做一皮瓣切口，然后分层解剖以暴露关节结节。使用骨切割钻或骨凿，在关节结节的内侧进行切除。外侧结节选择性移除，或者保留作为导向平面，随后

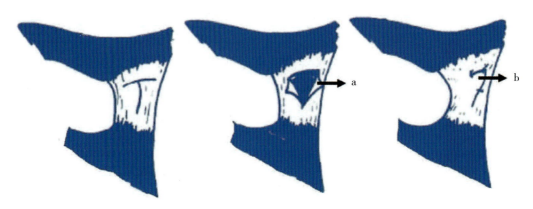

图 18.5 MacFarlane 的关节囊折叠术是一种用于治疗复发性脱位的手术方法。请注意在关节囊外侧所做的 T 形切口。（a）图中所示的部分是将要切除的关节囊。（b）切除后，将剩余的组织瓣拉拢缝合起来 [经许可，引自 MacFarlane WI. Recurrent dislocation of the mandible: treatment of seven cases by a simple surgical method. Br J Oral Surg, 1977 Mar,14(3):227-9. https:// doi.org/10.1016/0007-117x(77)90029-4]

逐层缝合伤口。术后建议患者接受温和的物理疗法，并采用软食，以确保口腔功能正常。然而，这种手术同样存在一定的潜在风险，包括颅内侵犯以及周围神经血管束的损伤等[3,10]。

Dautrey 手术（图 18.6）

有文献记载一些利用颧弓来限制髁突运动的机械性阻隔技术（表 18.6），其中，Dautrey 手术是通过耳前切口进行分层解剖，但不破坏颞下颌关节囊。在关节结节前方的颧弓处标记一个骨切开线，轻轻施压于切开部位以造成前部区域的青枝骨折，然后将骨折后的颧弓向内侧或外侧移动，并将其置于关节结节下方，被动保持该位置，或者使用微型板固定后进行伤口缝合。此外，在颧弓与关节结节之间可植入骨移植材料作为间隔物，用钢丝、螺钉或微型板固定。术后建议患者进软食并限制下颌活动 2 周，随后配合物理治疗[3,9,10]。

Norman 手术是另一种有文献记录的技术，它包括颧弓切开术以及通过在颧弓根部植入髂嵴的骨移植物来增强颧弓根部，从而防止髁突向前滑动超过关节结节。Sharma R（2021 年）提出了针对颞下颌关节过度活动的一种 Norman 手术改良版，除

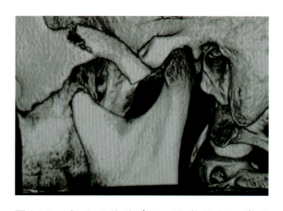

图 18.6 术后三维重建 CT 图像显示了采用 Dautrey 手术治疗颞下颌关节复发性脱位时已进行截骨的颧弓（经许可，引自 Bhandari SK, et al. Management of temporomandibular joint recurrent dislocation using Dautrey's procedure: report and review. Int J Otorhinolaryngol Head Neck Surg, 2019, 5:1748–52）

了常规手术步骤外，还用颞筋膜的带蒂皮瓣从下方缝合到关节囊的前外侧。作者认为，对于伴有疼痛症状的颞下颌关节过度活动症病例，应额外进行口腔内翼外肌分离的附加操作[21]。

此类手术可能存在的并发症包括神经感觉障碍和颧弓骨折的风险。若发生颧弓骨折，可能需要进行稳定内固定处理。

表 18.6　颞下颌关节过度活动症的颧弓切开术

年份	提出人	术式
1925 年	Lindemann	采用取自颧弓的骨片进行手术操作
1933 年	Mayer	颧弓节段性脱位作为生理性障碍
1943 年	LeClerc, Girard	在关节结节前的颧弓上进行垂直截骨，插入截骨段以阻碍髁突的过度活动
1967 年	Gosserez, Dautrey	通过诱发颧弓青枝骨折，并将其向下和向前方向移位，恰好位于关节结节前方并锁定在结节下方

机械阻隔与微型板植入术

在治疗颞下颌关节过度活动症或复发性脱位时，可以采用一种 L 形微型板固定方法。手术中，短臂固定于关节结节的外侧，长臂则根据需要塑形后沿着关节结节下方固定。这种手术操作始终限定在关节囊外部区域进行，相对而言对患者影响较小。然而，这种方法存在潜在的风险，即微型板可能断裂，一旦发生这种情况，需要进行二次手术以移除内固定物[3,10]。

Wolford 手术

Mitek 锚钉固定法用于治疗颞下颌关节过度活动症，其原理是利用骨锚钉和人工韧带来稳定关节盘。该手术使用具有骨结合能力的 Mitek 微型骨锚钉。通常情况下，对于慢性下颌脱位的治疗会采用两个 Mitek 锚钉。在暴露颧弓和关节囊外侧后，确保关节盘位置正确。首先将一个锚钉植入髁突的外侧极，然后将第二个锚钉植入颧弓的最后部。根据所需的活动度来调整缝线并打结。执行此操作时无需进行关节结节切除术。通过调整锚固缝线至允许下颌有限度的松弛以控制其运动，同时防止脱位。然而，这种方法的缺点包括缝线断裂或锚固件失效[3,5]。Mehra 和 Wolford（2001 年）也提倡使用 Mitek 锚钉来进行关节盘复位（图 18.7）。针对不同临床场景对 Mitek 锚钉固定法进行的改良总结于表 18.7 中。需要注意的是，Mitek 锚钉需要专门的器械，这在全球范围内可能并非普遍可获得。作为 Mitek 锚钉的替代方案，Zachariah 和 Neelakandan（2015 年）提倡使用正畸微螺钉（图 18.8）。

Tocaciu S 等在一项研究中，通过对 6 年内 14 例复发性颞下颌关节脱位患者的回顾性观察，提出了一个新的手术治疗方案。研究发现，在接受了关节结节切除术与关节囊缝合术结合治疗的患者群体中，长期效果显著。作者同时强调，对于不适合手术的患者，可以考虑采用肉毒杆菌毒素注射或硬化疗法进行治疗[22]。关于儿童群体中颞下颌关节脱位的文献证据较少，因为在这个年龄段内，治疗方案的选择可能受限。Ludovic S 等提出了一套针对儿童颞下颌关节脱位的管理方案，对临床医生具有实用价值[23]。

Stergiou GS 等描述了适用于无法配合的患者以及患有肌肉疾病患者的微型板髁突成形术[24]。Krishnakumar Raja VB 等提倡通过降低喙突的位置来解决颞下颌关节半脱位或复发性脱位的问题。该手术基于肌肉拉伸的原理，增加神经肌肉活动和阻力训练，导致肌肥大。他们指出，术后肌肉纤维中的线粒体含量和横截面积均有所增加。超声评估显示，术后颞肌厚度和长度增加，从而形成更好的收缩能力[25]。

诊断为关节过度活动症的个体必须接受一系列筛查，包括既往创伤史、影响关

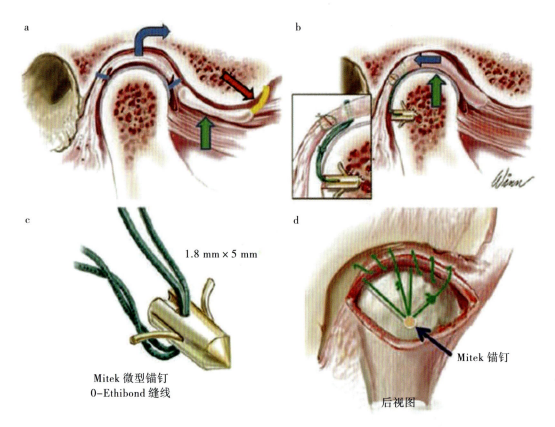

图 18.7 （a）右侧颞下颌关节的矢状面视图。显示关节盘（绿色箭头所示）前移位，双板区和滑膜覆盖在髁突顶部。在重新定位关节盘时，需要切除这些过多的组织以确保关节盘能顺利复位。连接关节盘前部与关节结节前部的韧带必须被切断，以便移动关节盘，并使其被动地重新位于髁突头上方（红色箭头所示）。（b）关节盘已经成功移动并被动地重新放置到髁突上方。使用专用 Mitek 钻头在髁突后头部钻孔，然后将 Mitek 锚钉插入髁突后头部的髓腔内，其翼片锁定在皮质骨上，从而固定锚钉的位置。通过锚钉眼环翻转穿过的 0 号 Ethibond 缝线提供了两条人工韧带，用于固定关节盘的位置。（c）Mitek 微型锚钉直径为 1.8 mm，长度为 5 mm。锚钉主体由钛合金制成，而翼片由镍钛记忆合金构成，利用形状记忆技术使得翼片能在穿过髁突皮质骨时压缩贴合装置本体，进入髓腔后恢复原形，牢固地卡在皮质骨上。（d）锚钉插入髁突后的后视图。引导孔大致位于髁突头部下方约 8 mm、中线稍偏外侧的位置。首先，第一条缝线（人工韧带）从下方穿过关节盘后带的后侧面朝向内侧，完成三次打结。第二条缝线采用相同方式打结，但位置更靠外侧，同样完成三次打结。关节盘应适度过矫正，然后将缝线系紧。如有需要，可以额外放置支撑缝线，例如在关节盘的外侧极点区域增加支撑以稳定关节盘的侧向稳定性。此外，0 号 Ethibond 缝线可以穿过外侧关节囊组织并向上穿过关节盘的外侧面进行固定，提供额外的侧向支持 [经许可，引自 Han, Michael, et al. Surgery of the Temporomandibular Joint: Discectomy and Arthroplasty //S. T. Connelly et al. (eds.), Contemporary Management of Temporomandibular Disorders, https:// doi.org/10.1007/978-3-319-99909-8_6, Springer Nature Switzerland AG 2019]

表 18.7　Wolford 手术（基于不同临床场景的改良）

颞下颌关节特征	术式
慢性前伸下颌姿势	在颞下颌关节手术中，为了防止髁突向前滑动并保持其位于关节窝后上方的正常位置，可通过手术创建和收紧两个人工韧带来实现
为了防止髁突向关节结节前方脱位	人工韧带可以设计为相对松弛状态，以允许髁突在一定范围内进行正常的前后滑动。这种设计的目的在于限制髁突向前过度移动
关节盘脱位	为了将关节盘重新定位至正常位置，有时会使用第三个锚固装置

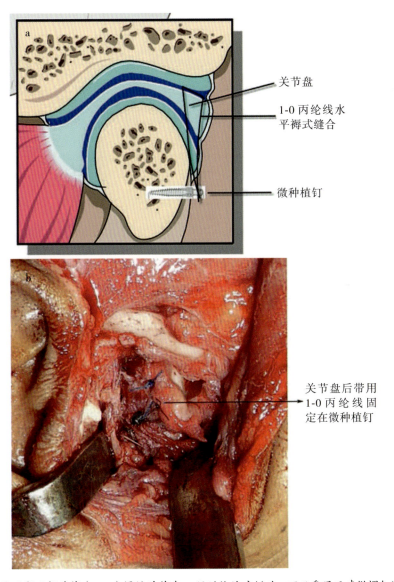

图 18.8　在处理颞下颌关节（TMJ）慢性关节盘 – 髁脱位的病例时，可以采用正畸微螺钉进行关节盘固定。（a）示意图显示关节盘固定技术：通过在适当位置植入一枚正畸微型螺钉。（b）图中描绘了关节盘与正畸微螺钉固定的示例，通过螺钉固定防止关节再次发生脱位，促进关节功能恢复 [经许可，引自 Zachariah T, Neelakandan RS, Ahamed MI. Disc Anchoring with an Orthodontic Mini-Screw for Chronic Meniscocondylar Dislocation of TMJ. J Maxillofac Oral Surg, 2015,14(3):735–744. https://doi.org/10.1007/ s12663-014-0729-2]

节或结缔组织的全身性疾病等可能的致病因素。然后，根据每位患者的具体情况制定个性化的治疗方案，因为目前没有单一的治疗方式能够适用于所有病例。

18.6 治疗目标

识别导致运动亢进的病因，对患者进行宣教，然后从保守治疗到微创治疗是缓解此类患者症状的重要原则。如果非手术方法不能缓解症状，应考虑手术来作为提高生活质量的治疗方法。

参考文献

请登录 www.wpcxa.com "下载中心" 查询或下载。

附 录

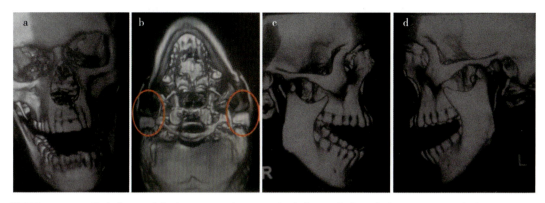

附录图 18.1 三维重建 CT 图像展示了 1 例急性颞下颌关节脱位患者。（a）正面视图。（b）下方视图，可注意到髁突的位置异常，同时红色标记区域显示了关节窝是空的。（c）右侧视图。（d）左侧视图：特别值得注意的是，髁突位于关节结节前方并锁定在该处

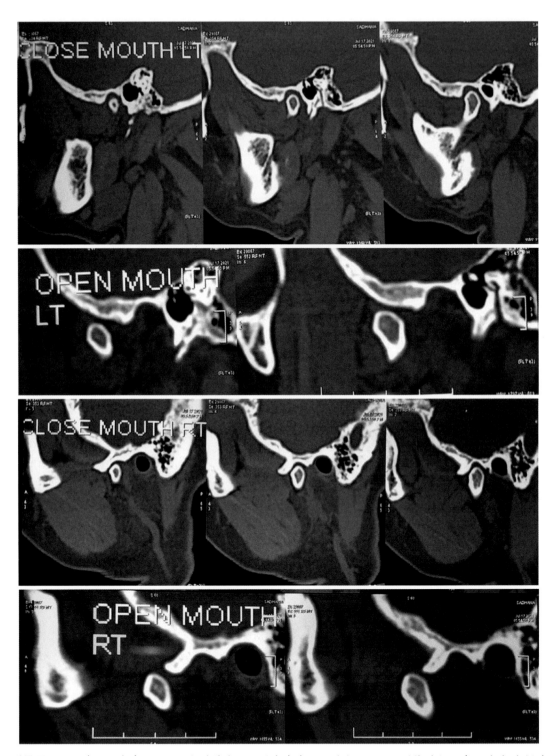

附录图 18.2 在 1 例患有慢性颞下颌关节半脱位的患者中，通过矢状面 CT 图像进行观察。（a）左侧关节闭口视图。（b）左侧关节张口视图：可以看到左侧髁突向前滑动，并注意到其相对于关节结节的前移。（c）右侧关节闭口视图。（d）右侧关节张口视图：右侧髁突也出现向前移动的现象，且与关节结节的关系异常

颞下颌关节穿刺术

第 **19** 章

Darpan Bhargava, M. Fatih Şentürk, Shaji Thomas, Prateeksha Pawar

19.1 引 言

颞下颌关节（TMJ）内紊乱是指关节面和关节盘之间异常的解剖或结构关系，影响下颌关节的平滑运动。关节盘在关节运动异常中起着核心作用，称为颞下颌关节盘紊乱[1]。为了更好地理解 TMJ 运动同步的不协调，必须了解 TMJ 在张口和闭口时正常功能的生理学特征（图 19.1 至 19.3）。

TMJ 内紊乱会导致关节运动不顺畅，表现为短暂的弹响和绞锁，可能伴随或不伴随移位关节盘的复位（表 19.1，图 19.4）[2]。

TMJ 内紊乱如果在适当的时候没有得到干预，可能会逐渐加重。内紊乱初始阶段的特点是在正常最大张口位（MMO）的弹响，然后发展到弹响逐渐消失，出现不同程度的张口受限（绞锁）。后一阶段的特点通常是不可复性关节盘前移位（最常见的），阻碍了髁突的平移[3,4]。

内紊乱的最佳治疗方法仍然存在争议，但值得注意的是，关节穿刺术，包括针刺和关节镜，已经成为早期治疗的常规选择。当保守方法无法缓解病情时，可选择关节盘手术复位和修复来重建正常结构和功能。TMJ 穿刺针穿刺术和关节镜松解冲洗术都是利用关节上腔内较高的压力（在生理限度内），重建内部解剖结构，恢复患有症状性紊乱和绞锁的患者的正常 MMO。

多项关于 TMD 的研究表明，对于 ID 患者，早期应考虑将微创手术作为治疗选择，以避免疾病进展到症状更重和更复杂的阶段[5]。关节穿刺术和关节镜检查在骨科手术领域被广泛应用于人体各种关节。在过去的 40 年里，TMJ 关节镜技术在颌面外科领域获得了极大的普及，用于治疗 TMJ 疾病。如表 19.2 所示，许多作者提出了各种进行 TMJ 关节镜和关节穿刺术的技术[6-17]。

D. Bhargava (✉)
TMJ Consultancy Services,
Bhopal, Madhya Pradesh, India

Oral and Maxillofacial Surgery, People's College of Dental Sciences and Research Centre,
People's University, Bhopal, Madhya Pradesh, India
e-mail: drdarpanbhargava@gmail.com

M. F. Şentürk
Oral and Maxillofacial Surgery, Ankara Yıldırım Beyazıt University Faculty of Dentistry,
Ankara, Turkey

S. Thomas
Department of Oral and Maxillofacial Surgery, People's College of Dental Sciences and Research Centre, People's University,
Bhopal, Madhya Pradesh, India

P. Pawar
Oral and Maxillofacial Surgery, TMJ Consultancy Services, Bhopal, Madhya Pradesh, India

© The Author(s), under exclusive license to Springer Nature Singapore Pte Ltd. 2021
D. Bhargava (ed.), *Temporomandibular Joint Disorders*,
https://doi.org/10.1007/978-981-16-2754-5_19

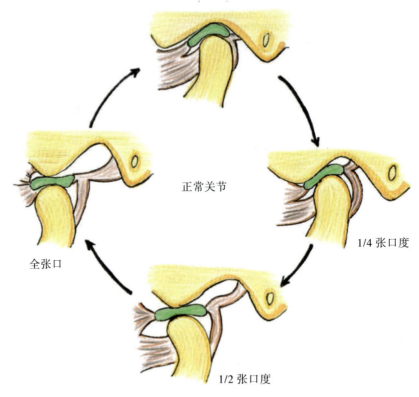

图 19.1　关节功能运动时的动力学

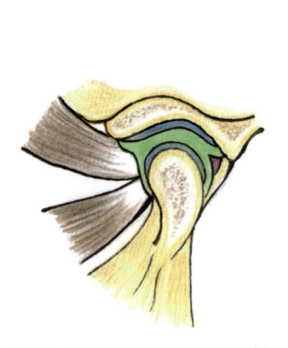

图 19.2　关节的矢状面解剖图。注意关节盘（绿色）将关节分为两个不同的关节腔（蓝色）

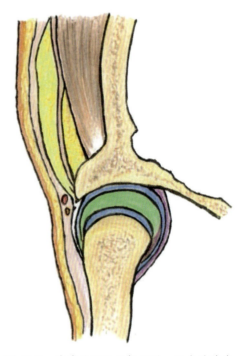

图 19.3　关节的冠状面解剖图。注意关节盘（绿色）将关节腔分为上、下两个腔室（蓝色）

表 19.1 伴/不伴关节盘复位的内紊乱的定义

内紊乱伴可复性盘移位	内紊乱伴不可复性盘移位
颞下颌关节的关节盘发生移位（最常见的是向前移位），而此时下颌是闭合的，牙齿处于牙尖交错状态。在张口时，髁突会推动关节盘的后缘，直到髁突能够滑过或弹回关节盘的后缘，关节盘复位到髁突上方的位置	髁突无法滑过或弹回关节盘下方。因此，移位的关节盘不会恢复到髁突上方的位置。在张口运动过程中，关节盘不会复位到髁突顶端。在这种情况下，关节盘的后缘会发生明显的塑性变形，并逐渐变平

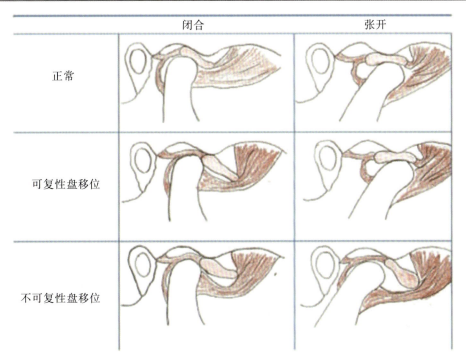

图 19.4 正常关节和紊乱关节功能运动过程中的动力学 [经许可，引自 Bhargava D,et al. Temporomandibular joint arthrocentesis for internal derangement with disc displacement without reduction. J Maxillofac Oral Surg, 2015, Jun,14(2):454–9]

表 19.2 颞下颌关节（TMJ）关节镜和关节穿刺术的发展历史

编号	作者	年份	研究内容
1	Onishi 等[6]	1974 年	首次报道了关节镜在 TMJ 诊断中的应用
2	Murakami、Hoshino 等[7]	1982 年	解释了 TMJ 关节镜解剖的命名法
3	McCain 等[8]	1983 年	通过对 67 具尸体的研究，支持了常规 TMJ 关节镜手术的发展
4	Holmlund、Hellsing 等[9]	1985 年	通过对 54 具尸体的研究，解释了关键的解剖要点，以确保关节镜手术技术的安全性和标准化
5	Sanders 等[10]	1986 年	概述了关节镜治疗 TMJ 急性绞锁（ACL）或慢性绞锁（CCL）的优势，并引入了"溶解"一词，指的是使用未固定的穿刺针来松解关节盘与关节窝之间的吸附，并打破粘连

续表

编号	作者	年份	研究内容
6	Murakami、Ono 等[11]	1986 年	描述了关节镜下清除关节内粘连的过程
7	Murakami 等[12]	1987 年	首次介绍了 TMJ 穿刺术，报道利用下颌骨操作，通过对关节上腔进行抽吸和液压来重新定位前移位的关节盘
8	Nitzan DW 等[13]	1991 年	介绍了一种改进的方法，通过在 TMJ 上腔插入两根针头进行冲洗，无需直接观察关节
9	Dimitriliou G 等[14]	1995 年	评估了关节穿刺术治疗 TMJ 绞锁的有效性，认为这种方法是侵入性更强的 TMJ 手术的简单替代方案
10	Alkan A 等[15]	2007 年	描述了一种单管双针 TMJ 冲洗设备，作为经典关节穿刺术（使用两根针）的替代方案，该仪器操作简单，有效地溶解了粘连，并用单个穿刺点进行了冲洗
11	Daysioglu EH 等[16]	2013 年	介绍了超声引导的 TMJ 溶解和冲洗，得出结论，这种技术比关节镜更节约成本，简单且可重复，即使是经验不足的外科医生也能操作
12	Bhargava D 等[17]	2019 年	介绍了一种单穿刺、双腔、单管针的穿刺技术。他们进行了一项研究，帮助单穿刺的针头插入，利用超声技术检查 TMJ 绞锁情况，发现这种方法对关节冲洗有效

19.2 病理生理学

TMJ 内紊乱是指关节盘相对于髁突头发生移位，偏离其原始位置。关节盘位置的改变会导致多种表现，例如：①最常见的为可复性盘移位（伴/不伴间歇性绞锁）；②不可复性盘移位（伴或不伴张口受限）[18]。关节盘紊乱与关节内摩擦增加有关，这会阻碍关节的平滑滑动，导致关节组织逐渐磨损[1]。这种磨损过程的病理生理机制总结在图 19.5 中。

负责关节自由运动的两个主要结构是：

（1）表面活性磷脂：是主要的边界润滑剂，保护关节面。

（2）透明质酸：是一种高分子量黏多糖，形成一层薄膜，使关节面保持分离，防止摩擦。

19.3 关节穿刺术

关节穿刺术被认为是治疗 TMJ 内紊乱的首选方法，也是最微创的干预手段之一。它涉及关节腔的溶解和冲洗，传统采用闭合方式进行，即不直接观察关节。关节穿刺术包括主动冲洗关节腔，以及涉及关节的相关操作。它有助于松解粘连、改善功能、清除关节内的炎症介质，以及关节给药。与任何其他手术操作一样，关节穿刺术并非适用于所有诊断为 TMJ 紊乱的患者，有明确适应证的患者进行穿刺术才能取得良好的效果。关节穿刺术的适应证和禁忌证总结在表 19.3 中[5,14]。

19.4 分类

Şentürk MF 等根据进入关节完成冲洗所使用的穿刺次数，对 TMJ 穿刺术进行了分类[19]。

（1）单穿刺关节穿刺术（SPA）。

（2）双穿刺关节穿刺术（DPA）。

SPA 根据使用的针头数量进一步分类（表 19.4）[20-26]。

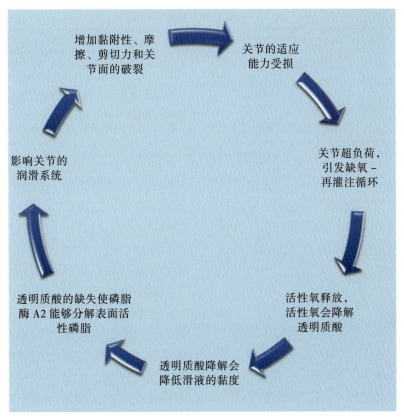

图 19.5 颞下颌关节退行性病变的病理生理学研究

表 19.3 颞下颌关节（TMJ）穿刺术的适应证和禁忌证[5]

适应证	禁忌证
1. TMJ 内紊乱的症状 2. TMJ 急性绞锁（ACL）：关节盘前移位无法复位，持续时间不超过 1 个月，对下颌骨被动手法或保守治疗无反应	1. 精神疾病
3. TMJ 亚急性绞锁（SACL）：关节盘前移位无法复位，持续时间 1~3 个月，对保守治疗无反应	2. 纤维性和骨性强直
4. MRI 确诊的关节盘锚定现象 5. TMJ 外伤伴有慢性疼痛和由鞭甩伤引起的关节囊炎	3. 既往多次 TMJ 手术史
6. 疼痛性退行性关节疾病（骨关节炎），对保守治疗无效（可用于等待手术的患者的症状缓解）	4. 局部感染性疾病
7. 拒绝关节镜手术或无法接受全身麻醉的患者	5. 局部肿瘤性疾病

类型 1：单针套管法（SPA 1 型）。
类型 2：双针套管法（SPA 2 型）。

19.4.1 双穿刺关节穿刺术（DPA）

这种技术使用两根独立插入的针头，必须将它们以一定角度定位在关节上腔进

表 19.4　单针关节穿刺术的类型

SPA 1 型	SPA 2 型
– 最早在 2008 年（Guarda-Nardini L 等）提出 – 1 型是单针套管法，其中进液管和出液管通过同一套管和腔体 – 它能在 TMJ 上腔获得更高的压力 – 此技术的缺点是操作时间可能比其他技术更长[20] 例如：单针套管[20]	– 最早在 2007 年（Alkan A 等）提出 – 2 型是双针套管法，其中进液管和出液管通过同一套管系统，但使用不同的端口和腔体[15] 例如：双腔单管针[21,22]，Shepard 套管[23,24]，同心套管[25]，静脉导管[26]，双针套管[27]

行粘连溶解操作。Nitzan DW 等描述了传统的双穿刺关节穿刺术，该技术一直是世界各地大多数外科医生的首选方法。这种方法可以大量冲洗关节腔，并在需要时进行关节内抽吸和注射[13]。

19.4.1.1　技　术

在严格遵守无菌操作规程的情况下，从外眦画一条线到耳屏最后点和中心点，即 Holmlund-Hellsing 线（HH 线）（图 19.6），然后注射局部麻醉剂（LA）溶液来阻滞耳颞神经。用棉球堵塞外耳道（EAM）。在该技术中，使用两根 18 号（推荐）针头，一根专门用于将冲洗液注入关节腔，另一根用于冲洗液和关节内碎屑流出[13]。

后部进针点（第一根针）应位于外眦 – 耳屏线上，距耳屏中点前 10 mm，且低于外眦 – 耳屏线 2 mm（A 点，图 19.6）。前部进针点（第二根针）位于外眦 – 耳屏线上，距耳屏中点前 20 mm，且低于外眦 – 耳屏线 10 mm（B 点，图 19.6）。此标记指定了髁突的位置[13]。

在患者张口状态下，首先将 18 号针头向上、向前、向内插入关节上腔，插入深度约为 2 cm，直至针头尖端接触到髁突后壁。接着，注射 2~3 mL 的乳酸林格液（RL），以扩展关节腔并确定针头是否位于上关节腔内。第二根针头应使用之前描述过的标志点插入。通常情况下，通过第一根针头在 10~15 min 内将 150~200 mL 的 RL 溶液注入上关节腔。第二根针头用于引流溶液（流出），保证关节腔冲洗的顺利进行（图 19.7）[13]。第一根针头和第二根针头分别作为进液口和出液口的作用可以互换，以继续冲洗。在手术结束时，应拔出针头，并进行无菌加压包扎，保持 24~48 h。

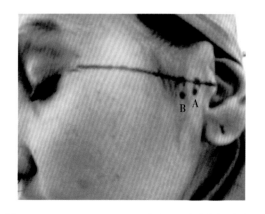

图 19.6　Holmlund-Hellsing 线（HH 线）和标志点，A 点：距耳屏中点前 10 mm，距外眦 – 耳屏线下方 2 mm；B 点：距耳屏中点前 20 mm，距外眦 – 耳屏线下方 10 mm

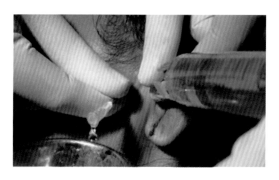

图 19.7　双针头关节穿刺术

19.4.2 单穿刺关节穿刺术（SPA）

单穿刺关节穿刺术只需要一根针头穿刺到关节上腔。它是安全的，易于执行，可减少手术时间，并且具有微创特点[19]。

19.4.2.1 技术

该技术可使用两种类型的穿刺针进行：①同心双针，可提供不同规格；②双腔单针，具有两个相邻管腔，一个用于流入，另一个用于流出。

患者应以 45°角坐立，头部转向健侧。患侧的耳周区域必须使用消毒剂/抗菌溶液进行准备，严格遵循无菌措施进入关节。耳颞神经阻滞应在耳屏和耳垂连接处的前方注射 1.8~2 mL 的局部麻醉剂。患侧的外耳道必须用棉球堵塞，并使用无菌标记墨水标记针头的位置。如前所述，从耳屏画一条线到外眦。针头插入关节腔，距 HH 线上的耳屏中点下 2 mm、前 10 mm（A 点），然后用 150~200 mL 乳酸林格液冲洗上关节腔（图 19.8）。

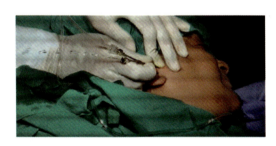

图 19.8 单针关节穿刺术（使用单针穿刺技术，利用双腔单针治疗颞下颌关节急性绞锁内紊乱患者，如 Bhargava D 等所述）

19.5 使用冲洗泵进行关节穿刺术

Yura 等描述了使用高压灌注加速器进行关节穿刺冲洗的有效性（最大压力 40 kPa）。该研究认为高压可以消除粘连，扩大关节腔，并得出结论：对于关节上腔有粘连的绞锁病例，使用足够的压力进行关节穿刺冲洗是有效的。但应注意，在关节腔内和周围组织中使用机械化高压可能出现并发症[27]。

Alkan 等报道了一种关节穿刺术的改进方法，该方法涉及将手术/牙科种植电机上的冲洗泵连接到进液针，从而实现高压自动冲洗。这种改进方法在关节腔内提供了高液压[28]。

19.6 关节穿刺注射

在充分冲洗后，建议注射皮质类固醇或透明质酸钠，以减少关节囊内炎症，同时改善功能。它们也有助于减轻与关节内炎症过程相关的疼痛和功能障碍，并减少功能性摩擦。关节内注射透明质酸钠具有更快的长效止痛效果，因为它是一种黏稠的高分子量多糖，可以润滑并保护关节软骨。

根据 Alpaslan 等的研究，尽管关节腔内注射可以改善 TMD 症状，但由于局部副作用会影响预后，因此其预后是不可预测的。关节腔内注射糖皮质激素的副作用包括关节软骨破坏、感染以及已有的退行性关节病的恶化[29]。许多作者声称在关节冲洗后用单剂量类固醇（琥珀酸氢化可的松钠）冲洗关节有益处，并且没有明显的临床不良反应。单剂量类固醇冲洗具有减少现有滑膜炎症以及减少术后/关节穿刺水肿的好处。

Kopp 等发现，TMJ 穿刺联合关节腔内注射透明质酸钠和皮质类固醇，可以有效减轻患者的临床症状和功能障碍[30]。Girrardi GB 等证实，贝美松和透明质酸钠在关节穿刺后均能产生类似的效果，并且可以安全使用[31]。

Davoudi A 等进行的一项关于关节穿刺后使用各种药物临床效果回顾的系统综述，该综述得出结论：不同操作者使用的各种类固醇之间没有显著差异，并且使用不同类别药物时也没有显著差异[32]。另有一项研究显示，与类固醇研究组相比，使用臭氧水冲洗后，再将臭氧注射到TMJ内，可以获得良好的临床效果[33]。

一项针对1991—2016年发表的评估临床结果（如张口度、关节杂音和疼痛）的文献进行的回顾性研究表明，常用的关节腔内注射药物包括类固醇、透明质酸、吗啡类药物和富含血小板血浆，但在随机对照试验中，没有一种药物显示出比其他药物效果更好[33,34]。

19.7 总 结

Nishimura M 等通过 100 例 TMJ 内紊乱患者的 103 个 TMJ 的关节样本评估了影响穿刺术治疗内紊乱预后的因素，并根据术前和术后 MMO 范围和疼痛程度评估了治疗结果。结果显示，在术后 1 周时 73 例（71%）成功，30 例（29%）无效[38]。

Monje-Gil F 等回顾了已发表的关于 TMJ 穿刺术的临床报道。作者选择了 20 篇设计不同且符合纳入标准的文章，对这些文章进行了评估。他们在对 586 例患者的 612 个急性绞锁关节（不可复性盘移位或关节盘锚固）进行回顾后，成功率为 83.5%。得出的结论是，关节穿刺术是一种简单、无创、低成本且高效的治疗方法[35]。关节穿刺术可用于治疗急性关节盘-髁状突紊乱，目的是使关节盘恢复原位。Nitzan 提出的一种情况被称为 TMJ"张口锁定"。"张口锁定"现象与患者在用力闭口时无法闭口或闭口疼痛有关，通常发生在有内紊乱的患者身上。在这种情况下，关节处于张口位置，患侧髁突位于关节盘前带前方，机械地阻碍了前移的髁突向关节窝后移[39]（图19.9）。

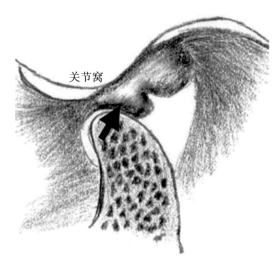

图19.9 颞下颌关节的示意图。在"张口锁定"中，髁突被限制在折叠的后移的关节盘（箭头）的前方，不能返回关节窝。在冲洗关节上腔后释放关节盘，能够恢复盘-髁的同时滑动 [经许可，引自 Nitzan DW. Temporomandibular joint "open lock" versus condylar dislocation: signs and symptoms, imaging, treatment, and pathogenesis. J Oral Maxillofac Surg, 2002 May,60(5):506-11; discussion 512-3. https://doi.org/10.1053/joms.2002.31846]

19.8 展望与思考

对于保守治疗无效的患者，关节穿刺术成为患者接受开放性关节手术前的首选干预措施。这是一种简单的微创手术，并发症风险可忽略不计，同时带来了显著的治疗效果，包括改善MMO、弹响、疼痛和张口时的下颌偏斜。

虽然对于所有TMJ内紊乱患者，一线治疗应从非侵入性方法开始，包括控制副功能习惯、使用止痛药和消炎药、改变饮食习惯和物理治疗。但如果保守疗法无法为患者带来足够的改善，则应考虑关节穿刺术[36-39]。

参考文献

请登录www.wpcxa.com"下载中心"查询或下载。

颞下颌关节关节镜手术的基础知识

第20章

Ankit Pandey, Darpan Bhargava

20.1 引言

颞下颌关节（TMJ）关节镜手术是一种先进且微创的技术，涉及光学仪器和特定的外科设备，用于颞下颌关节疾病（TMD）的治疗。这项技术是由 Ohnishi 在 1974 年提出的（表 20.1）。关节镜手术最初是作为一种诊断工具，现在已经应用于 TMD 的治疗。这项技术的优势在于直接可视化关节腔内所有解剖区域，以确诊、治疗和预测预后。虽然目前用于 TMJ 关节镜手术的设备较为昂贵，且对于该技术的培训仍然不足，但未来需要这种微创和技术进步来诊断和治疗 TMD[1]。

20.2 关节镜下的 TMJ 解剖

理解关节镜下的关节解剖是成功诊断和治疗的关键。需要识别的各个解剖区域包括：关节后隐窝、翼外肌投影、髁突与关节盘、盘后区组织和包含关节盘软骨和翼外肌交界的关节囊前部。在关节镜下观察到的 7 个关键区域包括：内侧滑膜覆盖、翼外肌投影、盘后区滑膜、关节结节后斜面和关节窝、关节盘、中间带、前隐窝[2]（图 20.1）。

20.3 关节镜手术设备

表 20.2 中列出了用于 TMJ 关节镜手术的基本和高级设备，这对执行从 Ⅰ 级（诊断）到 Ⅲ 级（消融、冲洗和盘复位）的关节镜手术至关重要（图 20.2）。

20.4 患者的位置

患者应该处于仰卧位，头部偏向一侧。需手术的关节应平行于地面或手术台。患者的脸部应朝向外，低于手术医生的肘部水平。

20.5 手术医生的位置

在右侧 TMJ 进行手术时，外科医生应站在患者的右侧。外科医生的左手应该是主要操作手，也就是说，外科医生应该用

A. Pandey
Amrit Dental and TMJ Centre, Bhopal,
Madhya Pradesh, India

D. Bhargava (✉)
TMJ Consultancy Services, Bhopal, Madhya Pradesh, India

Oral and Maxillofacial Surgery, People's College of Dental Sciences and Research Centre,
People's University, Bhopal, Madhya Pradesh, India
e-mail: drdarpanbhargava@gmail.com

© The Author(s), under exclusive license to Springer Nature Singapore Pte Ltd. 2021
D. Bhargava (ed.), *Temporomandibular Joint Disorders*,
https://doi.org/10.1007/978-981-16-2754-5_20

表20.1 颞下颌关节（TMJ）关节镜的历史

TMJ关节镜技术发展史上的先驱	重要进展
Masatoshi Ohnishi，1974年	使用直径为1.7 mm的Selfoc关节镜进行内镜检查 发表了穿刺技术和解剖结果
Hilsabech和Laskin，1978年	在动物实验中证明了关节镜手术是一种安全的技术，可用于治疗关节腔内粘连
Williams和Laskin，1980年	在动物研究中将关节镜用于TMJ病理的诊断
Ken-Ischiro Murakami和Kazumasa Hoshino，1982年	对19具人类尸体的20侧TMJ进行了关节镜下解剖学的研究，并报告了相关的手术术语
Joseph McCaine，1985年	在TMD临床关节镜手术方面的工作备受赞誉，并引入了第二穿刺的三角定位技术
J J Moses，1985年	开设了TMJ关节镜手术的首个尸体实操课程
Murakami和Hoshino，1985年	描述了TMJ内部组织的组织细胞学特征
Holmlund和Hellsing，1985年	引入外眦到耳屏连线上相关的穿刺点概念
Bruce sanders，1986年	在临床上开展TMJ关节镜手术，用于治疗TMD
Holmlund等，1986年	支持Williams和Laskin的观察结果
Murakami和Ono，1986年	研究改进了TMJ关节镜手术技术。描述了关节镜用于关节盘前移位和慢性脱位的关节镜缝合技术
Joseph McCain，1991年	描述了诊断性和手术性关节镜手术的穿刺技术和穿刺点
Samer Srouji，2016年	描述了单导管关节镜手术

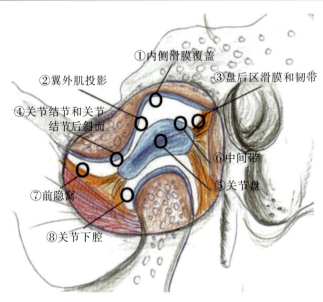

图20.1 在颞下颌关节关节镜诊断性检查中，需要检查的7个解剖区域包括：①内侧滑膜覆盖；②翼外肌投影；③盘后区滑膜和韧带；④关节结节和关节结节后斜面；⑤关节盘；⑥中间带；⑦前隐窝。通常不进行探查的区域为：⑧关节下腔。在关节盘穿孔的情况下，对于穿孔病例，可以将镜头穿过穿孔位点来检查关节下腔 [经许可，引自 S. T. Connelly, et al. (eds.). Contemporary Management of Temporomandibular Disorders, https://doi.org/10.1007/978-3-319-99909-8_4]

颞下颌关节关节镜手术的基础知识 | 第 20 章

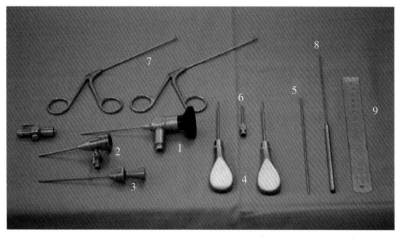

图 20.2 颞下颌关节关节镜手术的基本设备包括：①关节镜，直径 1.9 mm，长度 6.5 cm；②高流量关节镜鞘；③套管针；④锐性穿刺器和钝性分离器；⑤鞘管更换杆；⑥套管更换杆；⑦活组织检查钳，单动钳口；⑧钩形探针；⑨尺 [经许可，引自 Seebauer C., Kaduk W., Sanroman J.F., et al. (2019) Surgery of the Temporomandibular Joint: Surgical Arthroscopy//Connelly S.T., Tartaglia G.M., Silva R.G. (eds) Contemporary Management of Temporomandibular Disorders. Springer, Cham. https://doi.org/10.1007/978-3-319-99909-8_4]

左手握住并操纵镜头。而在左侧进行手术时，则应该用右手握住并操纵镜头，并站在患者的左侧进行操作[2]。

表 20.2 颞下颌关节（TMJ）关节镜手术设备

Ⅰ～Ⅲ级的关节镜手术所需的工具
带鞘管的 TMJ 关节镜（最好是 30°）
带套管针和闭孔器的套管（尖锐和钝针）
探针：直、钩状
光源
活组织检查钳：锯齿型、篮子型
剪刀
手术刀
高频消融系统/电凝长头
吸引冲压器
关节盘修补器：带有管芯针和缝线环的直针和弯针
骨锉
刮匙
金色召回器
电动刨刀和磨削器
激光单元
摄像系统
注射针（18 G/16 G）

20.6 关节镜技术

有多种穿刺技术可用于进行 TMJ 的关节镜手术。它们包括单次穿刺技术、双次穿刺技术、三次穿刺技术以及用于盘固定术的关节下腔穿刺技术。选择技术的基础是患者个体的需求、诊断以及术者的经验[3]。诊断性关节镜手术的顺序已在表 20.3 中总结。

表 20.3 颞下颌关节关节镜手术过程中涉及的步骤

诊断性关节镜手术的步骤
麻醉下进行检查
识别耳前区域解剖标志
吹气
套管针和套管插入
回抽
确认镜头进入关节腔
冲洗液流出
诊断性扫描
放置药物

在开始手术之前，手术医生应检查所有连接是否正确，并在进行第一次穿刺之前调整白平衡（消除不真实的色彩偏差）。目前，常见的关节镜手术方法涉及双次穿刺技术，将两个导管放置在关节上腔中。一个导管用于使用镜头进行直视下操作，而另一个用于排出冲洗液和使用器械。

在进行手术前，识别和定位标志点非常重要，从而保证准确进入关节上腔并正确插入穿刺器。通过开口和闭口位置被动移动下颌骨，触诊耳前区域以确定髁突头位置，在耳屏中心和同侧眼外眦之间画一条线（Holmlund-Hellsing 线，HH 线）。距离耳屏中心前方 1 cm，并从上述点向下 2 mm 标记为第一个穿刺器的插入点（点A）。该点表示关节窝最大凹陷区域。第二个穿刺点位于该线前方距离耳屏 2 cm 处，并距离上述标记下方 1 cm（点 B）（图 20.3）。注射局部麻醉药（2%利多卡因溶液）时，穿刺针从耳屏和面部交界处插入，指向髁突。当注射器碰到骨头无法进一步插入时，注入局部麻醉药至关节上腔。需要注射 1.5~2 mL 局部麻醉药[3]。使用带有鞘/套管的锐性穿刺器，在点 A 处刺入而不拉动皮肤，并触摸颞骨的凹陷部位进行第一次穿刺（图 20.4）。锐性穿刺器会碰到颞骨的上下边界。穿刺器用于向下剥离髁突头下的骨膜，直到穿入关节上腔。在感觉到皮肤穿透和穿入关节囊后的阻力消失之后，取出锐性穿刺器，并用钝性分离器替换，然后再进一步穿入关节间隙，以防止关节内损伤。距离皮肤穿刺点约 25 mm 的地方、在穿刺器初次接触到骨面的向下向内方向即为关节腔。当穿刺进入关节囊并且用钝性分离器替换了穿刺器后，再进一步进入关节腔之前，检查流出的液体。一旦有液

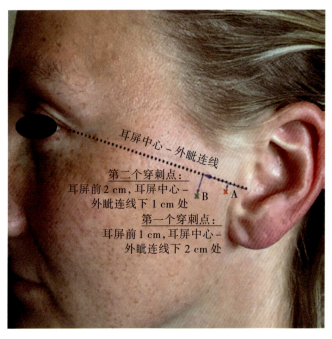

图 20.3 在耳屏中心和外眦进行连线。第一个穿刺点位于耳屏前 1 cm，耳屏中心与外眦连线下 2 mm 处。第二个穿刺点距离耳屏前 2 cm，耳屏中心与外眦连线下 1 cm 处 [经许可，引自 Seebauer C., Kaduk W., Sanroman J.F., et al. (2019) Surgery of the Temporomandibular Joint: Surgical Arthroscopy//Connelly S.T., Tartaglia G.M., Silva R.G. (eds) Contemporary Management of Temporomandibular Disorders. Springer, Cham. https://doi.org/10.1007/978-3-319-99909-8_4]

颞下颌关节关节镜手术的基础知识 | 第 20 章

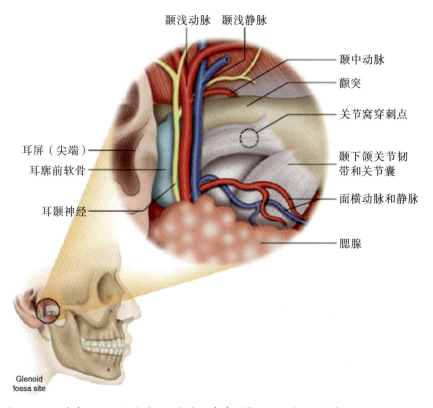

图 20.4 耳颞神经和颞血管靠近颞下颌关节。注意肩胛窝穿刺部位 [经许可，引自 S. T. Connelly et al. (eds.), Contemporary Management of Temporomandibular Disorders, https:// doi.org/10.1007/978-3-319-99915-9_4]

体流出即证实了鞘管在关节腔中，用关节镜替换钝性分离器，从而在显示屏上可直视关节间隙。注入用于溶解和冲洗的溶液（通常是乳酸林格液），然后在点 B 处使用 18 G 注射针或工作端导管进行第二次穿刺，以排出溶液和炎症物质[3,7]。

在关节镜检查期间，如果关节内的冲洗液流量不足，导致血液与冲洗液混合过多，就会发生"红出"现象。这表明应该检查和调整液体的流入和流出，以维持冲洗液的最佳流量[4]。

根据手术的要求和关节镜手术的级别，可能需要进行进一步的穿刺，以进行更高级的关节内手术。

- 级别Ⅰ：诊断性关节镜手术。
- 级别Ⅱ：诊断性手术后进行关节间隙的溶解和冲洗。
- 级别Ⅲ：溶解和冲洗后进行关节盘复位缝合术。

20.7 并发症

TMJ 关节镜检查是一种相对安全的微创手术，但存在并发症的可能，包括器械断裂、穿刺点处瘢痕形成、第Ⅶ对脑神经损伤、腮腺损伤、关节纤维化、出血和术后水肿。在关节冲洗期间，液体外渗到周围组织中也是可能的并发症，需要在手术过程中持续检查液体的流出情况。术后可能会发生关节镜手术部位或关节本身的感染。术后关节盘移位复发或复位失败仍然是可能的，并且患者可能在术后出现相关症状。穿刺器的不正确插入可能导致耳道或内侧滑膜的穿孔。已有报道显示，穿刺进入中颅窝会导致关节窝穿孔伴硬脑膜下/硬脑膜外血肿。当遇到以上任何一种并发症时需及时中止手术，同时需要合理地处理并发症。然而，审慎地进行手术能够使用关节镜技术获得良好的治疗结果[2]。

20.8 适应证和禁忌证

合理选择患者是治疗成功的关键。对于TMJ关节镜手术，有几个适应证和禁忌证需要考虑（表20.4）。美国口腔颌面外科医师协会列举了TMJ关节镜手术的5个主要适应证：①TMJ内紊乱，主要是Wilkes分期Ⅱ～Ⅳ期，②退行性关节病，③滑膜炎，④活动过度性疼痛或关节盘反复脱位，⑤由关节内粘连引起的活动不足。

表20.4 颞下颌关节关节镜手术的适应证和禁忌证

适应证	禁忌证
盘移位/变形 关节内粘连 骨关节炎/退行性关节炎 创伤后改变 假性肿瘤	骨性强直 急性感染 有播散风险的肿瘤 全身性疾病和对关节结构的解剖学改变

20.9 TMJ关节镜手术的优点

- 可以直接观察到关节腔内情况。
- 在直视下对病理性关节进行准确诊断。
- 可进行活组织检查和关节液采集。
- 微创手术。

20.10 TMJ关节镜手术的局限性

- 设备的高要求性。
- 这是一种对技术要求极高的操作，需要操作者接受充分培训，熟练并充分掌握该技能。
- 在出现不良穿刺或遇到并发症时，应中止手术。

20.11 TMJ的高级关节镜手术

当药物治疗和微创手术对TMJ紊乱的治疗无效，且仍需要对关节内及其周围进行结构性改建时，就需要进行更为高级的关节镜手术。在表20.2中列出了可能需要用于高级关节镜手术的几种额外设备（参见第21章）。

20.12 关节镜联合其他治疗模式

有几种额外的治疗方法可以与TMJ关节镜手术联合使用，手术可以用于关节功能障碍的处理，包括水射流治疗、激光（CO_2、Nd：YAG和钬）和手术导航技术[4]。

参考文献

请登录www.wpcxa.com"下载中心"查询或下载。

单通道入路颞下颌关节关节镜手术

第21章

Samer Srouji，*Daniel Oren*

21.1 历史与目标

Masatoshi Ohnishi 教授于 1974 年进行了首例颞下颌关节（TMJ）关节镜手术[1]。1982 年，Murakami 和 Hoshino 教授制定了 TMJ 关节镜手术的解剖学系统命名[2]。自此，McCain[3,4]、Sanders[5]、Holmlund 和 Hellsing[6]、Nitzan 及其同事[7]、Koslin[8] 以及其他学者介绍了改良型和新型关节镜技术，这些改良以及新型关节镜技术确保能作出安全准确的诊断，有效减轻了疼痛和关节病变，为关节的功能恢复提供了良好环境。

TMJ 关节镜手术主要使用单通道入路技术，该技术适用于诊断和基础治疗干预，或者也可采用传统的双通道入路，第一个通道用于置入关节镜，另一个通道进行手术操作[9]。虽然现代关节镜技术旨在最小化侵入性损害，但高级关节镜技术对协调性要求极高，并且学习掌握起来较困难，这阻碍了其在口腔颌面外科医生中的广泛应用。本章将详细讨论手术性单通道关节镜（OSCA）技术，这是一种单通道、先进的关节镜技术，适用于诊断和介入性手术[10]。

21.2 TMJ 的解剖

TMJ 是双侧联动的滑膜关节，由颞骨的关节窝与关节结节、下颌骨髁突和双凹形的关节盘构成[11]（图 21.1）。关节盘将关节腔分为上腔和下腔。关节盘前带与翼外肌上头连接，关节盘后带与富含丰富血管与神经的盘后组织连接。颞下颌韧带、茎突下颌韧带和蝶下颌韧带限制了下颌运动的范围。

耳颞神经是下颌神经（V1）的一个分支，它与颞浅动脉和静脉平行走行，它经过髁突颈部和蝶下颌韧带之间，靠近关节窝穿刺点。颞浅动脉和颞浅静脉是该区域最重要的血管（图 21.2）。

S. Srouji (✉)
Oral and Maxillofacial Surgery, Oral Medicine and Dentistry Institute, Galilee Medical Center, Nahariya, Israel

Galilee College of Dental Sciences, Galilee Medical Center, Nahariya, Israel

The Azrieli Faculty of Medicine, Bar-Ilan University, Zefat, Israel

Bone Regeneration Lab, Galilee Medical Center, Nahariya, Israel

D. Oren
Oral and Maxillofacial Surgery, Oral Medicine and Dentistry Institute, Galilee Medical Center, Nahariya, Israel

The Azrieli Faculty of Medicine, Bar-Ilan University, Zefat, Israel

© The Author(s), under exclusive license to Springer Nature Singapore Pte Ltd. 2021
D. Bhargava (ed.), *Temporomandibular Joint Disorders*,
https://doi.org/10.1007/978-981-16-2754-5_21

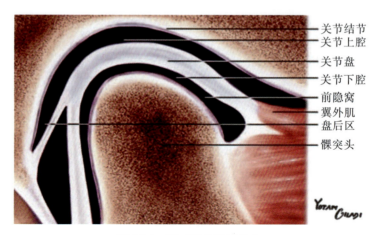

图 21.1　颞下颌关节侧面观

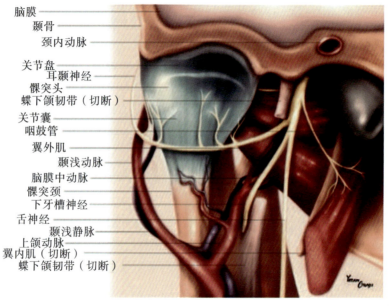

图 21.2　颞下颌关节解剖

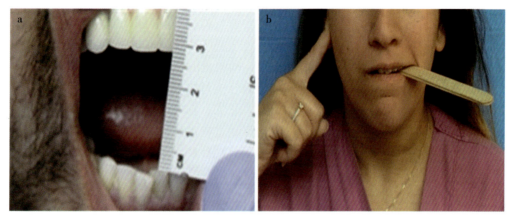

图 21.3　（a）张口受限。（b）Mahan 试验用于评估咬合时对侧疼痛，提示关节炎症

21.3 颞下颌关节疾病（TMD）

21.3.1 诊 断

TMD 的初步诊断应包括详细的病史、临床检查和影像检查。影像检查可以使用包括传统的放射影像技术和（或）全景 X 线片来观察 TMJ 的骨性结构，或者使用 CT 来评估 TMJ 的骨性结构，同时可提供一部分局部软组织信息。MRI 提供了评估关节盘形状、位置、活动性和结构完整性以及软组织状态的信息。

临床检查中应测量最大中切牙开口度（MIO）和关节杂音。Mahan 试验评估关节炎，表现为一侧后牙咬合两根木质舌板时对侧关节区疼痛。在描述任何饮食改变和使用非甾体抗炎药（NSAID）或其他非处方药物的变化时可以使用视觉模拟评分量表（VAS）来评定疼痛的程度。Wilkes 分期（Ⅰ～Ⅴ）是被最广泛应用于定义内紊乱（ID）及其严重程度的分类方法（表 21.1）[12]。

表 21.1 Wilkes 颞下颌关节内紊乱分类的临床、放射学和解剖/病理学征象

阶段	临床表现	影像学表现	手术表现
Ⅰ.早期	1. 无明显症状 2. 张闭口时弹响（张口初出现，闭口末出现，强度较弱） 3. 无疼痛或活动受限	1. 轻度前移 2. 关节盘形态良好 3. X 线检查正常	1. 关节盘形态正常 2. 轻度前移位 3. 关节盘出现被动的运动不协调（有弹响）
Ⅱ.早期/中期	1. 偶发疼痛 2. 偶发关节压痛，伴颞部疼痛 3. 开始出现主要机械障碍 4. 弹响强度加重 5. 张口末出现弹响 6. 开始出现间歇性半脱位，出现卡顿和绞锁	1. 轻度前移 2. 关节盘后缘轻度增厚/开始出现关节盘形态异常 3. X 线检查正常	1. 前移位 2. 关节盘形态异常（轻度至中度后缘增厚） 3. 清晰可见的关节中央区
Ⅲ.中期/晚期	1. 频发疼痛 2. 关节压痛，颞部疼痛 3. 主要机械障碍——过性卡顿和绞锁，持续绞锁（闭口绞锁） 4. 运动受限伴疼痛	1. 前移伴关节盘明显形态异常 2. 中度至重度的关节盘后缘增厚 3. X 线检查正常	1. 关节盘明显形态异常伴移位 2. 出现多处粘连（前隐窝、侧隐窝和后隐窝） 3. 无硬组织改变
Ⅳ.中期/晚期	1. 不同程度的间歇性关节痛、头痛 2. 不同程度的运动受限，病程波动	1. 严重程度超过中期 2. X 线检查异常 3. 早期至中期退行性硬组织改建	1. 严重程度超过中期 2. 髁突和关节面退行性改建 3. 骨赘/骨刺形成 4. 多处粘连（侧隐窝、前隐窝和后隐窝） 5. 关节盘及盘后组织无穿孔
Ⅴ.晚期	1. 查体时出现摩擦音 2. 不同程度的间歇性疼痛 3. 慢性运动受限 4. 功能受限	1. 前移 2. 关节盘穿孔伴关节上下腔充盈 3. 关节盘和骨组织严重形态异常 4. X 线检查异常 5. 退行性关节炎改变	1. 关节盘和骨组织严重退行性改变 2. 盘后组织穿孔 3. 髁突和关节斜面磨损 4. 多处粘连，退行性关节炎特征（硬化、扁平、砧状髁突、骨赘/骨刺和皮质下囊肿形成）

21.3.2 治疗方案

TMD 通常首选保守治疗，包括改变习惯、使用非甾体抗炎药、夜间佩戴稳定颌垫（平面型）至少 3 个月以及物理治疗[3]。对于持续疼痛、关节活动障碍、退行性关节病、半脱位、脱位的患者推荐进行诊断性关节镜检查（图 21.4）。

21.4 关节镜适应证

美国口腔颌面外科医师协会（AAOMS）规定关节镜检查主要适应证包括：退行性关节病（骨关节炎）、滑膜炎、TMJ 内紊乱（主要是 Wilkes Ⅱ～Ⅳ期）、活动度过大、活动度不足、炎症性关节病以及继发于正颌外科手术的关节症状[11,13-15]。

21.5 关节镜禁忌证

严重的纤维性或骨性强直以及 TMJ 肿瘤或转移瘤患者禁用关节镜。在穿刺部位皮肤感染的情况下，关节间隙被污染的风险会增加。此外，患有全身麻醉或手术禁忌证的患者也不宜进行该手术。

21.6 手术器械

21.6.1 关节镜

关节镜系统选用视角 ≥ 30°且焦距接近于零，光源选用接近白天自然光的 5000 K

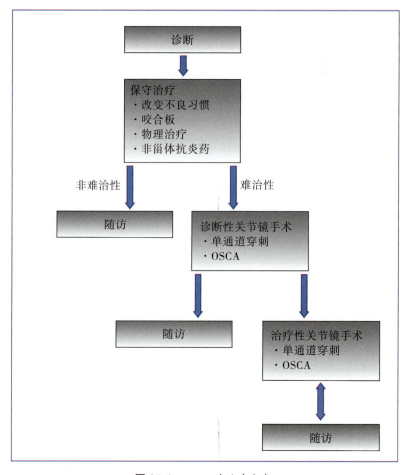

图 21.4 TMD 的治疗方案

色温获得最佳图像分辨率。色响应、亮度、白平衡各个系统应满足要求，在OSCA技术中，发明者使用了Polydiagnost（Hallbergmoos，Germany）多学科的半刚性内镜系统（PD-DS-1083），具体参数为：直径0.9 mm，长度181 mm，标准光源连接（ACMI/Storz/Wolf），具有10 000像素分辨率，120°视角，焦距为1~15 mm（图21.5a）。如图21.6所示，内镜通过一个母鲁尔接头的三通手柄连接光学移位器。

光源光纤连接于母鲁尔接头的三通手柄的中间接口，另外两个用于连接冲洗器和工具（图21.5b）。通过26 mm的光学移位器可以调整光纤的长度（图21.5c）。

此内镜系统可以使用多种记录和可视化工具。作者使用了AESCULAP内镜推车，配备了26英寸全高清平面显示器，全高清3芯片摄像头，Axel 300氙气光源，以及Eddy全高清数字记录系统（图21.7）。

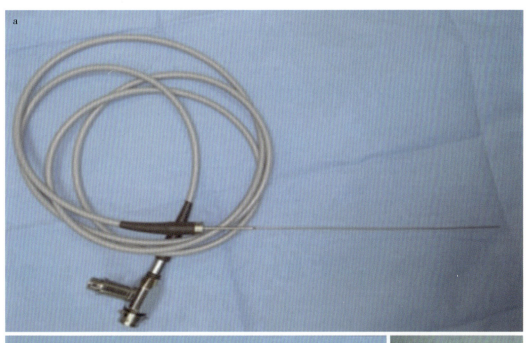

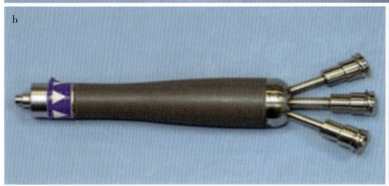 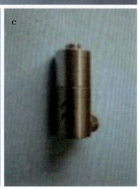

图21.5 （a）Polydiagnost多学科半刚性内镜。（b）三通母鲁尔锁连接手柄。（c）光学转换器

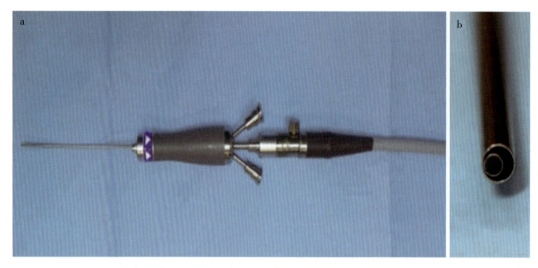

图 21.6 （a）内镜、三通连接手柄和光学转换器串联连接。（b）套管内的光纤

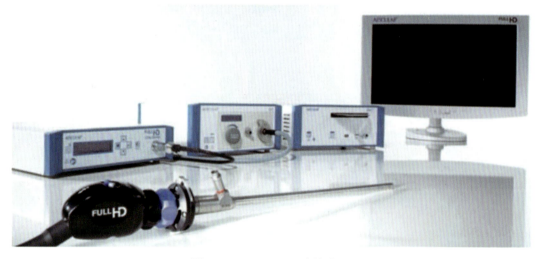

图 21.7 AESCULAP 内镜系统

21.6.2 套管

作者使用了一套独特的 1.6 mm、2 mm 与 2.4 mm 直径的套管（图 21.8）。2 mm 直径套管限制了工具和光纤的直径应 < 1 mm，2.4 mm 直径套管可以容纳直径更大的工具。使用锐性穿刺器（图 21.9a）穿入关节上腔后取出，而后使用钝性分离器（图 21.9b）分离软组织。在距离套管的工作端 25 mm 处使用弹性橡胶标记以控制穿刺深度（图 21.10）。

21.6.3 探 针

探针用于触诊、切断粘连以及临时固定或者移动组织。探针直径需 < 1 mm，可以是直型的或者钩型的。在软骨变性的情况下，更倾向于使用钩状探针进行触诊，在执行前路松解手术后抬高关节盘的前部，并完成从关节囊和翼外肌剥离关节盘的过程。

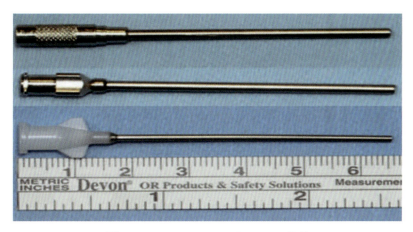

图 21.8　1.6 mm、2 mm 或 2.4 mm 插管

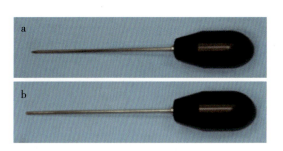

图 21.9　（a）锐性穿刺器。（b）钝性分离器

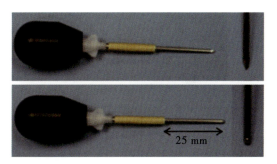

图 21.10　锐性穿刺器和钝性分离器插入一个 1.6 mm 的套管，套管工作端距离标记 25 mm

21.6.4　抓钳和活检钳

抓钳和活检钳被用来进行活检采集和清创（图 21.11）。

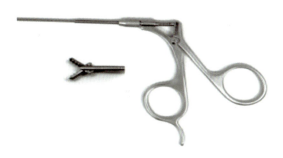

图 21.11　半柔性抓钳

21.6.5　脊柱穿刺针

穿刺针应较长（≥ 150 mm）且直径 < 1 mm。穿刺针被用来向关节腔和邻近结构注射药物（图 21.12）。

21.6.6　激　光

激光根据不同的设置（表 21.2）可用于滑膜切除、盘后组织划痕术、组织切开及清创[9]。作者推荐使用空气冷却的 Ho：YAG 激光和 LISA LASER PRODUCTS Sphinx jr. Ho：YAG 激光（图 21.13），它在光纤尖端提供 30 W 的光功率、0.3~5 J 的脉冲能量、100~650 μs 脉冲持续时间，以及 1~25 Hz 的频率。它的波长可被水强效吸收，而且穿透深度仅限于 0.3~0.5 mm，可适用于大多数组织且在关节内安全。对于 OSCA 技术，使用 230 μm 光纤激光，这种光纤足够小，可以安全地应用在 TMJ。

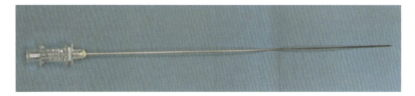

图 21.12 脊髓针：直径 0.72 mm，长度 150 mm

表 21.2 针对特定手术推荐的 Ho：YAG 激光设置

激光设置	频率	功率	能量
切割	10 Hz	9 W	0.09 J
消融	8 Hz	4 W	0.5 J
收缩	5 Hz	2 W	0.4 J

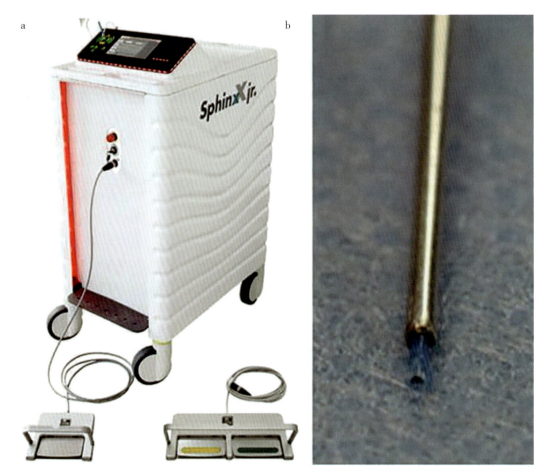

图 21.13 （a）LISA LASER PRODUCTS Sphinx Jr.Ho：YAG 激光。（b）激光光纤从金属保护器中伸出

21.7 OSCA 技术

OSCA 可以在镇静配合局部麻醉或单独全身麻醉下进行。术前可静脉给予抗生素和糖皮质激素以防止皮肤污染并减少水肿。患者仰卧位，使用鼻气管插管建立气道。手术部位使用适当的消毒剂，例如葡萄糖酸氯己定或聚维酮碘，隔离手术区域并识别解剖标志以避免并发症。标记耳屏到眼角的连线，套管穿刺点位于耳屏前方 10 mm，耳屏到眼角连线下 5 mm 处（图 21.14a,b）。

然后使用 22 G 针头将 2 mL 丁哌卡因注入关节上腔扩张关节囊。当使用 3 mL 注射器针头穿入关节腔时可以感受到回推感（图 21.15）。

直接将肾上腺素注射到关节腔会影响对滑膜血管系统的观察，而滑膜血管系统是评估炎症的关键。因此，在对关节腔内条件进行初步评估后才能使用血管收缩剂。规范的下外侧穿刺技术是使用锐头穿刺锥插入套管穿刺进入关节上腔[16]，深度为 25 mm（图 21.16）。

而后取出锐头穿刺锥，钝性分离器使用横扫的动作将关节内的软组织分离（图 21.17）。然后通过母鲁尔接头三通的中间连接器插入关节镜，另外两个连接器用于冲洗和手术操作。

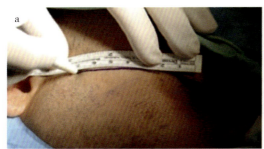
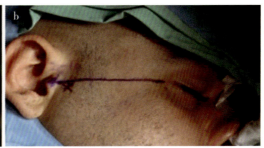

图 21.14　（a）标记耳屏-眼角线。（b）标记的耳屏-眼角线和套管穿刺点，位于耳屏中点前 10 mm，耳屏-眼角线下 5 mm

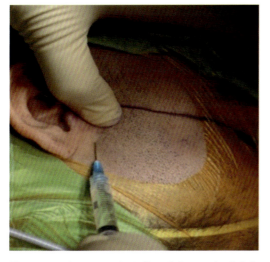

图 21.15　使用 22 G 针头将丁哌卡因注射到关节上腔中

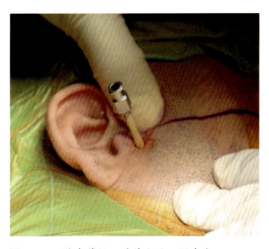

图 21.16　将套管插入关节上腔，深度为 25 mm

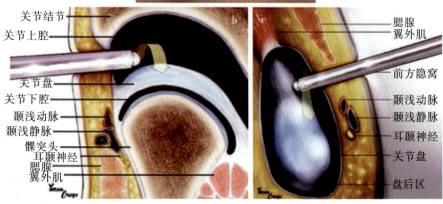

图 21.17 （a）钝性分离器用于分离软组织的横扫动作。（b，c）将钝性分离器和套管插入颞下颌关节的上腔 [冠状面（b）和水平面（c）视图]

21.7.1 单通道关节腔冲洗术

除了在进行冲洗和关节穿刺时提供关节囊内的视野外，单通道关节穿刺还可以实现 TMJ 的初始定位。此时还有两个母鲁尔接头连接器可供连接其他管线。其中一个作为冲洗液进入通道，另一个作为冲洗液流出通道（图 21.18）。关节冲洗使用 50 mL 注射器或者压力袋泵入乳酸林格液或者生理盐水（图 21.19），要注意避免液体外渗。

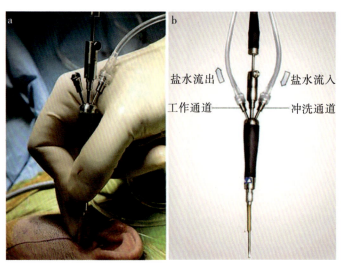

图 21.18 单通道关节穿刺术。（a）关节镜通过三通母鲁尔锁的中部连接插入颞下颌关节；标记线也可见。（b）关节镜的示意图，冲洗液通过冲洗管流入，通过工作管流出

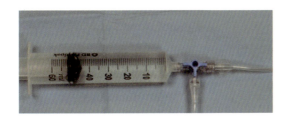

图 21.19　用 50 mL 注射器进行间歇性 TMJ 冲洗

21.7.2 直视下标准关节腔冲洗术

使用 18 G 针头在距离穿刺点前下 5 mm 位置进行穿刺作为流出通道，就可以将前述的流出通道作为 OSCA 的手术通道。而后根据关节上腔的情况来选择合适的器械和光纤。

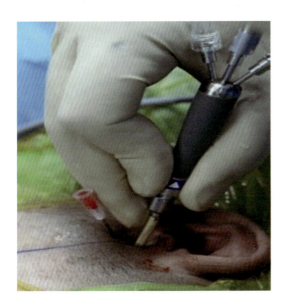

图 21.20　在诊断可视化下的标准关节穿刺术

通过内镜可在直视下对内侧滑膜皱襞、翼外肌附着区、盘后滑膜、关节结节后斜面、关节盘、中间带和前隐窝进行评估（图21.21）：

（1）内侧滑膜皱襞呈半透明灰白色，从上至下有明显纹理且内壁有一定张力（图21.22）。它的外观是判断颞下颌关节滑膜炎的关键指标之一（图 21.23），内侧滑膜

皱襞的毛细血管增生和充血暗示急性炎症状态，而纤维化或白化的外观则提示慢性滑膜炎。

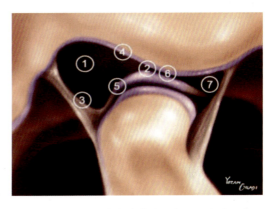

图 21.21　颞下颌关节关节镜检查的 7 个关注点。①内侧滑膜覆盖。②翼外肌投影。③盘后滑膜和韧带。④关节结节后斜面。⑤关节盘。⑥中间带。⑦前隐窝

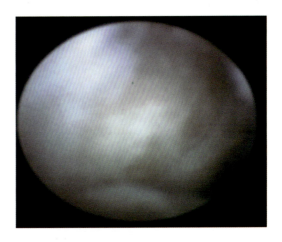

图 21.22　内侧滑膜覆盖

（2）翼外肌附着区位于内侧滑膜皱襞的前面。在病理状态下，可观察到明显的红斑和过度血管化。此外附着区组织可能变薄到穿孔的程度，翼外肌突起进入关节上腔的前内侧（图 21.24）。

（3）盘后区滑膜。滑膜覆盖了盘后带连接处并与关节窝相连。当嘴巴张开时，盘后带连接处呈现山脊形态，称作斜

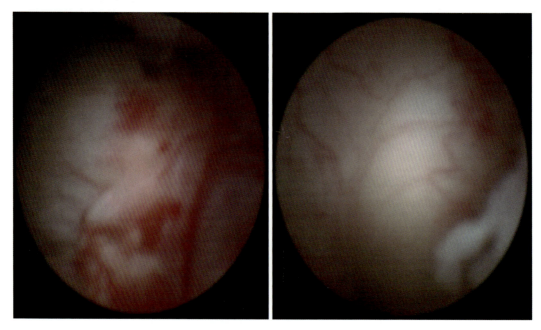

图 21.23　颞下颌关节滑膜炎伴毛细血管增生

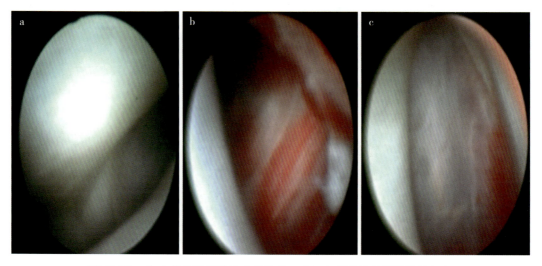

图 21.24　（a）翼外肌投影的正常外观。（b,c）翼外肌投影区域的红斑

突。盘后组织位于后上方，附着在关节窝后壁。其侧隐窝可位于斜突的侧方，病理状态下呈现充血或点状淤血。慢性滑膜炎特征为滑膜增生，伴有组织褶皱增多（图21.25）。

（4）关节结节后斜面有较厚的白色高反光性纤维软骨，伴有前后向条纹。在病理状态下，常常可以检测到软骨变性的各个阶段，这些变性可能会恶化成坑洞，暴露出软骨下的骨质。在炎症状态下，经常可以在关节窝和关节结节的后斜面上观察到滑膜组织的蔓延（图21.26）。

（5）关节盘呈现为乳白色，高度反光，不伴有条纹。病理状态下可观察到滑膜爬行于关节盘表面，如果表面有碎裂通常为穿孔前改变或已有穿孔。在关节盘穿孔的

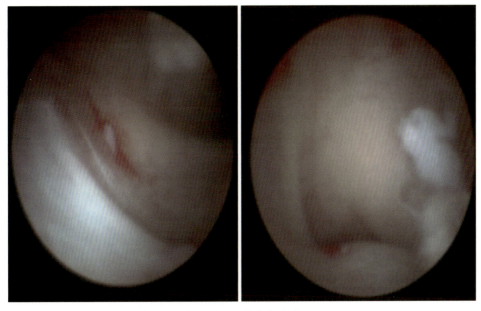

图 21.25　关节盘后区

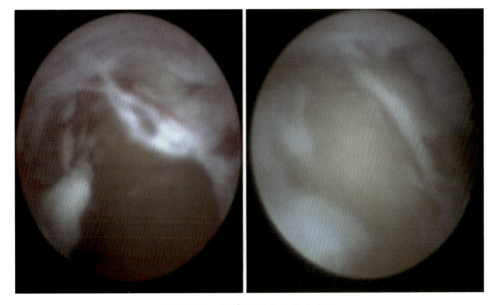

图 21.26　软骨软化症的各个阶段

情况下，可以将关节镜通过穿孔检查关节下腔（图 21.27）。

（6）关节盘中带呈白色，且可以观察到关节盘呈凹形。

（7）在关节腔最前侧与翼外肌附着区处检查前隐窝，在前外侧可观察到关节囊外侧滑膜与关节盘前带滑膜皱襞结合。在病理状态下，可观察到滑膜血管增多及滑膜炎症现象，偶发滑膜赘生物和滑膜皱襞（图 21.28）。

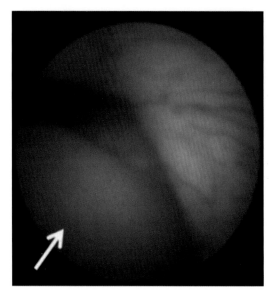

图 21.27 关节盘的正常外观（箭头）

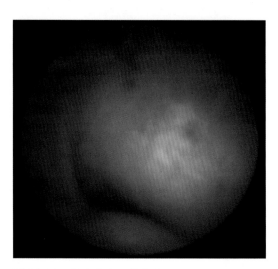

图 21.28 前隐窝的正常外观

21.7.3 视觉引导下 OSCA

在进行 OSCA 时，可依据病变或适应证使用合适的手用或机用器械（图 21.29）。Ho:YAG（钬激光现发展为 CTH:YAG——译者注）具有很高的准确度与安全性，可用于治疗关节内部的病变及内紊乱（图 21.30、21.31）。它具有切割能力可以用于松解严重的粘连和进行前附着的松解。也可被用于消融滑膜组织扩张的血管。其收缩模式可以用于收缩盘后滑膜进行关节盘的复位。

21.7.4 OSCA 的外科介入治疗

21.7.4.1 前隐窝与后隐窝粘连松解

通过对关节上腔的粘连进行前后顺序的松解，可以恢复关节的体积和结构，同时避免器械重复运动造成不必要的关节表面擦伤。Ho:YAG 激光探头在切割模式下，在关节最内侧沿着关节盘与前附着的滑膜交界处前下方进行松解。通过关节结节由内侧到外侧进行前上方向的松解。重复这两个操作直至恢复足够的隐窝容量。前隐窝松解后再进行后隐窝松解。髁突的运动范围会立即显著增加。

21.7.4.2 滑膜切除术

Ho:YAG 辅助 OSCA 可以有效切除多余的滑膜，最常见于盘后区，尤其是在关节盘复位术后，偶尔应用于前隐窝。切除后，滑膜表面颜色从亮红色变为淡棕色或者灰白色（图 21.32）。

21.7.4.3 前附着松解

如慢性关节盘移位、纤维化、粘连带、假性粘连壁等情况会覆盖关节盘与前附着的交界处，可使用钝头探针进行松解。如果关节盘的长度与形状均正常，将在前附着交界处的内侧部分开始进行松解。将 Ho:YAG 切换至切割模式，与关节盘前缘平行切开滑膜，可以观察到与关节盘和囊壁连接的肌肉纤维。松解深度应达到 5 mm 或者直到前带完全松解没有张力。在最内侧角松解时应注意前内侧伴行的一条直径 1~2 mm 的动脉。镜下可以看到该血

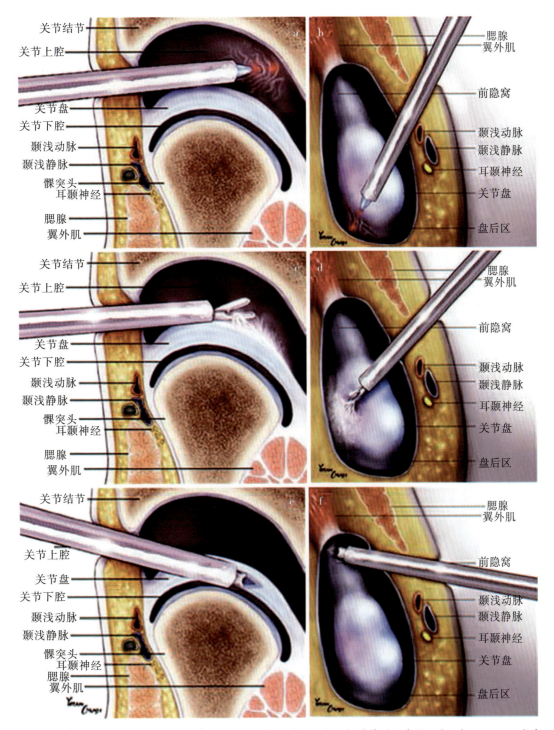

图21.29 在各种视觉引导的OSCA手术过程中,将仪器插入颞下颌关节的示意图。(a,b) Ho: YAG激光,以引起盘后滑膜组织的收缩。(c,d) 用于活检或软骨软化症切除的抓取器。(e,f) 用于向翼外肌注射药物的脊髓针

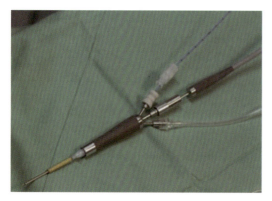

图 21.30　Ho：YAG 激光纤维和关节镜，串联连接

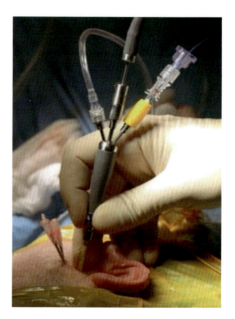

图 21.31　视觉引导的 OSCA。Ho：YAG 激光纤维的手术中设置

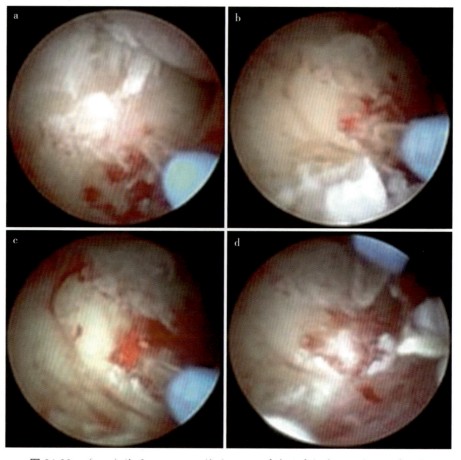

图 21.32　（a~d）使用 Ho：YAG 辅助 OSCA 手术治疗粘连、纤维化和滑膜炎

管为白色。如果不慎将其切开,会出现关节腔内出血且缺乏有效的电凝和结扎的手段。在出血时,应移除所有器械同时将髁突向关节前内侧压迫 8~10 min。当控制住出血就可以冲洗关节腔,吸取血块,继续进行 OSCA。

21.7.4.4 盘后区瘢痕化/挛缩

当关节盘复位后,盘后区会出现多余的滑膜。即使轻度的盘复位或者没有出现足够的滑膜冗余,在不进行盘固定的情况下,通常也会进行盘后区的瘢痕化/挛缩。盘后组织呈"缩帆"状或者聚集状,使用 Ho：YAG 进行组织消融,避免组织纤维化导致术后关节盘再移位。盘后区的消融应进行到获得正常形状的盘后皱襞并消融炎症滑膜和多余的组织。之后,对斜突进行深度激光挛缩,然后检查前后隐窝(图 21.33)。

21.8 OSCA 的优点与缺点

OSCA 技术通过单套管实现先进的视觉引导下关节镜,与传统技术报告的疗效相似,该技术可以缓解疼痛并改善张口度(图 21.34a,b)[10]。该手术更简单,需要的专业技术与系统工作较少,学习难度更小,而且比传统双通道入路关节镜技术的设备更具有成本优势(图 21.34c)[10]。此

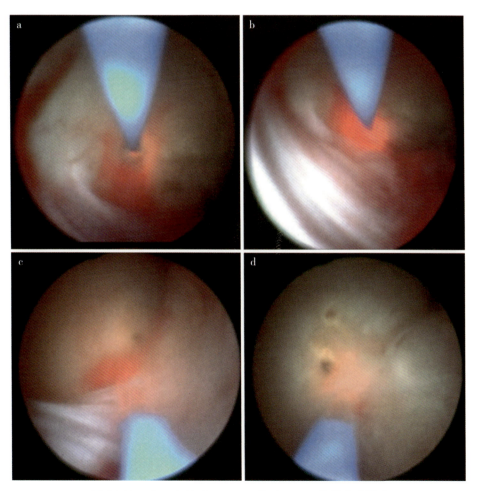

图 21.33 （a–d）使用 Ho:YAG 辅助 OSCA 收缩盘后滑膜

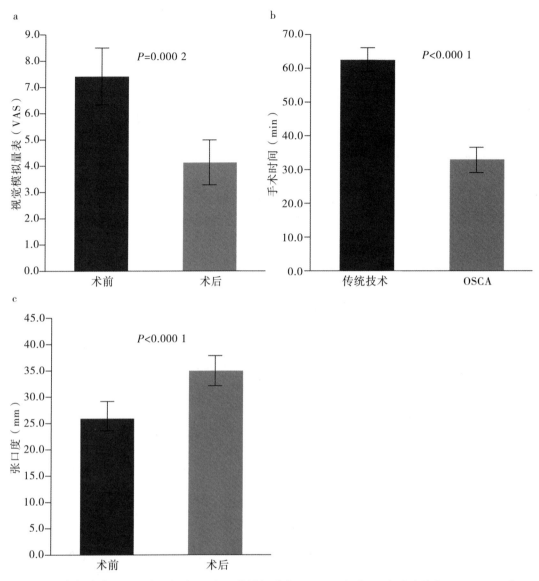

图 21.34 （a）疼痛评分，使用标准 10 分视觉模拟量表，OSCA 术前 vs 术后（量表 0~10：0 无痛，10 剧烈疼痛），显示术后 3 个月有显著改善（$P=0.0002$）。（b）OSCA 术式与传统关节镜术式相比，手术时间显著缩短（$P<0.0001$）。（c）OSCA 术前 vs 术后 3 个月最大张口度（$P<0.0001$）[10]。

外，单穿刺入路减少了面部的瘢痕，同时可能减少面神经损伤的发生率。在 OSCA 过程中，可以在视觉引导下向特定的组织区域注射药物。虽然常规 TMJ 关节镜的图像质量已被认为满意，可以充分观察所有的解剖和病理结构，但 OSCA 手术中较长的焦距可能会导致相对较低的图像质量（表 21.3）。

21.9 经 OSCA 关节内给药

在关节镜出现之前，关节内给药是盲穿下注射入关节的。OSCA 技术能够在视觉引导下将药物注射到特定的关节部位。

21.9.1 类固醇类药物

作者的经验和研究支持了激素 [如醋

表 21.3　手术性单通道关节镜（OSCA）与单穿刺和双穿刺关节镜技术的比较

参数	单穿刺	双穿刺	OSCA
主要适应证	诊断和基础干预	高级关节镜	高级关节镜
所需熟练程度	低	高	低
手术时间	短	长	短
穿刺次数	1	2	1
工作套管数量	1	2	1
面神经损伤风险	低	高	低
面部瘢痕风险	低	高	低
疼痛缓解效果	低	高	高
张口改善效果	低	高	高

酸甲泼尼龙（Depo-Medrol，Pfizer Inc.）]注射能减少肌肉刺激和痉挛，从而在运动中减少关节疼痛。这些药物可以在视觉引导下，使用 3 mL 注射器和 25 G 脊髓针直接向特定的 TMJ 结构进行关节内注射（图 21.35、21.36）。

21.9.2　A 型肉毒素

A 型肉毒素（肉毒杆菌毒素）对功能障碍性疾病有良好的治疗效果，且在肌张力障碍病例中可以缓解症状。Von Lindern、Israel、Mendes 等报道，对患有因咬肌过度活动引起的慢性面部痛患者进行局部 Botox 注射有着良好的效果。直接将肉毒杆菌注射到翼外肌上头翼状肌投影处的疗效仍在研究中。

21.9.3　透明质酸

透明质酸是由关节软骨细胞和滑膜细胞产生的糖胺聚糖多糖，是许多细胞外组织（包括滑液和软骨）的成分。TMJ 注入透明质酸可以刺激内源性透明质酸的合成，这可以改善关节内润滑，便于关节运动并尽可能减小医源性关节内损伤的风险。

21.9.4　浓缩血小板（PC）

自体 PC 含有高度浓缩的血小板衍生生长因子和内源性纤维蛋白支架成分混合物，可促进再生和其他生物合成过程[17]，包括软骨修复过程中的愈合和软骨形成[18]。有综述报道，使用富含血小板的血浆（PRP，一种 PC 的亚型）可有效、安全地治疗早期膝关节骨关节炎（OA）[19,20]。此外，许多

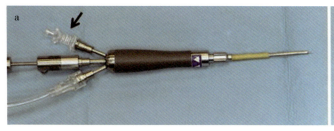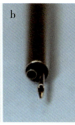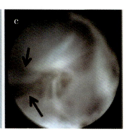

图 21.35　视觉引导药物注射。（a）脊髓针（长度 150 mm，直径 0.72 mm）与关节镜。（b）光纤和针穿过套管。（c）使用脊髓针（箭头）将地塞米松（白色溶液）注射到关节腔内

随机临床研究已经证明，与透明质酸（HA）相比，PC 的注射在缓解轻中度膝关节 OA 的症状方面具有优势[21,22]。

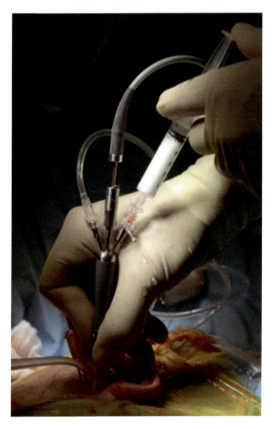

图 21.36 视觉引导手术中注射地塞米松

21.10 OSCA 术后的患者管理

21.10.1 抗炎与疼痛管理

术后 18~24 h 应逐渐减少静脉/口服给药的激素剂量，非甾体抗炎药（NSAID）可以使用 5~7 d。

21.10.2 抗生素

除非不耐受或过敏，患者应由静脉注射转为口服抗生素，例如头孢氨苄或阿莫西林克拉维酸，持续最多 7 d。

21.10.3 饮 食

患者可以先从流食逐渐转变为软质饮食，最后转为正常饮食。

21.11 传统关节镜与 OSCA 的并发症

由于其微创的性质，关节镜有着较低的并发症发生率，尤其在 OSCA 技术中减少侵入进一步降低了并发症的发生。常见的并发症有纤维软骨损伤、面神经损伤、耳颞神经（下颌神经分支 V 3）或前庭蜗神经（脑神经Ⅷ）损伤、鼓膜穿孔和继发的传导性听力丧失、颞浅动静脉损伤可能导致的错构瘤病。其他报道的并发症包括关节窝穿孔和医源性器械故障。

免责声明 本章的内容包含作者的原创研究。经 Springer Nature 许可，本文部分内容及图片引自 Srouji S. McCain J.（2018）Modern Temporomandibular Joint Arthroscopy: Operative Single-Cannula Arthroscopy//Nahlieli O. Minimally Invasive Oral and Maxillofacial Surgery. Berlin, Heidelberg: Springer。

参考文献

请登录 www.wpcxa.com "下载中心"查询或下载。

# 颞下颌关节的全关节假体重建

第22章

Darpan Bhargava, R. S. Neelakandan, Beena Sivakumar

22.1 引言

全关节置换和重建与骨科髋关节和膝关节重建类似。由于20世纪70年代的"Kent Vitek"假体的"灾难事故",使得全关节重建在颞下颌关节(TMJ)中一直不温不火。直到20世纪80年代随着生物材料科学的发展和对局部外科解剖学的更好理解,全关节假体重建(TJR)逐渐成为治疗晚期颞下颌关节病(ESJD)的一种可行选择,这些疾病往往是有过关节手术史、先天性关节发育异常或强直等。

手术前需要全面的临床和影像学检查,然后制定严格的治疗计划,需要根据患者的要求决定假体的选择,这是术前检查的一个重要方面。全关节假体设计、生物材料和手术方法等方面的发展提高了功能恢复和美学,患者整体生活质量得到了有效改善。然而,在安装全关节假体时,仍有几个因素需要考虑。

22.2 全关节假体重建

20世纪60年代John Charnley设计了首例成功的TJR装置,引领了假体设计和生物相容性材料科学的进步,旨在使患者在术后获得更好的生活质量[1]。自19世纪以来,TJR的相关研究一直在进行,但由于小关节和颌面骨骼的复杂解剖结构以及缺乏对可用于关节假体重建的生物材料的理解,TJR手术一直没有流行起来。其中最典型的事故是在20世纪70年代研发的Proplast Teflon(Vitek Kent, Houston, Texas)的TJR重建系统,由于异物巨细胞反应导致了一场医疗事故。

全关节假体重建可恢复关节的形态和功能。随着越来越多的证据表明全关节假体有效,各种各样的假体被广泛研究,其中一些也在临床中应用。TMD相关的疼痛和功能障碍对患者(尤其是女性)具有显著的心理影响,尤其对晚期患者,应考虑TJR[2]。全关节假体面临的几个挑战,包括经济因素、骨结构和肌肉运动之间的功能协调等。

22.3 评估因素

多个主观和客观指标可用来评估全关节假体的性能，包括最大张口度（MIO）、颌骨功能（JF）和饮食（DI）。Wolford-LM等评估的客观指标有张口度、侧方运动及咬合稳定情况，主观指标有疼痛和下颌功能。在Wolford-LM等的另一项研究中，除了传统指标评估外，还强调了对患者术后整体生活质量的评估[3]。Ferreira等分析了导致全关节假体失败的因素。他们评估的临床指标包括疼痛的严重程度和下颌功能。使用症状严重程度指数评估症状疼痛程度，使用改良的下颌功能损害问卷（mMFIQ）评估下颌功能。他们得出的结论是，面部疼痛与移植物穿孔和破裂密切相关，也是去除移植物的最可能原因[4]。Leandro等不但研究了TJR术后患者的上述临床指标，还评估了他们的言语功能[5]。Bhargava D等将手术后患者的中上臂围用于评估患者的营养状况等，以此作为研究参数之一[6]。

22.4 颞下颌关节TJR的患者选择

考虑到TMJ解剖的复杂性及其与颌面部各种重要结构的比邻性，颞下颌关节TJR手术本身就是一门复杂的科学。如果没有精准的患者选择、手术计划和执行，在手术的任何阶段都可能造成风险，甚至导致对重要解剖结构的损伤。只有当关节结构破坏严重时，才应考虑TJR。在进行TJR手术之前，必须先考虑一系列保守和微创手术方式。在成年患者中，TJR具有许多优点，包括咬合稳定性、供区减少、手术时间缩短、早期运动、显著改善咀嚼功能等[7]。

TJR适用于一系列的TMJ疾病，例如关节强直、炎症和涉及髁突的肿瘤性疾病、创伤和影响髁突发育的先天性疾病等（表22.1）。各权威机构提出了颞下颌关节TJR的适应证标准，包括英国国家卫生与临床优化研究所（NICE）、英国口腔颌面外科医生协会、日本监管协会以及一些权威专家[8-10]。这些指南可以为外科医生选择合适的颞下颌关节TJR患者提供指导。全关节假体的绝对禁忌证包括局部感染和系统性疾病，比如血糖控制不佳的患者等。根据美国麻醉医师学会（ASA）第三类分类，存在表22.2中疾病的患者被视为TJR的相对禁忌证[11]。

表22.1 异体颞下颌关节（TMJ）全关节假体重建的适应证

编号	适应证
1	严重的进行性关节病——骨关节炎
2	炎症性关节疾病——类风湿性或银屑病关节炎、强直性脊柱炎
3	创伤后强直，强直复发
4	无法固定的髁突骨折或损伤
5	颞下颌关节缺血性坏死（AVN）/骨软骨炎（OCD）
6	肿瘤手术后切除髁突
7	自体移植物重建失败
8	先天性疾病——半侧颜面短小、Treacher-Collins综合征
9	多次TMJ手术术后效果不佳
10	假体植入后严重的功能障碍和持续症状

表22.2 全关节假体重建的禁忌证

编号	禁忌证
1	局部慢性感染——囊内和囊外感染
2	严重的免疫损害或不受控制的系统性疾病
3	严重ASA III疾病

22.5 影像学评估

每个计划使用全关节假体的患者都必须接受计算机断层扫描（CT），以详细评估准确的骨骼解剖结构。通常利用 CT 的 DICOM 数据进行三维（3D）重建来构建立体模型（图 22.1）。可以使用计算机辅助设计患者的颌骨和颅骨部件来构建定制型假体（图 22.2）。这减少了术中时间，因为不需要选择假体或修改骨外形以获得合适的匹配度。评估颞下窝的血管解剖结构可能需要进行磁共振（MR）血管造影研究[11]。锥形束计算机断层扫描（CBCT）也可用于评估骨形态。其他传统的二维（2D）放射成像方式也可用于显示骨畸形，但无法准确评估疾病程度，因此仅限于筛查。

22.6 全关节假体的组成部分

全关节假体通常由关节窝和髁突-升支部件组成，这些部件使用螺钉固定在骨骼上。用于全关节假体的材料需进行测试并具备生物相容性和生物力学稳定性。最近的研究支持使用钛（Ti）和高分子量聚氯乙烯，因为它们表现出合理的生物力学特性并且具备生物相容性[7]（表 22.3、22.4）（图 22.2 至 22.5）。为了增强髁突头和关节表面的耐磨性能，髁突头采用铬钴合金。

22.7 用于 TJR 的全关节假体设计

全关节假体的选择是多因素的，取决于各种参数，包括对上市后监测报告的信任度、假体成本、患者的年龄和全身状况，以及外科医生对特定关节系统的熟练程度，以准确放置假体。在目前可获得的术后各种主客观指标中，可以得出以下结论：患者适配的全关节假体重建系统是一种安全、有效、可靠的治疗方式，治疗结果长期稳定[13,14]。

Perez DE 等研究了 70 例单侧 TJR 术后关节，将它们与对侧健康关节比较，评估出现疼痛发展和下颌功能障碍的风险。结论是，术后患侧症状表现出显著改善，对侧健康关节重建的可能性变小，然而后期如果对侧需要进行关节重建，风险会增加 30%[19]。

Sanovich 等评估了使用 Biomet 假体进行关节重建的效果，其结论与其他文献报道一致[15]。Westermark 发现在研究人群中，患者在 TJR 术后体重显著增加，这可能与饮食摄入量的改善有关[16]。Bhargava D 等对接受 TJR 患者的饮食摄入量进行了进一步评估，发现术后患者的营养状况得到了令人满意的改善[6]。Jones 进行了一项前瞻性研究，比较了 TMJ Concepts 和 Biomet 全关节重建系统在 TMJ 重建中的应用，发现

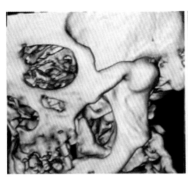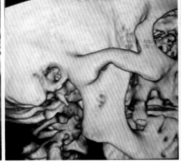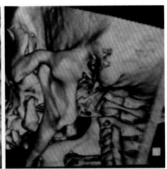

图 22.1　CT 三维重建图像，显示关节强直

表 22.3　全关节假体重建（TJR）假体的发展

年份	假体	描述	类型
1963 年	Christensen（Ⅰ型）	钴铬合金关节窝组件 带丙烯酸髁突帽的下颌升支组件	标准 / 定制
1977 年	Christensen（Ⅱ型）	钴铬合金关节窝组件 带钴铬合金髁突帽的下颌升支组件 金属对金属假体	标准 / 定制
20 世纪 70 年代	Kent-Vitek（KV Ⅰ）假体 Kent-Vitak（KV Ⅱ）假体（图 22.3）	聚四氟乙烯适配表面——异物反应导致骨质溶解 由于诉讼生产停止	标准
1989 年	Techmedia TMJ Concepts（Ventura, CA, USA）（图 22.4）	钴铬髁突头 / 钛合金升支组件 钛合金连接高分子量聚氯乙烯关节窝组件	定制
2000 年	Lorenz Zimmer Biomet（图 22.5）	钴铬髁突头 / 钛合金升支组件 高分子量聚氯乙烯关节窝组件	标准 / 定制

表 22.4　各种全关节假体使用的材料

年份	全关节假体或医生	下颌升支组件	关节窝组件
1963 年	Christensen（Ⅰ型）	丙烯酸	钴铬
1965 年	Christensen（Ⅱ型）	钴铬 +PMMA	钴铬
1974 年	Kiehn	钴铬	髁突
1976 年	Morgan	钴铬 + 丙烯酸	钴铬
1977 年	Momma	钴铬	钴铬
1977 年	Kummuna	钴铬 +PMMA 水泥	钴铬
1983 年	Vitek Kent Ⅰ型	聚四氟乙烯	聚四氟乙烯 +UHMWPE
1983 年	Sonnenburg 和 Fethke	钛 + 钯	聚乙烯 +PMMA 水泥
1983 年	Sonnenburg 和 Sonnenburg	钛 + 钯	聚乙烯 +PMMA 水泥
1986 年	Vitek Kent Ⅱ型	聚四氟乙烯	聚四氟乙烯 +UHMWPE
1989 年	Techmedia/TMJ 概念	钛 + 钴铬钼	钛网 +UHMWPE
1992 年	Butow	氮化物钛涂层	氮化物钛涂层
1993 年	Hoffman 和 Pappas	钛基氮化物涂	钛 +UHMWPE
1993 年	Biomet 微型固定	钴铬头	UHMWPE
1996 年	Nexus CMF	钴铬	钴铬
1999 年	Groningen TMJ	钛 + 氧化锆	钛和氧化锆
2000 年	Lorenz/Zimer Biomet	钴铬 / 钛升支	UHMWPE
2017 年	墨尔本 TMJ	钛 64	高密度聚乙烯
2018 年	DARSN TM 关节假体	V 级钛	UHMWPE
2019 年	中国 TMJ 假体	钴铬	UHMWPE

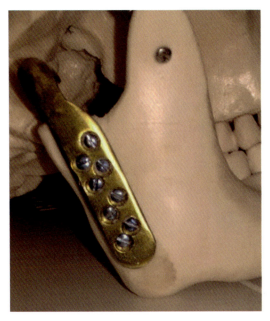

图 22.2 三维立体关节模型，显示了 DARSN TMJ 假体的一个初始原型，使用钛螺钉固定的升支组件

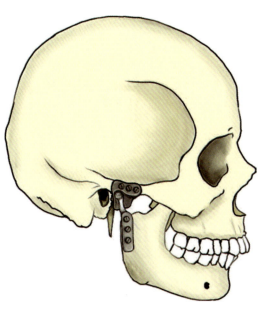

图 22.3 Kent-Vitak Ⅱ型全关节假体示意图

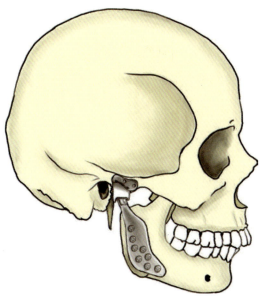

图 22.4 颞下颌关节 Concepts 的全关节假体示意图

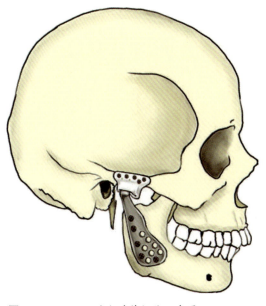

图 22.5 Biomet 的全关节假体示意图

患者症状总体得到了改善，与 Mercuri LG 等、Wolford LM 和 Quinn 等对各种关节假体系统进行的研究结果一致。Bhargava D 等对印度患者（DARSN 关节假体）的研究和 Machon V 等对捷克和斯洛伐克患者（Biomet 假体）的研究提供了区域特异性试验数据，发现 TJR 是一种有效的治疗方法[13-15,20]。

其他全关节假体，如 Groningen 假体[21,22]、DARSN 假体[6,20,23,24]、墨尔本假体[25]和中国假体[26]，由不同的研究人员在其研究患者中使用，均证实其符合预期的结果。

22.8 外科技术

手术过程应按照无菌方案进行，建议术前给予抗生素和镇痛药。在全身麻醉（GA）后，首选使用鼻气管插管来固定气道。对于张口度减少的患者，可以使用纤维支气管镜插管技术（参见第 27 章）。在使用肾上腺素进行局部麻醉（LA）后，应采用标准的 Alkayat-Bramley 切口（耳前切口带颞部延伸）和 Hind 切口，然后进行仔细的分层解剖，以暴露术区。在解剖过程中，必须小心保护下颌后血管和面动脉、面神经和耳颞神经（方法参见第 14 章）。

在进行髁突切除术（或关节成形术）之前，应从上方和下方暴露关节（强直/关节区域）。解剖不应过度向内侧延伸，应谨慎行事，避免对邻近的上颌动静脉、脑膜中动脉、咬肌动脉和下牙槽神经血管束造成损伤。髁突切除术后应移除关节盘和囊组织，为假体留出足够的空间（图22.6）。关节窝组件适配在颧弓上的预定位置，保持其平行于眶耳平面，并使用 3~5 个钛螺钉固定。螺钉的长度可以使用 CT 数据预先确定，并在模型手术中确认。如果观察到任何摆动应检查并调整关节窝，然后进行固定。关节窝组件稳定固定后，进行颌间结扎。手术中应大量使用生理盐水进

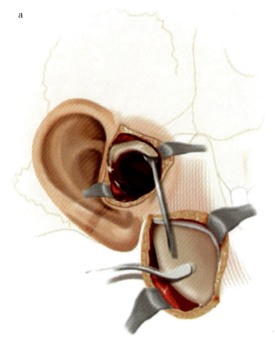
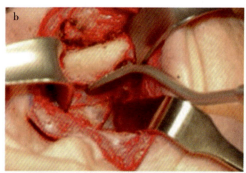
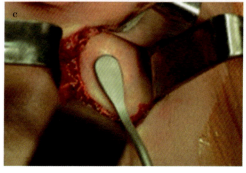

图 22.6 （a）显示使用金刚石锉刀进行植入床成形术的示意图，如有必要，沿升支外侧磨除少量骨，以确保下颌部件的稳定就位和假体的正确方向。（b）术中图像显示使用金刚石锉刀进行关节成形术。小心地磨除骨质，以确保假体稳定性和正确的方向。（c）术中显示金刚石锉刀沿着下颌升支的外侧面去除少量骨质的图像 [经许可，引自 Quinn P. Granquist E.J.（2016）Stock Prostheses for Total Reconstruction of the Temporomandibular Joint//Mercuri L.（eds）Temporomandibular Joint Total Joint Replacement−TMJ TJR. Springer, Cham. https://doi.org/10.1007/978−3−319−21389−7_4]

行冲洗，以防止在切割骨骼时造成热损伤，并清除碎屑。

应使用 Hind 切口植入髁突组件。在术前计划时，应在 3D 模型中确定是否需要修整下颌升支表面。使用 2.5 mm（预计长度）的双皮质钛螺钉将下颌组件固定到位，从而将下牙槽神经保留在前方。确认髁突头在关节窝组件内就位后，使用螺钉固定。髁突和关节窝的关系应与在 3D 模型上的模拟相匹配。将髁突的头部尽可能靠后放置在关节窝中，这样当患者开口至预期范围（32~35 mm）时，髁突头部在窝中会有一定程度的"平移"（图 22.7、22.8）。一旦固定了下颌升支和关节窝的组件，就应该移除颌间固定，并重新检查咬合情况。如果发现咬合不理想，应调整假体（图 22.9）。如果观察到假体脱位，可在术后放置颌间固定 1 周，以达到防止脱位的目的。可以通过放置引流管连通术区潜在的所有区域。Bhargava D 等主张使用半厚颞肌旋转瓣（表 22.5，图 22.10a~c）[27]，该皮瓣可旋转到假体周围，以减少死区，并在关节和外部皮肤层之间提供额外的一层组织，这种修饰可能有助于降低假体周围感染的发生率[28]。然后将伤口分层缝合，并放置加压敷料。应根据方案或外科医生医嘱，在术后服用抗生素和非甾体抗炎药（NSAID）。引流管和缝合线分别应在术后 3~4 d 和 7~10 d 移除。术后康复治疗应从术后第 1 天开始，并持续到 6 个月。假体功能的术后评估可以通过定期记录 MIO、JF、DI、QoL 和营养状况来评估，以测量结果。术后影像可用来评估假体的稳定性，并记录数据（图 22.11、22.12）。

然而，在 TJR 手术之前，应让患者了解假体重建失败的可能性及其可能原因，因为每例患者的反应不同，还应告知患者翻修手术带来的风险和难度更大。

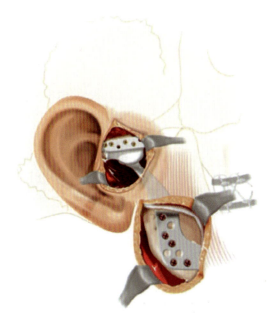

图 22.7 假体移位演示。当放置单侧假体，患者对侧有功能正常的翼外肌时，就会出现这种情况

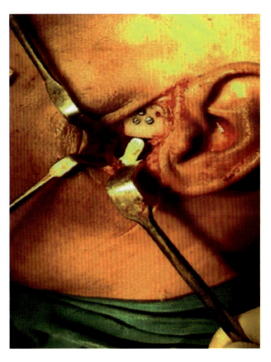

图 22.8 显示使用钛螺钉固定的 DARSN 颞下颌关节假体的关节窝和下颌升支组件固定的术中图像

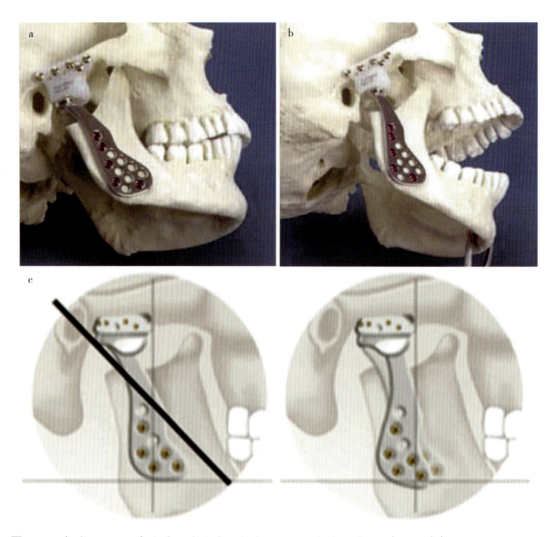

图 22.9 左图显示了髁突头的正确位置，右图显示不正确的位置 [经许可，引自 Quinn P., Granquist E.J.（2016）Stock Prostheses for Total Reconstruction of the Temporomandibular Joint//Mercuri L.（eds）Temporomandibular Joint Total Joint Replacement-TMJ TJR.Springer,Cham.https://doi. org/10.1007/978-3-319-21389-7_4]

表 22.5 应用于全关节假体重建（TJR）的半厚旋转瓣覆盖的手术步骤

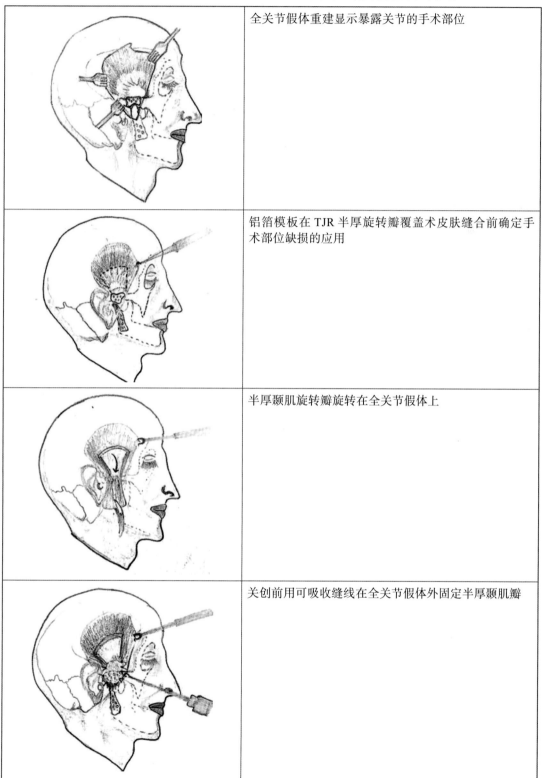	全关节假体重建显示暴露关节的手术部位
	铝箔模板在 TJR 半厚旋转瓣覆盖术皮肤缝合前确定手术部位缺损的应用
	半厚颞肌旋转瓣旋转在全关节假体上
	关创前用可吸收缝线在全关节假体外固定半厚颞肌瓣

经许可，引自 Bhargava D, et al. Partial thickness temporalis rotation for alloplastic temporomandibular joint – how I do it. J Stomatol Oral Maxillofac Surg, 2019 Sep, 120(4):355−357. https://doi.org/10.1016/j.jormas.2019.01.001

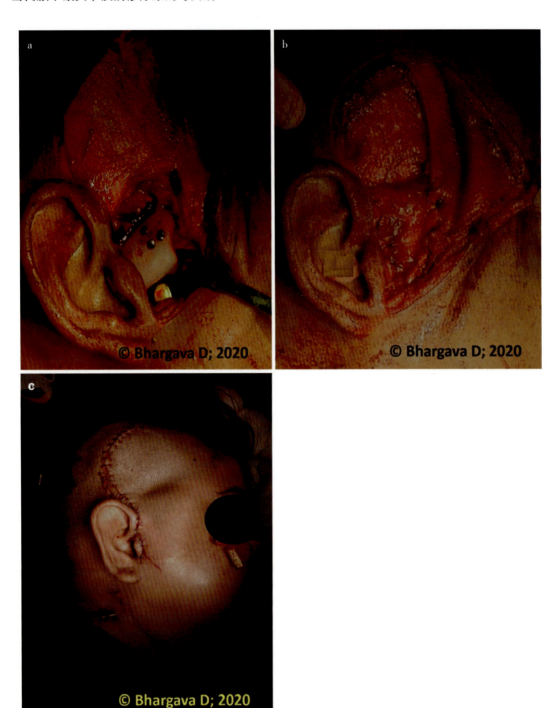

图 22.10 （a）通过耳前切口放置关节假体。注意髁突头组件和超高分子量聚乙烯关节窝组件。（b）半厚颞肌瓣用于覆盖全关节假体，并在耳前皮肤缝合前用可吸收缝线固定在假体上。（c）注意由于半厚颞肌瓣导致颞部凹陷和颧骨凸起，根据作者的经验，术后 8~12 个月后，随着时间的推移而此种状况大多逐渐恢复。颞部凹陷在术后即刻隐在发际线内，随着残余功能性肌肉肥大，颞部凹陷会随着时间的推移而恢复

颞下颌关节的全关节假体重建 | 第 22 章

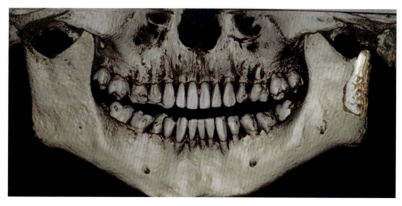

图 22.11　重建的下颌骨三维图像，显示使用 DARSN TMJ 假体恢复关节形态和功能

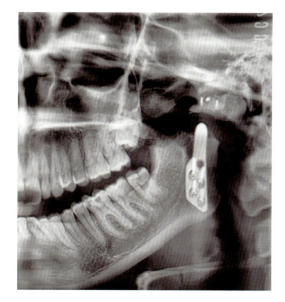

图 22.12　下颌骨全景成像显示使用异体假体进行垂直重建以恢复关节形态和功能

22.9　TJR 在年轻 / 生长期患者中的使用

Mercuri LG 等的研究表明 TJR 在自体重建失败的生长期患者中具有良好的功能、美观和咬合效果。文献中的几项研究提出了用自体移植物重建生长发育期患者 TMJ 的不足，如不可预测的生长、移植物失败和供区发病率。研究人员在生长发育期的儿童中考虑使用全关节假体，以用于自体移植物失败且对其他治疗方式无反应的复发性强直，以及由于病理因素或创伤导致的下颌骨垂直高度丧失的患者。为了充分了解在生长发育期患者中使用异体 TJR 的"长期效果"，需要执行几个阶段的治疗计划以及进一步的临床研究[29-31]。

22.10　牙科操作中的预防性抗生素应用

根据美国骨科学会的指导方针，对于需要在假体植入后两年内进行侵入性牙科操作的患者应预防性给予抗生素[11]。目前有各种方案可供选择，因此在进行牙科操作之前应考虑这些方案，否则可能会导致此类患者出现短暂性菌血症（表 22.6）。已知在患者接受口腔外科手术后，口腔细菌会导致异体髋 / 膝关节感染，其中葡萄球菌占据主导地位。Mercuri LG 认为，微生物膜是 TJR 失败的主要原因，涉及微生物、宿主因子和假体之间的相互作用[31-35]。

表 22.6　全关节假体重建患者牙科治疗的抗生素预防建议

德国骨科和创伤学学会	美国骨科医师学会（修正版）
阿莫西林克拉维酸 2 mg，口服 克林霉素 600 mg，口服 牙科治疗前和后 4 h	阿莫西林 2 mg，口服 头孢氨苄，2 mg，口服 头孢拉定，2 mg，口服 术前 1 h

243

22.11 感染危险因素的识别

手术部位感染（SSI）是一个严重的问题，因为它可能导致手术失败。Fitzgerald Jr 等将骨科假体周围感染分为急性术后感染、晚期深部感染和晚期血液学感染。2011 年，肌肉骨骼感染学会（MSIS）给出了公认的假体周感染的诊断标准（表 22.7）。有几个与患者、手术和术后相关的危险因素可导致 TJR 失败。对于 TJR 患者的早期和晚期感染管理有明确的方案[35-37]。

表 22.7　肌肉骨骼感染学会（MSIS）对假体周围感染的定义

1	存在与假体相通的窦道
2	通过从受影响的假体处取得两个或多个组织或液体样本中培养出病原菌
3	以下标准中的 4 个 （a）血清 ESR 和血清 CRP 浓度升高 （b）（滑膜*）白细胞计数升高 （c）（滑膜*）多核细胞百分比升高 （d）受影响的关节出现化脓 （e）在假体周围组织/液体培养物中分离出微生物 （f）在 400 倍放大倍率下对假体周围组织学分析的样品中观察到大于 5 个中性粒细胞

ESR：红细胞沉降率。CRP：C 反应蛋白。WBC：白细胞。*：滑膜数据的使用与颞下颌关节全关节假体重建（TJR）无关，相反，可以考虑外周白细胞计数和多核细胞百分比

22.12 术前因素

有几个术前注意事项可以提高颞下颌关节 TJR 的成功率，包括作为先决条件的预防性抗生素给药；剃掉切口附近的头发；检查耳朵，排除任何病理或感染问题，并用紧贴的棉塞塞住耳朵，以防止术中液体交换。在开始手术之前，应将鼻内气管插管固定到位，使用缝合线并与手术区域隔离以防止移位因为移位可能构成潜在的污染源。在整个手术过程中，口腔和皮肤的持续无菌仍然很重要。口腔与 TJR 外科区域应严格隔离，在手术过程中避免口腔液污染假体。口腔液对假体材料的污染可能会导致生物膜的形成，并可能导致假体功能障碍[36]。

22.13 术中因素

应准确选择切口，以便于充分暴露术区。在分层解剖过程中，会遇到腮腺组织，应将其剥开分离，因为该区域的损伤会导致周围的硬组织和软组织以及假体组件被唾液污染，这可能导致 SSI。在整个 TJR 中，保持腮腺包膜完整是非常重要的。植入假体所花费的时间可能是 SSI 的重要决定因素，这在很大程度上取决于操作者对手术的熟练程度，术中应最大限度地缩短手术时间。在整个术中应保持充分的冲洗和止血[36]。

22.14 术后因素

术后应立即应放置加压敷料，以消灭无效腔，尽量减少水肿、防止术后出血。针眼脓肿和血肿等表面感染应该在微生物发展到更深的组织之前进行积极的治疗。术后应尽量缩短住院时间，以防止发生呼吸道感染[36]。

Wolford LM 等根据感染的发生将 TJR 术后感染分为急性和慢性两种，如果在 5 d 内发生感染，则为急性，如果在术后 30 d 内发生感染，则为慢性。告知患者相关风险是治疗颞下颌关节 TJR 感染的关键环节之一[38,39]。

22.15 并发症

术中出血可能是由于上颌动脉、下颌后静脉、颞浅血管、咬肌血管或翼静脉丛受损所致，谨慎的手术技术是避免血管损

表 22.8　全关节假体重建的并发症

术中并发症
出血——上颌动脉/脑膜中动脉/面动脉
面神经、耳颞神经损伤
术后并发症
引流管感染
手术部位感染（SSI）
面瘫——短暂性/永久性
肌肉痉挛疼痛综合征
假体重建失败
螺钉松动
对假体材料过敏（罕见）
假体脱位

伤的最佳方法（表22.8）。在大多数情况下，除了其他局部措施外，用力按压可控制耳前区出血，偶尔需要结扎颈外动脉。面神经麻痹是一种严重的并发症，在切口选择和剥离时，通过仔细的评估和手术技术可以避免面神经麻痹。假体很少发生脱位[11,36,37]。

一些临床研究强调异种全关节假体重建是治疗无法挽救的TMJ的有效选择，具有令人满意的长期效果。TJR术后与术前相比，术后疼痛、平均MIO、JF、DI、营养状况和总体生活质量均有显著改善，形态和功能均得到了满意的恢复[40-42]。

表 22.9　各种合金高分子假体的灭菌方法

合金高分子假体	灭菌方法
Zheng J 等[42]	关节窝组件：环氧乙烷气体灭菌 下颌组件：蒸汽灭菌
TMJ Concepts	假体装在薄膜袋中的组件：使用环氧乙烷气体循环进行灭菌 螺钉：蒸汽灭菌（包裹/未包裹的预真空蒸汽灭菌）15 min，温度为133℃~135℃
Biomet 微型固定	下颌升支和关节窝组件：通过至少25 kGy的伽马射线照射进行消毒 螺钉在蒸汽灭菌之前，用FDA批准的灭菌包装，以保持无菌
DARSN TMJ 假体	使用标准湿热灭菌方法对包括螺钉在内的金属髁突头部件进行灭菌 UHMWPE 材料经过 γ/EtO 灭菌 灭菌成分应储存在广谱抗生素溶液中，从开箱到体内固定尽量不暴露在手术室的空气中
墨尔本TMJ全关节重建系统	全关节重建系统关节窝和髁突头组件的灭菌方法是环氧乙烷（EtO） 螺钉经过蒸汽消毒

22.16　假体及其组件的推荐灭菌方案

表22.9[43,44]总结了各种灭菌方案。这些可以根据国家/地区/机构的灭菌指南进行修改。包括螺钉在内的金属髁突头组件可在使用前采用标准湿热灭菌法进行灭菌。UHMWPE材料可以使用伽马/环氧乙烷（EtO）消毒[44]。所有灭菌成分应储存在广谱抗生素溶液中，从开箱到体内固定尽量不暴露在手术室的空气中。

22.17　总　结

当TMJ和周围结构无法挽救时，颞下颌关节TJR是一种合适的治疗方法。全面的临床、影像学和实验室检查，然后制定个性化治疗计划以及严格的无菌手术程序，可以提高TJR手术的成功率。全关节假体重建是成年患者TMJ重建的有效选择，需严格选取符合适应证的案例并按照合适的方案来实施。

参考文献

请登录www.wpcxa.com"下载中心"查询或下载。

第23章 影响颞下颌关节的综合征

Shubhangi Mhaske，Suhani Ghai

23.1 引 言

颌面外科医生在诊治先天性畸形或综合征患者时经常会遇到一些问题。颞下颌关节（TMJ）相关的综合征通常是常染色体显性遗传病，也有一些遗传突变的散发病例。颞下颌关节疾病（TMD）大多是双侧发病。综合征从胚胎第20天到妊娠第12周的早期阶段就能观察到一些异常。此类病例最好在产前或出生时进行诊断，并提前进行治疗，治疗的重点应放在气道稳定和婴儿喂养方式上。患儿可能需要治疗受损的听力、散发的视力下降以及下颌骨的发育异常。由于生活方式不当或心理诱因，肌肉骨骼的功能异常可能逐渐出现。

发育障碍可导致形态异常，也就是David Smith所说的"畸形"[1]。近来，口颌面专家遇到越来越多的先天性异常病例。在过去的几年里，先天畸形的遗传学研究有了长足发展，因而学者对综合征的遗传诊断也逐渐提高了关注。

综合征通常定义为"一组体征和症状，或3个及3个以上的症状，这些症状往往是同时发生且具有典型的病态特征"；也可描述为"与任何病态过程相关的体征和症状的集合，并共同构成疾病的表现"。综合征是一种多系统疾病，很难以一种特定的模式进行分类，而且可能有多种病因和临床表现[2]。

综合征的发病因素不明确，通常我们认为是受遗传的影响。种族易感性也是致病因素之一。若受遗传的影响，患者的后代往往会得相似的疾病，且综合征可能会随着代代相传逐渐恶化为更严重的畸形。免疫功能障碍或免疫反应异常、某些腺体功能障碍和血管异常也可导致综合征。由于患者的临床表现具有很大的变异，使综合征的诊断具有一定挑战[2]。

23.2 与遗传相关的颅面异常综合征

人类的遗传信息是由23对染色体即常染色体承载，这些染色体携带着机体结构和功能的信息，其中一对为性染色体，它决定个体的性别（男性为XY，女性为XX）[3]。

由于表征的重叠以及庞大基因库之间相互关联的复杂性，颅面畸形的遗传学变得非常复杂。目前已经确定了数千种不同

S. Mhaske (✉)
Oral Pathology and Microbiology, People's College of Dental Sciences and Research Centre, People's University, Bhopal, Madhya Pradesh, India

S. Ghai
Dharamshila Narayana Superspeciality Hospital, New Delhi, India

© The Author(s), under exclusive license to Springer Nature Singapore Pte Ltd. 2021
D. Bhargava (ed.), *Temporomandibular Joint Disorders*,
https://doi.org/10.1007/978-981-16-2754-5_23

的综合征，其中大多数综合征都很罕见，有些专家甚至从业期间都很难遇到。此外，人类基因组包含大约 80 000 个基因。还有一些不寻常的综合征尚未被发现。遗传性疾病可分为三大类（表 23.1）。

23.2.1 染色体疾病

性连锁遗传是指当 X 染色体携带异常基因，则被称为 X 连锁疾病（X 连锁隐性遗传或 X 连锁显性遗传）；当 Y 染色体携带异常基因时，称为 Y 连锁疾病，如少汗性外胚层发育不良。

23.2.2 单基因疾病

这类疾病是由单个基因突变引起的，指 DNA 编码中存在一个主要的错误。单基因遗传病遵循孟德尔法则，并根据突变基因所在的染色体和性状类型进行细分。当异常基因位于常染色体上时称为常染色体遗传，当异常基因位于 X 染色体上时称为 X 连锁遗传。这些特征可能是"显性"或"隐性"的（常染色体显性或隐性，X 连锁显性或隐性）。

常染色体显性遗传有以下特点：
- 子女患病，父母必然有一方患病。
- 如果父母患病，所生的儿子和女儿都有可能患病，且都会遗传给后代。
- 症状在每一代都呈现，无隔代现象

（父亲传给儿子/女儿，母亲传给儿子/女儿）。
- 患病的个体传给子女的概率通常为 50%。

然而，这些一般规则在以下几种情况会有所不同：
- 外显率：携带异常基因的个体可能仅受轻度影响，与正常个体没有差别。如果该基因在后代中明显发病显现出来，则称其为"外显"个体。
- 表达度：父母仅有轻度症状，后代可能会有严重的症状，反之亦然。这属于表达不同。
- 新突变：个体没有携带特定遗传基因，后代可能很少受到影响。

常染色体隐性遗传有以下特点：
- 患者的双亲表型往往正常，但他们的兄弟姐妹可能患病。
- 近亲通婚的后代更易患病。
- 致病基因的遗传与性别无关。
- 患者的子女一般不发病，但肯定都是携带者。

23.2.3 多基因疾病

多基因疾病受遗传因素和环境因素的相互影响，如创伤、肿瘤、毒性药物、代谢因素和感染因素。

表 23.1 颅面部遗传性疾病

常染色体显性遗传的颅面畸形综合征	隐性遗传颅面综合征	X 连锁遗传综合征	多因素疾病
1. 睑裂狭小综合征 2. Waardenburg 综合征 3. Treacher-Collin 综合征 4. Van der Woude 综合征 5. 眼-齿-指综合征 6. 颅缝早闭综合征，如 Crouzon 综合征、Apert 综合征	1. 隐眼综合征 2. 口-面-指综合征 3. Roberts 综合征 4. Carpenter 综合征	1. 白化病-耳聋综合征 2. Aarskog 综合征 3. 局灶性真皮发育不全 4. X 连锁脑积水 5. Lowe 综合征 6. 黏多糖贮积症 II，Hunter 综合征 7. 口-面-指综合征	1. Sturge-Weber 综合征 2. Moebius 综合征 3. 额鼻发育不良综合征 4. Goldenhar 综合征

23.3 TMJ 相关的综合征

受基因／非基因因素的遗传或影响，TMJ 相关的综合征与颅面异常之间的关系就能得到解释。本章不考虑病因分类，重点讨论影响 TMJ 常见综合征。如前所述，影响 TMJ 的综合征是体征和症状的组合，这使诊断变得困难。诊断 TMJ 或颌骨异常的关键是找到颌骨的原发病变，并寻找皮肤、器官和全身其他骨骼受累的证据。由于受遗传或非遗传因素的影响，一些颌骨的疾病，如小颌症、巨颌症、半面肥大、半面萎缩，也会直接或间接出现 TMJ 症状。TMJ 综合征是一组退行性肌肉骨骼疾病，并伴有形态和功能畸形。TMJ 和肌肉紊乱主要表现为疼痛和无力。为了优化功能，同时尽量减少对周围结构的损伤，下颌骨的运动需要两个关节之间的协调[4-6]。TMD 的发现一致显示女性最易患病。女性与男性患 TMD 的比例为 8：1[7-9]。头颈部影响 TMJ 的几种综合征，我们将在本章讨论[10,11]。

23.4 TMJ 综合征（有些文献中也称为 TMD）

23.4.1 引 言

TMJ 综合征最早由 Costen 于 1936 年提出，是一种由咀嚼肌张力过高引起的肌肉骨骼疼痛疾病，并可扩展到头颈部的各个区域。其病因可能为原发性功能障碍，或继发于其他疾病，特别是耳鼻喉区域的疾病。在诊疗过程中必须鉴别诊断。症状和体征的范围可以从广泛性头痛和面部疼痛，到局部疼痛甚至神经痛。耳内压迫感或异常声音是常见的耳部症状[12]。

TMD 大致可分为两类：

继发于肌筋膜疼痛和功能障碍（MPD）的 TMD，又称肌筋膜疼痛和功能障碍综合征（MPDS）。

继发于关节器质性病变的 TMD。

23.4.2 病 因

造成 TMJ 疼痛的主要原因是肌肉活动过度，从而导致 TMJ 区域剧烈疼痛。肌肉功能障碍继发于不同程度和持续时间的错𬌗畸形。近年来，人们认识到心理因素的重要性，伴有如人格障碍、压力和焦虑之类的症状，这些因素可能与紧咬牙、夜磨牙／磨牙症和敏感性增加有关。关节盘移位是造成关节型 TMD 最常见的原因。其他相关疾病如关节退行性病变、类风湿性关节炎、感染、肿瘤、强直性脊柱炎和先天性畸形也可能导致 TMD。

23.4.3 临床特征

MPD 的主要临床表现为疼痛、压痛和咀嚼肌痉挛，TMD 大多数病例均有体现。患者能感到疼痛，但在影像学评估中关节没有明显的破坏性改变。精神紧张和压力过大时，通常会伴有磨牙症和日间紧咬牙。在普通人群中，TMD 症状和体征的发生率（20%~75%）高于接受治疗的人群比例（2%~4%）。女性的发病率（8%~15%）是男性（3%~10%）的 4 倍，发病年龄从 20 岁到 40 岁不等。值得注意的是，TMD 症状发展的高峰期是 20~40 岁，这与导致压力和焦虑的生育期相吻合[13-16]。

MPDS 有 4 种主要症状和体征：

（1）疼痛。

（2）肌肉酸软。

（3）关节弹响。

（4）单侧或双侧下颌运动受限，伴／不伴张口偏斜。

MPD 患者的耳周疼痛可能是单侧的，也可能是双侧的，在压力增大时疼痛会加剧。疼痛或关节盘移位导致的张口受限是典型特征。TMD 可能是头痛患者的诱发因素。与 TMD 相关的其他症状包括耳痛、头晕、颈部僵硬和肩部疼痛。鉴别诊断包括偏头痛、丛集性头痛、带状疱疹后遗神经痛、三叉神经痛（TN）和中耳炎。随着目前对 TMJ 紊乱的了解，原有的"颞下颌关节综合征"的概念现在已多样化，可分为不同的问题子集，这些个体的治疗方法也更加明确。

23.5 Ehlers-Danlos 综合征（EDS）

23.5.1 引 言

Ehlers-Danlos 综合征（EDS）是一组遗传性疾病，以遗传形式影响人体的胶原蛋白和结缔组织结构。目前发现的几种亚型中，组织脆性、皮肤过度伸展和关节过度活动是所有病例的共同特征。EDS 使 TMD 患者的治疗受到影响。虽然 EDS 并非 TMD 的常见病因，但它会给接受传统 TMJ 治疗的患者带来严重的并发症，因此应在诊断过程中加以识别，以便对治疗计划做出相应的调整[17]。

23.5.2 病 因

通过基因检测，可以将 EDS 与其他 200 多种遗传性结缔组织疾病区分开。所有形式的 EDS 均可表现为胶原蛋白结构和功能的改变。过度的下颌移位与咽部阻塞有关，而咽部阻塞又与睡眠呼吸暂停有关。

23.5.3 临床特征

张口度增加、关节弹响、摩擦音和下颌绞锁都是关节活动度增加的症状。许多 EDS 患者表示，随着年龄的增长，他们的关节活动度降低[18]。紧张、紧咬牙、缺血、骨质疏松和压迫性退化引起的肌肉痉挛和（或）三叉神经的神经反馈等（三叉神经可能是 TMD 偏头痛的原因之一），会诱发典型的 TMD 头痛[19]。

23.6 Goldenhar 综合征[眼－耳－脊椎综合征/半侧颜面短小畸形（HM）]

23.6.1 引 言

Goldenhar 综合征是 1861 年 Canton 首次报道发现的[20]。HM 主要影响口腔、耳廓和下颌骨的发育。畸形的程度从轻微到严重不等，可以是几乎不明显的面部不对称，甚至是非常突出的面部缺陷，并伴有不同程度的骨骼和内脏器官畸形。

23.6.2 病 因

其原因可能是多方面的：

这种疾病有遗传因素，通常是家族性的常染色体显性遗传或隐性遗传[20]。

X 染色体非整倍体、t[9;12][p23;q12.2] 易位、inv9[p11;q13] 倒位、inv14[p11.2;q22.3] 倒位、7、9 和 22 三体嵌合等[21]。

第一和第二咽弓负责颅面结构的生长，在第一和第二咽弓的形成过程中，妊娠第 4 周会出现血管异常[21]。在妊娠的前 3 个月，鳃弓会出现发育问题。与其他先天性缺陷一样，一般认为受到环境因素的影响，如接触酒精、服用某些药物、疾病感染或不良饮食。

糖尿病母亲、多胎妊娠尤其是双胞胎，体外受精的发生率更高[21]。

23.6.3 临床特征

临床表现为下颌升支与髁突的不对称

或单侧发育不良，甚至出现患侧升支与髁突的缺失。至少有 35% 的下颌升支缺如患者伴有大口畸形或假性大口畸形，即轻度的面横裂。受影响较严重一侧的上颌颞骨和颧骨缩小、变平，并常伴有殆平面倾斜和咬合错乱。第一和第二咽弓异常时表现为分叉舌、面部不对称、半侧颜面短小、唇腭裂、泪囊炎、外耳道闭锁、附耳、伴/不伴听力损失的耳廓发育不良、耳前瘘管、中耳和内耳缺损、无耳症和小耳症等。

23.7 Treacher Collins 综合征（下颌骨面部发育不良，Bauru 型）

23.7.1 引言

Treacher Collins 综合征是一种先天性常染色体显性遗传病，其特征是颌骨和颧骨发育不良以及眶周畸形。该病源于第一和第二颅鳃弓。该病于 1900 年被英国眼科医生 Edward Treacher Collins 首次报道。1949 年，Franceschetti 和 Klein 提出了"下颌骨面部发育不良"（Franceschetti-Klein 综合征）一词。患者的听小骨畸形，中耳发育不良，并伴有传导性听力损失[22]。

23.7.2 病因

神经嵴细胞未能或未完全迁移到面部区域导致第一和第二鳃弓结构畸形。已知 TCOF1、POLRID 和 POLRIC 基因均可发生突变。染色体 5q31.3-q33.3 上的 TCOF1 基因编码 Treacle 蛋白，该基因突变会导致核糖体生成不良，进而导致神经嵴细胞发育不良。

23.7.3 临床特征

颧骨和眼眶后侧发育不全可导致中面部畸形。凸面畸形、大口畸形、小颌畸形、下颌后缩、下颌高角和 TMJ 受累，形成类似鱼或鸟的面容。其他特征还包括伴双颞骨狭窄的短脸畸形、气道阻塞、外耳道闭锁、小耳症、下睑缺损和耳前毛发生长异常。

23.8 Hallermann-Streiff 综合征

Hallermann-Streiff 综合征是一种罕见的先天性疾病，以颅骨和面部骨骼缺陷为特征。绝大多数病例往往是散发性的（发生在家族中没有病史的人）。

毛发稀疏、眼部异常、牙齿缺损、皮肤退行性病变和身材矮小是其典型特征。短脸畸形会导致颧骨突出、TMJ 畸形、牙弓狭窄、鼻部窄小。晶状体混浊是最常见的眼部异常之一。

也可出现牙齿缺陷，即先天牙齿缺损、牙齿畸形和错殆畸形。大约 80% 的患者还会出现毛发稀疏。其他症状包括面部皮肤萎缩、锁骨和肋骨发育不良。某些患者还会出现智力障碍[23]。

23.9 Crouzon 综合征（颅面骨发育不全）

23.9.1 引言

Crouzon 综合征是一种常染色体显性遗传病，以颅骨突节、眼球突出和上颌骨发育不良为特征。该综合征由 Louis Edouard 和 Octave Crouzon 于 1912 年首次报道，是最常见的颅骨发育不良综合征。颅面骨发育不全指的是冠状缝过早融合导致的颅骨和面部畸形[24]。

23.9.2 病因

Crouzon 综合征是由 FGFR2 基因突变引起的，该基因编码成纤维细胞生长因子蛋白。生长因子受体 2 位于染色体 10q25-10q26 位点，该受体是导致畸形的原因。在胚胎发育过程中，成纤维细胞生长因子蛋白引导未成熟骨细胞转化为骨细胞。该基因突变会导致颅骨提前融合。在约 50% 的病例中，这种突变是新发的 [25,26]。

23.9.3 临床特征

临床表现为卵圆形颅骨、短脸畸形，多伴水平状眶上沟。颅缝往往会过早闭合，但前囟门开放。其他畸形还包括冠状骨缝融合伴有其他颅骨缝融合、颧骨突出和斜视。由于眼眶过浅、眼间距过大和上颌骨发育不良，导致眼球外翻，因此外观非常具有特征性。上颌骨发育不良是导致下颌骨相对前突的原因，这也是该综合征的一贯特征。双侧 TMJ 可能受累并伴有疼痛。也可观察到两侧髁突的移位。上唇通常较短，鼻子像鹦鹉状。口内症状包括咬合问题、唇裂和 V 形腭骨。偶尔也会出现钉状牙齿和部分牙齿缺失。

23.10 Apert 综合征（畸形颅脑发育不全）

Apert 综合征是一种常染色体显性遗传病，偶发 *FGFR*2 基因突变。临床表征为手、脚会出现并指畸形，手指通常会出现骨性或皮性融合。口腔内表现为腭盖高拱，后腭裂和悬雍垂裂，常伴错𬌗畸形。其他口腔特征包括下颌前突和萌出迟缓。由于错𬌗畸形会导致髁突受到双侧不平衡的压力，下颌前突可能会影响 TMJ[11]。

23.11 Sapho 综合征

SAPHO 是滑膜炎、痤疮、脓疱病、骨质增生和骨炎的缩写。它包括一系列伴有皮肤变化的炎症性骨病。1987 年，SAPHO 一词被用来描述一系列可能与皮肤病学有关或无关的炎症性骨病 [27]。

23.11.1 临床特征

滑膜炎是 SAPHO 关节内膜的炎症。它会导致受累关节发热、疼痛、不适、肿胀和僵硬（关节炎）。骨质增生是指骨骼发育异常增加。SAPHO 综合征的骨质增生通常发生在骨骼与肌腱连接的部位。骨的炎症被称为骨炎 [28]。

23.12 Jacob 病

Jacob 病是一种罕见病，其特点是膨大的下颌骨喙突和颧骨体内侧之间形成一个新关节。其致病因素包括喙突增大和慢性颞下颌关节盘移位。临床特点是 TMJ 功能障碍，伴有前牙开口受限和进行性颧骨不对称。喙突的组织病理学显示关节纤维软骨的软骨外赘生 [29]。

23.13 McCune-Albright 综合征

McCune-Albright 综合征是一种影响骨骼、皮肤和内分泌系统的遗传病。1937 年，美国儿科医生 Donovan James McCune 和内分泌学家 Albright 首次发现了这一病症 [30]。该病的发病机制与 G 蛋白的激活突变有关。它是由 GNAS 的体细胞激活突变引起的，GNAS 编码受体（G 蛋白偶联受体）的 α 亚基。在 McCune-Albright 综合征中，颌骨纤维发育不良会导致畸形，因为颌骨的扩张性病变会导致 TMJ 受累和髁突移位。

23.14 纹状骨病伴颅骨硬化症

骨性斜颈是一种以颅面骨肿胀硬化为特征的骨骼疾病。该病为常染色体显性遗传或 X 连锁显性遗传。面部轮廓宽大，面中部虽致密且增大，但缺乏突起。当侵犯颅孔时会出现颅神经功能障碍。半数以上的患者存在听力缺陷[31]。其他颅颌面特征还包括颧骨突出、眼距过宽、听力损失、腭裂、悬雍垂裂和颅底增厚。有些患者被诊断为 TMJ 强直。也可出现室间隔缺损、房间隔缺损、喉气管畸形、多趾畸形和并趾畸形等其他系统疾病。真皮发育不全是本病的常见症状之一[32]。

23.15 Pierre Robin 综合征

Pierre Robin 综合征是一种先天性面部畸形，是一系列的发育畸形。1891 年，Lannelongue 和 Menard 首次对其进行了描述。该综合征的表现特征包括小颌畸形、下颌后缩畸形、舌后坠和腭裂。其已被证实为常染色体隐性遗传，还可伴 X 连锁变异。根据最新的研究，*SOX*9 基因的遗传失调会使 SOX9 蛋白无法正常调节面部结构的生长，从而产生畸形[33]。

23.16 Proteus 综合征（Wiedemann 综合征）

Proteus 综合征是一种罕见病，其特征是骨骼、皮肤和其他组织过度生长。这种疾病会导致器官和组织的膨胀与身体其他部分不成比例。Rogers 和 Teintainy 于 1976 年首次描述了这种疾病。它是由涉及所有 3 个胚胎系的组织过度生长引起的。这种疾病与 10 号染色体上的 PTEN 有关，而其他研究则指出与 16 号染色体有关。临床特征包括与面部畸形相关的颅骨畸形、半面神经亢进、左侧顶骨区骨质增生、患侧 TMJ 严重退行性改变和畸形，以及可能与张口偏斜相关的无症状髁突畸形[34]。

23.17 Beckwith-Wiedemann 综合征

Beckwith-Wiedemann 综合征是一种先天性发育过度的疾病，其特点是儿童患癌症的风险增加，并具有一些先天性特征。这种病通常在出生时出现。其病因是 11 号染色体 11p15.5 区域发生突变，导致 *IGF*-2 基因（生长因子）过度活跃和（或）CDKNIC（细胞增殖抑制基因）无活性拷贝。相关特征包括巨婴症和面面部半侧肥大，导致 TMJ 受累[35]。

23.18 Huler 综合征

Hurler 综合征是一种常染色体隐性遗传病，又称黏多糖贮积症 I 型（MPS1 型），是由降解脂类氨基多糖的溶酶体酶的结构基因缺陷引起的。MPS1 的酶是 4pl6.3 上的 α-L-阿糖醛酸酶。患者临床表现为头大、颧骨突出、瞳距过大、重睑、鼻梁低、鼻翼下垂、鼻孔朝天、人中过长和大张口、特征性颅面畸形和体态、婴儿期后发育不良、6 个月左右时骨骼异常、多发性骨质疏松症。组织化学和生物化学证据显示细胞内溶酶体异常储存 GAG[11]。

23.19 牙关紧闭 – 假跛足综合征（Hecht-Beals 综合征）

这种综合征由 Hecht 和 Beals 于 1969 年首次描述。它也被称为先天性挛缩蜘蛛指畸形。该病为常染色体显性遗传，具有可变的表达性。它是由染色体 5q23 上的 FBN2（纤维素 2）基因突变引起的结缔组织病，与马方综合征具有相同的表型特征[36]。

患者的身材比例正常，但体型往往较小，位于正常人群的第 3 至第 25 百分位数。

睑外翻多见于年长者，面颊呈菱形。单侧或双侧的喙突可能增大或扭曲，由于喙突与颧骨相撞，通常导致无法张大嘴巴。张口度减小可能是由于咀嚼肌缩短，进而导致喙突伸长引起的。该综合征与各种骨骼肌或屈肌腱短小导致的肢体异常有关。

23.20 Klippel-Trénaunay 综合征

Klippel-Trénaunay 综合征又称血管骨肥大综合征，是一种罕见的生殖器疾病，患者的血管和（或）淋巴管无法正常形成。可能存在 t[8;14]、[q22.3;q13] 易位。骨组织和软组织肥大可导致局部巨人症或萎缩，最常见于下半身。TMJ 可能受累，并伴有髁突肥大。可能会出现浅表血栓性静脉炎[11]。

23.21 其他较少见的综合征

23.21.1 Carey-Fineman-Ziter 综合征（CFZS）

CFZS 是一种常染色体隐性遗传疾病，患者合并肌张力低下、Moebius 综合征和 Pierre-Robin 畸形以及生长发育迟缓。Pasetti M 等[37] 报道了 TMJ 受累的情况。

23.21.2 PASH 综合征

脓皮病、痤疮、化脓性扁桃体炎（PASH）综合征是一种自身炎症性疾病。它可能与多种疾病相关，如脓疱疮、痤疮、化脓性扁桃体炎和恶性妊娠。Jeffrey I 等报道了 1 例被诊断为 PASH 综合征的 TMJ 强直病例。TMJ 强直通常在与感染相关的综合征中表现明显[38]。

23.22 治疗目标

有些疾病的预后不佳，但如果能及早诊并采用先进的治疗方法，致残程度可能会大幅降低。现有畸形的矫正或重建是治疗的重点。如果怀疑为此类疾病，应在婴儿期和青春期对患者进行定期检查。任何精神疾病、性早熟、生长和发育紊乱都可能导致畸形，应密切监测病情的发展。一般而言，综合征的管理需要采用多学科联合治疗的方法。

参考文献

请登录 www.wpcxa.com "下载中心"查询或下载。

第24章 儿童的颞下颌关节疾病

Parimala Tyagi，Rahul Hegde，Nikita Agrawal

24.1 引言

儿童的颞下颌关节疾病（TMD）经常容易被忽视。TMD 不仅会给儿童带来不愉快的体验，还会对其心理造成持久影响。专业的口腔医生需要及时发现儿童 TMD 早期迹象和症状，迅速解决问题，阻止其进展。儿童可能无法记清疼痛的位置和性质，这会使得病史不明确。因此，临床检查在对儿童 TMD 的诊断中起着重要作用，包括对于咀嚼肌、颞下颌关节（TMJ）以及相关结构的触诊。对该疾病的了解可以为儿童患者提供合适的转诊，减少咨询及检查的频率[1]。关于婴儿、儿童及青少年 TMD 的诊疗指南，由致力于儿童 TMJ 问题的临床事务委员会于 1990 年制定，并在 2019 年进行了修订[2,3]。

24.2 流行病学

口颌面部非牙源性疼痛通常与颞下颌关节疾病（TMD）有关。在不同文献报道中，儿童 TMD 发生率差异很大，这种差异归因于患者的多样性、诊断辅助手段、检查工具以及检查者的不同[3]。当代生活方式容易产生高强度压力，从而形成各种副功能习惯，如紧咬牙会影响肌肉血液循环并导致乳酸积累，刺激痛觉感受器[4]。此外，这种发生率的差异也可能与儿童正处在生长发育阶段有关。过去 20 年大量的流行病学研究表明，TMD 的发生率在 10~18 岁的青少年中更高，其次是 5~7 岁的儿童。6~22 岁 TMD 患者出现症状和体征的发生率存在差异，其中 20%~74% 有症状，22%~68% 有体征[5]。在年龄较小的儿童中，不同性别的发生率差异较小；然而，在青春后期女性发生率升高[1]，这可能是与女孩进入青春期有关[3]。在 16~19 岁年龄组中，TMD 在男孩中发生率为 9.7%，而在女孩中的发生率为 32.5%[6]。

为了减小诊断中的差异，学者们制定了 TMD "诊断标准"（DC）的现代指南[3]。在此之后，儿科研究者强调 TMD 在青少年中的发生率大约为 11.9%[7]。根据 DC 以年龄划分的发生率报告指出，10~15 岁年龄组的发生率为 5%~9%，而另一项研究显示 12~19 岁年龄组的发生率为 4.2%[8,9]。还有一项关于关节内 TMD 的荟萃分析表明，16% 的患者有体征表现，14% 的患者有 TMJ 弹响[10]。

24.3 病因学

TMD 的病因与多种因素有关，其进展具有不可预测性。诱发因素包括机体的大创伤（任何导致关节软组织或骨的外部损伤）、微小创伤（由磨牙症等副功能习惯引起）、解剖学因素（骨或咬合因素，包括骨性前牙开𬌗、陡峭的关节结节、骨性Ⅱ类或Ⅲ类面型、后牙锁𬌗以及深覆𬌗）、正畸治疗后的变化、社会-心理因素（强迫症、压力、焦虑等）、系统性疾病（类风湿、银屑病或小儿特发性关节炎；激素变化以及相关综合征）、遗传或先天异常（半侧颜面短小畸形、咽弓缺陷）[3,11]。

24.4 诊 断

结合病史、临床检查以及 TMJ 影像有助于对 TMD 的正确诊断。最常见的症状包括头痛、咀嚼痛、耳痛、TMJ 弹响、关节绞锁及关节活动受限[3,5]。在采集病史的同时，应排除其他常见情况，如三叉神经痛、中耳炎、过敏、气道堵塞等[3]。在临床检查中，需要评估下颌运动范围（ROM），下颌运动范围评估可以将 3 根手指合并垂直放置在上下切牙之间来进行粗略的记录，正常取值范围为 35~45 mm。除此之外，还应评估下颌侧方运动（下颌的侧向运动），其正常范围为 8~10 mm。应注意与下颌运动相关的任何疼痛、不适、偏移、偏斜或锁结（参见第 6 章）。

24.4.1 肌肉触诊

通过在两侧的颞肌和咬肌上施加压力来初步评估压痛。第 6 章描述了对各种肌肉的详细检查。

24.4.2 TMJ 触诊

可通过将食指放在耳前区域，即耳屏前进行关节触诊，指示患者通过开闭口来完成关节运动。这有助于评估关节同步运动、关节弹响以及关节摩擦音。使用听诊器可以很好地听到关节声音[1]（参见第 6 章）。

24.4.3 TMJ 影像学

2019 年，美国儿童牙科学会（AAPD）建议使用以下影像学方式来评估 TMJ：全景 X 线片、下颌骨侧斜位 X 线片、计算机断层扫描（CT）、锥形束计算机断层扫描（CBCT）、MRI 以及超声检查（USG）[3]（参见第 7 章）。

24.5 TMJ 的胚胎学

TMJ 是在胚胎第 7 周开始发育的，是人体最晚发育的一个关节。TMJ 最早来源于未来下颌窝区域的两个间充质母细胞，髁突在胚胎第 10 周时开始在 Meckel 软骨的外侧和上方发育。下颌骨的髁突软骨从髁突胚芽细胞群发展而来，连同翼外肌腱膜、关节盘及关节囊形成关节下腔。颞部胚芽细胞群形成颞骨的关节面，并与之形成关节上腔。髁突和颞部胚芽细胞群开始在胚胎第 10~12 周向彼此生长并移动。关节盘是通过间充质细胞的迁移而形成的。最初，关节盘高度细胞化，随后逐渐变成纤维状，在胚胎第 14 周形成一个薄的中间区和一个增厚的外周区域。出生后，关节表面被纤维结缔组织覆盖，后来转化为纤维软骨。随着骨重塑的不断发生，颞窝逐渐加深，关节结节的后斜面斜度增加[12]（参见第 3 章）。

24.6 分 类

Kaneyama 等将 TMJ 发育障碍分为以下几种[12,13]。

（1）髁突的发育不全或缺失。
- 先天性或原发性发育不全或缺失。
- 后天性或继发性发育不全或缺失。

（2）髁突增生。

（3）双头髁突。

根据美国儿童牙科学会（AAPD）2019 年的分类，TMD 被划分为两大类：颞下颌关节病和咀嚼肌紊乱。

Ⅰ. 颞下颌关节病。

（A）关节疼痛。

（1）关节痛。

（2）关节炎。

（B）关节紊乱。

（1）盘-髁复合体障碍（可复性盘前移位，可复性盘前移位伴间歇性绞锁、不可复性盘前移位伴张口受限、不可复性盘前移位无张口受限）。

（2）关节活动度降低障碍（强直、纤维性粘连）。

（3）关节活动度增高障碍（半脱位、完全脱位）。

（C）关节疾病。

（1）骨关节病（退行性关节病、髁突溶解/特发性髁突吸收、剥脱性骨软骨炎、骨坏死）。

（2）系统性关节炎（类风湿关节炎、幼年型特发性关节炎、脊柱关节炎、银屑病关节炎、感染性关节炎、Reiter 综合征、晶体诱导性关节炎）。

（3）关节肿瘤。

（4）髁突骨折。

Ⅱ. 咀嚼肌紊乱。

（A）局限于口颌面区的肌肉疼痛（咀嚼肌肌痛、播散性肌筋膜疼痛、牵涉性肌筋膜疼痛、肌腱炎、肌炎、痉挛）。

（B）由系统性/中枢障碍引起的肌肉疼痛（中枢性肌痛、纤维肌痛）。

（C）运动障碍（异动症、肌张力障碍）。

（D）其他：挛缩、肥大、肿瘤。

24.7 先天性或原发性的发育不全或缺失

先天性发育不全：髁突发育不足或不发育通常与各种颅面异常有关。它可能是单侧或双侧发育不全，通常是影响第一鳃弓和第二鳃弓发育的系统性疾病的一部分。先天性髁突缺失或发育不全可以分为 5 个亚型：①下颌骨面部发育不良（Treacher-Collins 综合征）；②半侧颜面短小畸形（第一、第二鳃弓综合征）；③眼耳脊椎综合征（Goldenhar 综合征）；④眼颌颅发育不良症（Hallermann-Streiff 综合征）；⑤ Hurler 综合征。

下颌骨面部发育不全（MFD）是一种罕见的综合征，由 12 周胚胎期间组织分化形态发生的异常所导致，遗传方式为常染色体显性遗传。涉及的基因是 *TCOF*1，该基因编码核仁磷酸蛋白 Treacle 蛋白。该综合征的特点是双侧畸形、面部轮廓凸出、颧骨、上颌骨和下颌骨发育不全，颏部后缩导致鱼类或鸟嘴样外观。眼睛会出现侧向下的睑裂，外耳可能畸形、缺失或错位，伴有听力受损[12]。患者需要进行复杂的畸形矫正，包括下颌支髁突重建、颧骨增高、耳-眼成形术，正畸正颌联合治疗[11]。

半侧颜面短小畸形（HFM）是仅次于唇腭裂的第二常见的先天性畸形，每 5600 个新生婴儿中就有 1 个患病，其特征是下颌骨不对称，患侧较短，患侧的牙弓过早接触会引起健侧出现开𬌗，下巴偏斜，肌肉和软组织发育不全，最终导致面部畸形。下颌骨短小也会阻碍上颌骨的生长，导致患侧的上颌骨短小，并伴有咬合平面向上倾斜。HFM 分为：Ⅰ型骨骼畸形伴有小颌症（TMJ 结构完整，运动范围正常）；Ⅱ

型骨骼畸形伴有畸形的下颌骨和 TMJ，进一步细分为 Ⅱ-A（轻度 TMJ 发育不全，可适当运动）、Ⅱ-B（TMJ 发育不全，与正常侧相比有向内、向前及向下的移位）；Ⅲ型为下颌升支和 TMJ 以及咀嚼肌和关节盘的发育不全或缺失。

软组织缺陷包括咀嚼肌和面部表情肌发育不全、面裂、软腭运动受限以及外耳解剖结构改变，其程度有轻有重[11-14]。25% 或更多的病例中存在神经肌肉缺陷，包括面瘫、软腭偏斜和面神经无力。HM 的畸形严重程度通过 OMENS 分类法描述，该分类法对眼眶、下颌骨、耳朵、神经及软组织的受累程度进行评分[15,16]。OMENS 评分较高的患者应进行骨骼、肾脏和心脏异常的评估[11]。

小儿眼耳脊椎综合征（OAVS）是半侧颜面短小畸形的一种变异，其特征是下颌骨不对称、发育不全和椎骨畸形。这是染色体 5q 的缺失、染色体 18 三倍体及染色体 7q 重复所导致[12]。在鳃弓发育过程中动脉供应的改变有时可能会引起血肿，从而导致鳃弓发育不良。其病因不明，可能与摄入烟草、普里米酮、视黄酸、沙利度胺或感染风疹、流感或妊娠期糖尿病有关。其特点是耳部畸形（图 24.1），结膜上皮皮样囊肿和上下颌复合体发育不全并伴有椎体缺损[12,17]。

眼颌颅发育不良症是一种罕见的先天性疾病，其特点是鸟嘴面貌、先天性白内障伴小眼畸形。它是由单基因突变或弹性蛋白和糖蛋白代谢异常引起的[12]。根据 François 的描述，其主要特征包括双头畸形、鸟嘴面貌、牙齿异常、少毛症、皮肤萎缩、双侧先天性白内障伴小眼畸形、囟门开放，以及伴有额部和顶部隆起的侏儒症。口腔表现包括小口畸形、小舌症伴舌后坠、下颌骨发育不全伴下颌骨髁突前移、腭盖高拱、开𬌗伴Ⅱ类磨牙关系、牙齿异常如缺牙症、多生牙和低矿化牙导致高龋病风险[18-21]。

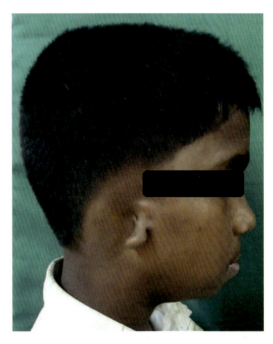

图 24.1 Goldenhar 综合征患者的耳部畸形 [图片由 Dr. Darpan Bhargava（India）提供]

Hurler 综合征是一种罕见的先天缺陷，属于黏多糖病（MPS），是一种黏多糖代谢障碍。其特征为智力和身体生长迟缓、角膜缺失、面部像石像鬼，背部像猫，下颌骨发育和运动受限[12]。其发病率为 1∶100 000 至 1∶25 000[22]。

颌面部表现包括髁突发育不全导致牙关紧闭，上颌骨和下颌骨因巨舌症而变宽。巨舌症是因为降解的糖胺聚糖（AG）在舌头中积累所致。影像学检查发现发育中的牙囊中出现多个玫瑰花环是该病的特征。虽然这种综合征是无法治愈的，但通过多学科治疗可以改善生活质量[12]。

24.8 后天性发育不全

后天性或继发性发育不全可能影响一

个或两个下颌骨髁突。影响髁突生长的因素可能包括对生长中的髁突的损伤、关节或中耳的感染以及儿童期关节炎。下颌骨的正常生长在很大程度上依赖于下颌骨髁突及其相关软组织的正常发育和功能。在单侧髁突发育不全情况下，对侧髁突的持续生长导致下颌骨向患侧偏移，并导致锁𬌗。患侧的下颌支和下颌体仍然是发育不全的。在双侧髁突发育不全的情况下，会导致严重的小颌症和牙齿拥挤。前开𬌗可能是其中一个表现特征[12,24,25]。

24.9 髁突增生

在正常生长期间，下颌髁突生长模式的改变可能导致髁突增生（CH）。髁突增生的特征是下颌髁突逐渐增大，通常为进行性单侧下颌骨增大，面部不对称，面部中线向健侧移动，导致反𬌗等错𬌗畸形。研究指出患者年龄为10~30岁。髁突增生大多始发于生长发育中的髁突，但随着年龄的增大畸形的表现也各不相同。髁突增生首选的检查方法是使用锝（99mTc）双磷酸盐骨扫描，在患侧髁突中可检测到放射性核素的摄取量增加。根据发病的年龄和持续时间不同，症状可能包括单侧髁突增长、TMJ疼痛和功能障碍、面部不对称、颏部偏斜、下颌前突、后牙锁𬌗和开𬌗、咬合面倾斜、咀嚼功能障碍以及其他错𬌗畸形。

治疗：髁突增生的治疗手段包括高位髁突切除术、正畸代偿、外科手术掩饰治疗以及正颌手术，具体方式要取决于干预的时间、面部不对称的程度以及患者的年龄[11,27]。

24.10 双头髁突

双头髁突是一种罕见疾病，其特征是下颌骨髁突头的分叉。尽管很多因素被认为是导致双头髁突的可能原因，如内分泌紊乱、致畸物接触、营养缺乏、感染、辐射或在发育期间血液供应受阻，但其确切病因尚不明确。Blackwood指出，在发育的早期阶段，髁突软骨被富含血管的纤维膜分开。他提出，在生长的软骨中此类纤维膜持续存在可能导致发育畸形。但此类纤维膜的存在是有争议的。Gundlach等提出，双头髁突是由致畸因素和肌肉纤维的发育失调共同引起的一种胚胎病变，进而逐渐影响骨骼形成[29,39]（图24.2a,b）。

24.11 儿童和青少年常见的获得性TMJ异常

24.11.1 小儿幼年型特发性关节炎

小儿幼年型特发性关节炎（JIA或小儿RA或Still病）是一种儿童时期的风湿病，大多数情况下没有症状或症状非常轻微。小儿关节炎是一种持久的慢性疾病，是儿童中最常见的关节炎。JIA开始于16岁之前，高达87%的患者累及TMJ。TMJ可能是JIA唯一涉及的关节。如果一个孩子的关节连续6周或更长时间肿胀，应该怀疑是小儿关节炎。最初的发现可能是由于颅面生长异常导致的下颌运动范围受限和下颌骨不对称。该病可累及双侧TMJ，髁突破坏后会导致下颌升支高度丧失，进而造成安氏Ⅱ类错𬌗畸形和开𬌗畸形（鸟嘴畸形）以及随后继发的关节强直。此外，这种畸形可能会影响口腔卫生清洁，从而导致龋齿的发生（参见第5章）。

24.11.2 特发性髁突吸收

特发性髁突吸收（ICR）是一种以下颌髁突进行性吸收和体积减小为特征的疾病，

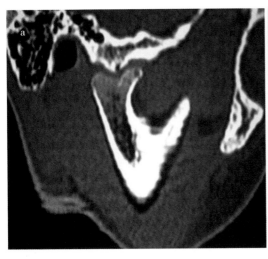 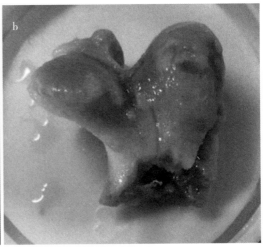

图 24.2 （a）CT 下的双头髁突。（b）双头髁突切除标本 [经许可，引自 Neelakandan R S and Darpan Bhargava. Bifid hyperplastic mandibular condyle. Journal of maxillofacial and oral surgery, vol. 12,4（2013）: 466–71. https://doi.org/10.1007/s12663-011-0257-2]

通常因患者无临床症状而未被发现。临床特征包括后面高显著降低，前牙进行性开𬌗（下颌骨顺时针旋转）以及下颌后缩畸形。

ICR 也被称为"啦啦队综合征"。特发性髁突吸收病因不明，但各种全身性疾病（系统性红斑狼疮、类风湿性关节炎以及肿瘤）、髁突血管改变、外力对关节造成的创伤、正畸或正颌治疗都可能是触发因素。ICR 好发于 15~35 岁的女性（20 岁后很少发生），通常影响双侧关节。ICR 易感因素包括：女性；年龄在 10~20 岁的处于青春期的青少年；咬合平面陡峭及高角面型（长脸型）；骨性 II 类（下颌后缩）伴或不伴有开𬌗。

影像学检查可发现关节间隙增加，患侧髁突体积减小。在 ICR 处于活动期的情况下，应进行手术切除增生的滑膜组织，并用肋软骨移植物重建髁突。在非活动期或活动期停止后，可进行二次颌骨正颌手术（矢状劈开截骨术）和正畸治疗来干预并纠正随后继发的畸形 [3,5,11,41]。

24.11.3 TMJ 强直

"Ankylosis"是一个希腊术语，意思是"僵硬的关节"。TMJ 强直的定义是下颌骨髁突与颅底的融合。这种融合可以是骨性或纤维性的，伴有部分或完全的下颌功能障碍[35]。儿童 TMJ 强直的常见原因是产钳夹伤（现在不常见），外伤，或意外跌倒导致的关节血肿。有跌倒史或颏部或下颌骨损伤，并伴有张口度逐渐减小的儿童，应进行彻底评估和密切随访，以便在合适的时间进行干预。其他原因还包括关节炎、耳部或关节区感染。先天性 TMJ 强直的发病机制可能与胚胎间质早期融合、镫骨动脉异常发育、维生素 A 过量或神经嵴细胞缺失有关[36]。出生时张口度异常应与一种罕见但有文献记录的疾病——颌骨融合相鉴别（图 24.3a~c）。上下颌骨融合是一种罕见的颅面异常，可以是颌骨的纤维（粘连）或上下颌骨的骨性融合，或下颌骨与颧骨、上颌结节、硬腭及颞骨的融合[40]。儿童 TMJ 强直临床表现可能为进行性张口受限和面部畸形，其他症状包括

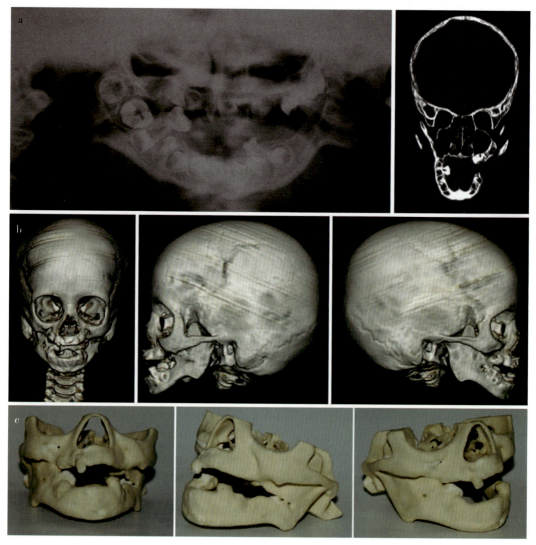

图 24.3 患有先天性颌骨融合症的 6 岁患者。(a)计算机断层扫描的正位全景体层片和冠状位片。(b)计算机断层扫描的三维重建图像。(c)3D 打印技术制作患者模型 [图片由 Dr. Darpan Bhargava（TMJ Consultancy, Bhopal, Madhya Pradesh, India）提供]

面部不对称、错𬌗畸形以及咀嚼肌功能受损导致的营养不良[36]。目前，文献中治疗 TMJ 强直的各种手术手段包括关节间隙成形术（图 24.4a~f），用肋软骨移植物或同种异体关节进行关节重建以及牵张成骨。这些患者可能需要正颌手术、面部整形术以及正畸联合治疗，以矫正继发的面部畸形和咬合异常[37,38]（参见第 17 章）。

24.12 总 结

对于有 TMJ 问题的儿童患者，需要详细记录其全面的病史，包括疼痛，下颌功能障碍，创伤或全身疾病的病史，并进行全面的 TMJ 检查（参见第 6 章）。据报道，盘 – 髁复合体紊乱在年轻人群中的发病率正在增加，应将其视为青少年时期需要临床医生关注的重要疾病之一。有证据表明，

儿童的颞下颌关节疾病 | 第 24 章

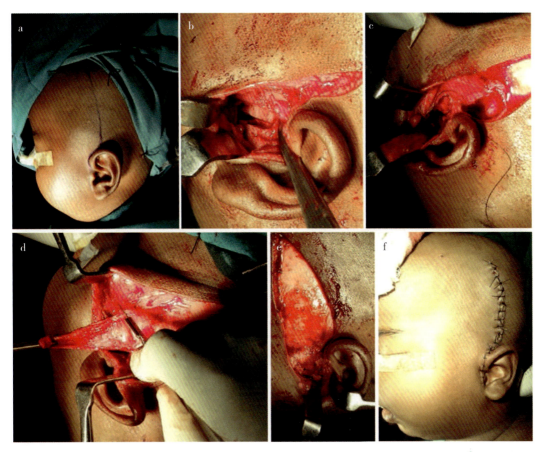

图 24.4 患儿颞下颌关节强直。(a) 颞部耳屏前弧形切口标记。(b) 截骨术解除强直。(c) 关节间隙成形术修复缺损。(d) 颞肌筋膜瓣。(e) 颞肌筋膜瓣修复缺损。(f) 手术部位复位 [图片由 Dr. Darpan Bhargava (TMJ Consultancy, Bhopal, Madhya Pradesh, India) 提供]

在年轻人中，面部咀嚼肌疼痛和关节盘紊乱与现代生活方式导致的严重心理或社会–心理障碍有关（关于这些障碍的管理，参见第 15 章）。因此，在青少年中应评估焦虑、抑郁及压力等相关因素的影响（参见第 8 章）。TMD 的体征和治疗方案目前仍存在争议，因此应基于循证医学来指导临床治疗，以避免产生不良后果。

参考文献

请登录 www.wpcxa.com "下载中心"查询或下载。

第 25 章 颞下颌关节手术的并发症

Vishal Bansal，*Ankit Kapoor*，*Saloni Gupta*

25.1 引言

颞下颌关节（TMJ）邻近面神经、上颌动脉、脑膜中动脉、腮腺、外耳道和颅骨等重要神经、血管、组织，具有复杂的解剖学结构。涉及 TMJ 的手术包括关节镜检查术、开放性关节成形术、肿瘤切除术、开放性关节软组织手术以及全关节重建术等。这些手术因为涉及 TMJ 及临近组织，有极大可能会引发一系列并发症。涉及 TMJ 的手术在手术不同阶段均可能会出现各种并发症，如面神经损伤、Frey 综合征、大血管出血、耳部损伤、腮腺并发症、感染、人工关节或局部生物材料移植失败等（表 25.1）。

表 25.1 颞下颌关节手术的并发症

术中并发症	术后并发症
1. 暴露不足，解剖造成组织损伤 2. 神经损伤：面神经、下颌神经、耳颞神经损伤 3. 出血 4. 耳部、颅中窝的损伤 5. 唾液腺损伤 6. 髁突定位不准	1. 唾液腺囊肿 2. 张口受限 3. 手术部位感染（SSI） 4. 错𬌗畸形 5. 异体移植失败 6. 移植物过敏反应 7. 关节强直

V. Bansal (✉) · A. Kapoor · S. Gupta
Department of Oral and Maxillofacial Surgery,
Swami Vivekanand Subharti University,
Meerut, Uttar Pradesh, India

© The Author(s), under exclusive license to Springer Nature Singapore Pte Ltd. 2021
D. Bhargava (ed.), *Temporomandibular Joint Disorders*,
https://doi.org/10.1007/978-981-16-2754-5_25

25.2 神经损伤诱发的并发症

25.2.1 面神经损伤

面神经位于外耳道骨性下缘下方约 1.5 cm 的位置。其颞支跨越颧弓，与骨性外耳道前缘的最短距离为 0.8 cm，平均距离则为 2.0 cm。在手术过程中，医源性创伤可能导致面瘫这一令人困扰的并发症。据统计，在开放性关节手术后，面神经损伤的发生率为 37%，而面神经完全恢复的时间通常在 6 周至 6 个月[1]。

过度的牵拉会导致神经纤维受到压缩或拉伸，从而引发神经牵拉性损伤。在进行手术时，通常会在耳前区的颞肌筋膜表层沿 45° 向上前方做切口，该切口内部包含脂肪以及面神经分支。在颧弓水平处，颞肌筋膜紧密附着于骨膜及覆盖在其上的浅层筋膜。当越过颧弓时，面神经的颞支和颧支位于三层组织融合的区域内。Bramley 等提倡在颧弓上做骨膜下切口，随后采用钝性分离技术向下前方分离，以避免在紧密贴合且手术视野不清的多层组织融合处损伤到面神经（图 25.1）。后来，Popowich 对此术式进行了改良，他建议在耳前区做一个垂直切口，以便更好牵拉皮瓣的同时减少对神经的牵拉损伤，并能更方便地接近关节术区[2,3]。

慰。通过皮肤表面肌电图（EMG）及生物反馈技术进行面神经肌肉重塑，该项技术在随机临床试验中已被证实可有效改善面部运动功能。此外，文献还报道了肉毒杆菌毒素（Botox）注射和矫正化妆技术在面神经损伤治疗中的应用。手术治疗方案则包括：神经原位修复术、面部移植再造、肌腱移植、局部肌肉转位、游离肌皮瓣转移等方式进行面部的重建和动态恢复；对于永久性面神经损伤，静态面部修复手术包括上睑金丝植入、眉提升术和眼睑成形术等[5,6]。

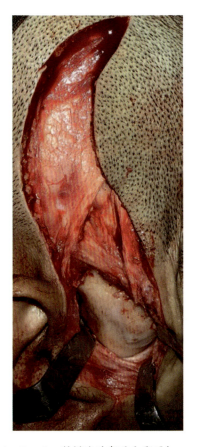

图 25.1　Bramley 所描述的颧弓和颞区切口

另一种 TMJ 手术入路是采用后方延伸的全层颞部切口，该切口设计有助于翻起包含浅层筋膜、深层筋膜、骨膜以及面神经分支在内的皮瓣（图 25.2）。根据作者的经验，在这两种手术方法中，后者由于在牵拉过程中对面神经损伤较少，同时具备可以细致缝合和完全覆盖重建关节时的内固定材料等手术优势，能有效减少面神经损伤的发生。在进行开放性关节手术时，为了防止直接烧灼术区对面神经分支造成伤害，建议使用电凝器械或在出血点周围放置止血缝线以控制局部出血[4]。

面神经损伤的应对策略取决于患者的具体情况，如年龄、全身健康状况、皮肤类型以及康复意愿等因素。非手术保守治疗方法包括物理疗法、功能锻炼和心理安

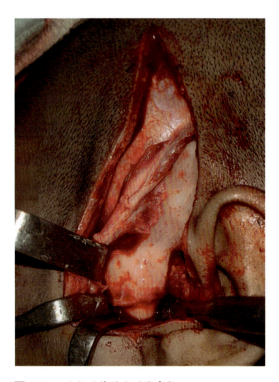

图 25.2　后方延伸的全层颞部切口

25.2.2　下牙槽神经损伤

在进行关节冲洗术和关节镜手术期间，冲洗液流向关节内侧并压迫下牙槽神经易对该神经造成损伤。此外，如果神经与向内侧延伸的强直性团块接近，在切除强直团块时也可能导致神经受损。为预防此类

情况，可以在术前采取以下措施：①三维影像学检查：立体模型重建与评估；②分次分块切除骨性强直团块以降低神经损伤可能[1]（图25.3、25.4）。

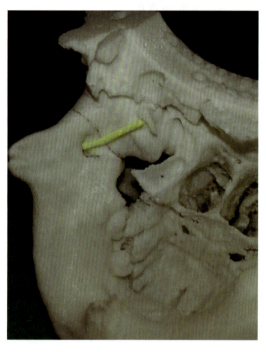

图25.3　牙槽神经与向内侧延伸的强直团块的相邻关系

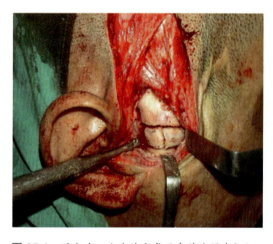

图25.4　用分次、小块的方式逐步移除强直组织

25.2.3　耳颞神经损伤

耳颞神经是下颌神经的一个分支，紧邻浅表血管走行。从主干分出后，该神经在髁突颈部的前方区域穿行。这一区域在进行诸如髁突切除术等手术过程中特别容易受到损伤。随后，耳颞神经跨越髁突的外侧并向后上方走行，朝向骨性外耳道（EAM）。当耳颞神经上极（即靠近颧弓的位置）受损时通常会表现为Frey综合征，与耳颞神经相关的临床综合征则被称为耳颞综合征。

25.3　Frey综合征

Frey综合征临床上表现为咀嚼时耳前区出现味觉性出汗和皮肤潮红。该异常表现主要因为副交感神经节后纤维未能正确支配腮腺的分泌运动细胞，而是错误地连接到了汗腺和皮下血管丛。在进行TMJ手术时，需要直接在耳颞神经上方进行解剖及提拉皮瓣操作，这些手术操作都有可能会对神经造成潜在损害。耳颞神经位于耳前区薄的外层浅筋膜之下。为防止损伤神经，在手术中应保持解剖平面紧贴于该筋膜下方，并将神经与颞浅动脉一同保留在术区前方皮瓣内[7]。

1982年，Dolwick和Kretzschmar统计了通过耳前及耳道周围入路进行TMJ手术后各类并发症的发生率。他们注意到所有患者在其耳颞神经分布区域内均出现了感觉异常症状（麻木、刺痛等）。但在当时的研究报道中并未提及有患者出现味觉性出汗的症状。

Frey综合征的临床表现具有多样性，其严重程度可通过Minor碘淀粉试验进行评估。这一测试是评估味觉性出汗的传统测试手段。在对目标区域彻底清洁并干燥后，会在皮肤上涂抹一层2%的碘溶液并使其干燥。接着，在该部位均匀撒布淀粉粉剂。然后要求患者咀嚼一段时间口香糖。随着患者开始出汗，湿润的淀粉与碘发生反应，在皮肤表面变为深蓝色。该方法是一种相对简单的味觉性出汗的物理诊断方法[8]。

针对 Frey 综合征的一种保守治疗方法是局部使用铝盐（最高达 20%）。若症状持续 1 个月仍未缓解，皮内注射肉毒杆菌毒素则成为首选治疗方案。手术管理方面，则包括浅表肌腱膜系统（SMAS）手术、颞-顶区筋膜瓣复位以及异体真皮移植等措施[8,9]。

25.4 三叉神经心脏反射

三叉神经心脏反射表现为刺激迷走神经引起的心脏抑制反应，具体临床表现为心动过缓、心律失常、异位搏动、恶心呕吐以及最终可能发展为心脏停搏的严重心动过缓。这是一种简单的迷走反射，由中枢神经系统核团介导的多突触刺激作用，也可能是副交感神经系统在头部和颈部手术操作期间试图过度代偿以平衡突发的交感神经系统刺激[10,11]。

在关节腔内注射或进行关节抽吸术时，关节内压力增加可能会刺激关节囊的感觉神经支配。在暴露 TMJ 时剥离颧弓骨膜神经支配，在切除强直性病变过程中将皮下牵拉器置于上颌升支内侧，以及在进行喙突切除术时牵拉颞肌组织，都可能会导致心动过缓的发生。对此类情况的处理包括严密监测患者状态，适时暂停手术，并给予阿托品等药物治疗[10]。

25.5 大出血

头部和颈部拥有丰富的血管供应。在进行 TMJ 手术时，通常会遇到大出血这一并发症。不断扩大的血肿会进一步压迫呼吸道。在 TMJ 重建术过程中，出血可能来自上颌动脉、颞动脉、咬肌动脉以及面部动脉和其相关的静脉。剥离和解剖咬肌及翼状肌也可能导致血液渗出。充分了解血管解剖学知识，并严格遵循正确的手术技术，尤其是确保足够的软组织牵拉，可以最大限度减少术中出血[5,12]。

走行较浅表的颞动脉和上颌动脉分别沿髁突颈的外侧和内侧走行，这表明在进行选择性 TMJ 成形术等软组织手术时，这些血管面临较高的受损风险。在 TMJ 手术中，临床意义重大的上颌动脉极易受到损伤。该动脉位于髁突颈的后方，并处于乙状切迹上方的水平位置。通过向后并向内牵拉截骨切口两侧，可防止损伤到上颌动脉。若上颌动脉持续出血，将导致严重的并发症，因为该部位难以直接结扎血管。在强直手术中，对 TMJ 内侧出血的控制烦琐且耗时。一种快速有效的方法是在口腔内用食指按压在颊部隆起区后外侧方向，并施以足够力度的压力，通过压迫肌肉床紧贴内侧升支来止血[13]。另外，也可选择立即进行颈外动脉（ECA）暴露和栓塞处理。恰当的术前评估能有效预防这种不必要的并发症。如有需要，可在术前由介入放射科医生执行介入性栓塞治疗[14,15]。

25.5.1 大出血的处理

围绕在强直性病变周围的血管由于位置接近病损，最好通过 CT/MRI 血管造影及选择性栓塞进行评估和管理。为了防止术中损伤上颌动脉，外科医生应避免破坏关节内侧的骨膜，可以通过使用髁突牵开器或采用超声骨刀来实现这一点。辅助治疗手段如用凝血酶浸润的手术敷料、纤维蛋白胶或其他纤维蛋白产品填塞出血区域并保持足够时间，能够有效止血并控制轻微渗血[5]。

25.6 耳部和颅中窝损伤

TMJ 后方与外耳道相邻，上方则紧邻颅中窝。在进行 TMJ 手术时，即使是经验丰富的外科医生也需要格外注意这些可能面临较高损伤风险的结构。外耳道的解剖结构复杂且与 TMJ 相连。外耳道的外 1/3 为连续不断的软骨壁，与耳廓软骨通过纤维连接至骨性外耳道。内 2/3 的骨性通道由颞骨的环状鼓室部分组成。上壁由颞骨的鳞部和岩部构成。颞骨包含 Huschke 孔 / 鼓室孔，此孔通常在婴儿期闭合，但在 18% 的人群中可能由于外耳道前下方未完全骨化而持续存在。TMJ 位于该孔的后内侧，这在关节镜手术过程中会增加听力损伤并发症的风险。文献还表明，位于颞乳突裂隙内侧末端的 Huguier 管在 TMJ 手术及关节镜检查期间可能导致中耳损害。研究建议手术器械应指向关节结节，并远离颅中窝，以避免穿孔和损伤颅中窝内的组织结构[16,17]。

Machado De Carvalho 等报道称，其患者在接受手术后出现了脑脊液从耳道渗漏、人工关节周围的软组织阻塞整个外耳道、同侧耳聋以及累及侧颅底、颅中窝底、中耳和内耳[18]。此外，其他听觉并发症如感染、撕裂伤、听力减退、外耳炎 / 中耳炎和乳突炎也可能发生。明智的做法是将关节镜放置在外耳前方约 10 mm 的位置，沿眼眦 - 耳屏线排列，并在患者仰卧头部转 90° 的情况下远离耳朵。在 TMJ 手术期间，对外耳道使用防水棉球填充物可以防止血块积聚，有效防止耳部感染发生。

另一种导致耳部感染或听力减退的原因是术后的耳后切口在愈合过程中可能出现狭窄。为预防这种情况，术中应在骨性外耳道上方 4~5 mm 处进行锐性切割，并确保细致缝合。此外，可放置一个涂有抗生素的小型支架（将橡胶导管圆边裁剪成适合外耳道尺寸并保留 7 d），以防止狭窄发生。研究表明，采取这些预防措施有助于降低听力减退的发生率。即使出现听力减退情况，通常也是暂时性的，术后 3~6 个月内可自行恢复[19]。

在进行髁突切除术或髁突成形手术时，需要特别注意的是髁突内侧部分的骨质非常薄。常规放射影像（全景片）显示颞骨的气化表现为无症状的透亮区（图 25.5），而在病理情况下可能表现为肿胀，影像学上则呈现颧弓皮质骨破坏的表现。因此，术前应通过不同的影像学检查手段如 CT 或 MRI 对颞骨气化情况进行评估，或是考虑骨质切除的深度。

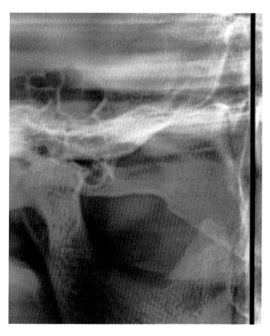

图 25.5　颞骨气化

如果手术过程中穿孔进入颅中窝并暴露大脑的顶叶，若硬脑膜完整，则无需立即手术干预。但如果存在脑脊液漏出或较大缺损，应当采用骨移植或硬脑膜补片进行封闭，并需神经外科医生进一步评估和处理[5]。

25.7 颞下颌关节区瘘管或瘘管（耳前窦/手术部位感染）

耳前窦的出现可能继发于手术部位感染（SSI）或异体移植物感染。临床上，它可表现为息肉样肿物，或者在关节活动时从耳道排出滑液（图25.6）。这种情况可能发生在切除延伸至接近鼓室板后部的大型强直性病变之后，或是内固定物感染时发生。局部清创、术中用颞肌瓣封闭，并在外耳道内填塞抗生素浸润纱布，可以有效解决这一并发症。

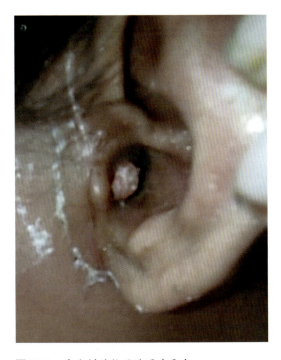

图 25.6　息肉样肿物通过耳瘘露出

25.8 唾液腺并发症

腮腺瘘或涎液囊肿是 TMJ 手术中一种不常见的并发症。如果手术平面位于腮腺-咬肌筋膜之下，可能会无意间造成医源性损伤或直接损伤到腮腺，暴露出唾液腺组织的粗糙表面，导致唾液漏入周围组织。这种唾液渗漏可能表现为持续存在的唾液瘘或涎液囊肿（图25.7）[18]。保守治疗措施包括减少摄入咸味和酸味食物，以避免对腮腺产生副交感神经刺激作用。常规治疗方法包括在受影响区域施加压力包扎。作为辅助治疗，可建议患者使用鼻胃管喂养，以避免味觉刺激引起的唾液分泌增加[20]。

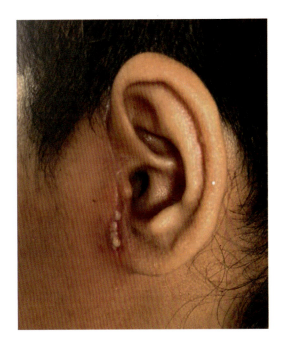

图 25.7　唾液瘘

研究显示，先进行冲洗后涂抹四环素可以有效促进涎液囊肿愈合，因为四环素能引起局部纤维化，从而治愈唾液渗漏。若并发症持续存在，可以选用东莨菪碱贴片、向腺体内注射高渗盐水或肉毒杆菌毒素等作为治疗手段。对于以上方法均无效的患者，对腮腺进行放射治疗能够诱导其纤维化，放射治疗的效果被证实是有效的，但较少采用[21]。

25.9 异位骨化导致关节再强直

TMJ 的再强直是令外科医生和患者都非常困扰的情况之一。这可能是由于后部切口过窄、内侧强直性团块未完全切除，或是松动骨碎片清理不彻底导致的（图25.8）。为预防关节再强直的发生，可采取如下措施：扩大后部切口，彻底移除病理性骨质团块，在关节间插入足够厚度的软组织材料如颊脂垫或腹部脂肪以消除无效腔，放置引流管 48~72 h 防止血肿形成，以及开展至少 18 个月的积极物理治疗。此外，研究表明低剂量放射疗法（10 cGy）（尚处于试验阶段，实践中较少应用）和吲哚美辛使用可降低异位钙化发生的可能性[22-24]。

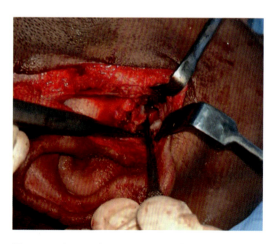

图 25.8　内侧强直团块和松动的骨碎片

25.10 人工关节感染

放置人工关节时，常面临多种感染源的威胁，这些感染源可能来自局部，如口腔内的唾液污染、远处感染如血行传播，或是手术操作过程中对假体处理不当如假体消毒不彻底。宿主因素，例如免疫功能低下、多次手术导致的手术部位血供减少等都会促进假体周围感染状况的发生。为防止口腔内污染，建议更换手术巾、手套，包括吸痰管，并使用苯偶姻和熏陆香油等材料隔离口腔腔隙，它们可以形成一个水密封，有效防止唾液漏出[25]。

在术后 1 周内出现的急性感染可以通过手术方式进行治疗，包括使用无菌牙刷和碘伏擦洗假体以去除附着的生物膜，在假体内侧及外侧各放置一根冲洗导管，并通过下颌下切口放置一根 Penrose 引流管。对于慢性感染假体的处理则涉及移除假体、植入中心静脉导管（PICC），以及随后 6 周适当的静脉抗生素治疗，之后再辅以口服抗生素治疗 1 个月。在感染得到有效控制后可进行第二次手术，重新植入假体[26-28]。

25.11 假体位置不当

保持良好的咬合关系以及正确地将髁突置于关节窝解剖位置，是确保术后关节正常功能运动的两个首要前提条件。在安装所有螺钉之前需要反复检查咬合情况、确保关节窝组件固定于足够的骨质上以及评估髁突位置，这些措施将有助于防止功能性紊乱的发生。假体位置不当的发生通常与标准假体适配性不足有关，通过三维虚拟设计定制的假体则可以克服上述问题[5]。

25.12 假体松动

通常情况下，假体通过 6~8 颗螺钉固定后较为稳定。然而，当底层骨质疏松或骨质偏薄、感染或手术部位受到外伤时，螺钉会发生松动，从而可能导致关节窝组件发生移位。理想状况下，在标准预成型假体或个性化定制型假体中需实现三点稳定内固定，以达到最小甚至无微小移动[5]。

25.13 器械断裂

器械断裂在关节镜手术中很少发生。造成器械断裂的常见原因包括器械结构完整性丧失、施力过度以及器械弯曲。术者应随时准备通过关节镜技术或必要时通过TMJ切开探查术来取出断裂的器械。

25.14 变态反应

金属移植物材料（如铬、钴、镍等）引发的过敏反应虽然罕见，但也存在相关报道。局部可能出现湿疹、红斑以及疱疹等皮肤症状。如果需要在关节腔内放置植入物或假体，则建议术前由免疫专科医生进行金属过敏测试[5]。

25.15 错𬌗畸形

术后出现的开𬌗或无法获得满意的咬合关系与TMJ强直治疗中进行的双侧髁突切除术相关，这种情况可以通过积极进行等长和等张训练改善，并在术后几天内佩戴引导性橡皮筋来纠正。错𬌗也可能与人工关节安装不适当有关。通过确保手术过程中咬合良好、在手术每一步骤中都确认咬合正确、进行良好的重建性关节成形术或顺应性关节间隙成形术等方式可以解决这一问题[5,29]。

25.16 其他

TMJ手术后其他相对较少见的并发症包括颈部-纵隔脓肿、纵隔气肿以及皮下气肿等[18]。

25.17 总结

外科医生应充分了解局部解剖结构，并进行恰当的术前规划，以避免或尽量减少并发症的发生。尽管进行了仔细的规划和执行，但并发症仍可能发生。对于外科医生来说，具备识别并处理并发症的能力至关重要，以便在必要时确保患者顺利康复。

参考文献

请登录www.wpcxa.com"下载中心"查询或下载。

第26章 牵张成骨在恢复下颌支–髁突单元中的作用

R. Manikandhan, Ganesh Koneru, Darpan Bhargava

26.1 引言

髁突缺损或变形导致无法保留时，颞下颌关节（TMJ）重建为这些患者带来希望，这是一个具有挑战性的外科手术，前面的章节我们已经详细讨论了包括自体和异体材料在内的各种重建方法。近年来，TMJ重建技术从简单的关节间隙成形术（有或无间隙移植物）发展到异体全关节置换，以及利用牵张成骨（DO）从下颌支后方生成新的髁突，这些技术的改进提高了重建效果，并获得了普遍认可。

应用牵张成骨或组织工程技术使颞下颌关节重建或再生是最好的治疗方法之一，使髁突接近自然状态，其功能与正常关节相似，能承受咀嚼负荷。在整形外科领域，基于Ilizarov理论的DO是一种延长长骨的常用技术。近年来，这项技术已经在重建上颌骨和下颌骨缺陷或缺损中得到了广泛的应用[1-6]。重建手术必须考虑患者的年龄，并评估全身健康状况，因为年轻患者更可能在其一生中需要多次修复手术以保持髁突的适当外形和功能[7]。

迁移牵张成骨（TDO）通过髁突的再生实现颞下颌关节重建，它有一个优点是在关节窝和下颌升支之间形成一个纤维软骨帽。Stucki-McCormick首次报道了通过TDO对关节强直患者进行髁突重建，当垂直向骨缺损较少时，也有学者通过下颌升支骨瓣重建升支–髁突单元（RCU），而不用牵张成骨[8-10]。

26.2 TDO的历史

Ilizarov在1951年提出的牵张成骨技术，长期以来一直用于长骨缺损的重建。McCarthy等在1992年首次报道了牵张成骨用于颅颌面畸形临床患者，Stucki-McCormick在1997年首次报道了使用牵张成骨完成两例髁突重建的病例，包括肿瘤切除后的关节强直和退行性病变[11,12]。

26.3 术前评估及设计

术前，需要对颞下颌关节和邻近结构进行详细的临床和影像学评估。在临床上，剩余下颌骨的健康情况和预期缺损组织的大小都是需要考虑的重要因素，可以通过CT或三维重建进行评估。无论垂直和水平方向，重建可以完成髁突残端再生，甚至整个升支-髁突单元的再生。术前，通过模型外科构建一个3D立体光固化模型，模拟手术计划并适配牵张器，并可进一步用于患者手术中。

26.4 影像学分析

术后定期对所有患者进行临床、面相和全口曲面体层片记录，CBCT有助于评估颌骨的质量和形状，还有助于制作手术导板，用于精确定位切口、放置牵张器以及在3D立体光固化模型上设计牵张器的位置，以便进行调整。这种方法节省了手术操作时间，提高了效率，从而改善患者预后。超声检查（USG）也可以用于术后骨组织愈合情况的评估[5]。

26.5 TDO恢复RCU的外科手术

在经鼻气道插管的全身麻醉（GA）及严格的无菌操作下进行手术，Risdon切口更有利于暴露升支和髁突区域。分层解剖，剥离骨膜，为了维持软组织覆盖，内侧骨膜应保持完整，因为它是迁移节段的血供来源，有助于牵张成骨。

在上颌升支上进行反L形截骨，从乙状切迹延伸到下颌骨下缘上方约1 cm处，截骨切口不应延伸至下颌角区域。升支上的垂直截骨切口应平行于预期的牵张移动方向，以引导迁移骨块朝向关节窝移动。迁移骨块的上端应圆滑，以模拟髁突头。在手术前准备好牵张器和垂直滑动导向杆，它们将骨块向上准确地推进到先前设计的颞颌关节的前后中点或现有的关节窝。

牵张器应平行于垂直截骨切口，并通过微型钢板和螺钉固定，类似于下颌骨骨折的固定（图26.1）。固定后，应进行截骨术以进行迁移骨段移动，在手术中移动牵张器，确认可以自由运动1~2 mm而不受限制。在下颌后或下颌角区域做一个小的切口，方便牵张器的激活臂伸出，一旦装置放置并固定后，使用3-0可吸收缝线或4-0尼龙缝线将切口分层缝合，术后适当给予镇痛药和抗生素。

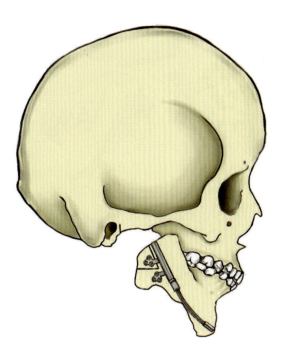

图26.1 截骨后的牵张固定装置

术后第5~7天，牵张器开始加力，最佳速率为每天1 mm。早上和晚上分别为0.5 mm，或者每6 h 0.25 mm，每天4次，最好在每天固定的时间点进行。Ilizarov提出，每天1 mm牵张距离，牵张的频率越高效果越好，越有利于术者预期的 RCU 长度，且迁移骨段与关节表面接触越紧密。最后，为了巩固牵张效果，牵张器还需留在原位 8~12 周（图 26.2）。在术后，建议患者进软性饮食，并进行物理治疗，有利于保持患者的张口度。在保持后期，影像学上成熟的骨组织明显形成后，方可在全身麻醉下去除牵张器[8-10,13]。

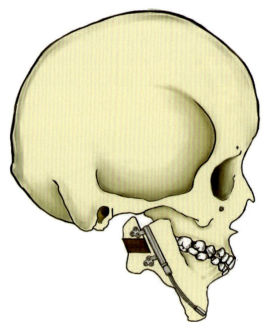

图 26.2　牵张成骨后新形成的髁突

26.6　牵张成骨组织学分析

组织学表明：在早期阶段，牵张的间隙被柔软的骨痂覆盖，而在 24 周后，骨痂发育为成熟的骨组织，并且与正常骨组织几乎无法区分。牵张成骨形成的新髁突是特殊的，头部有纤维软骨覆盖，起着牵张成骨过程中输送牵张力的作用。从组织学上观察，这种再生是软骨内骨化和膜内骨化的结合。

牵张成骨再生总是与牵张力矢量平行，所有的软组织，如皮肤、神经、血管和肌肉等都可在施加的牵张力的方向上进行延长和生长[2,3,14]。

26.7　治疗原则

DO 的原理是：当对活组织施加渐进性牵引力时，会产生应力，刺激并维持组织的主动生长和再生。所有缓慢而稳定地被拉伸的组织可出现细胞内和细胞外合成增加及代谢活跃，这对维持血液供应和应对功能负荷至关重要。在 DO 中，在软骨痂骨化之前对其施加渐进的牵张力。被拉伸的软骨痂具有骨化潜力，在存留一段时间达到稳定后会转化为骨骼。通过适当的牵张获得新骨形成而非骨痂的生物学和临床原则包括：

（1）手术过程中：最大限度地保存骨膜血液供应和软组织。迁移骨段截骨术应精心设计和实施，以满足牵张方向的要求。

（2）间隙期：5~7 d，加强固定，防止截骨部位移位。

（3）牵张期：取决于缺损的大小。

（4）牵张的速率和频率：理想的牵张率每天不超过 1 mm，在必要时，牵张率可以根据骨形成的特性进行调整。牵张的频率可以多次，但是每天的总牵张次数应该保持恒定。

（5）巩固期：8~12 周。

（6）下颌骨正常生理功能：有助于促进新形成髁突的快速骨化[3]。

文献中有多项动物和人体研究使用 TDO 重建 RCU。它是用于 TMJ 重建的新兴技术之一，但与其他可用于全关节重建的方案相比，仍处于发展阶段[15-19]。

26.8　牵张成骨的优点和缺点

牵张成骨技术的最大优点是通过自体

天然形成的骨组织再生修复缺损的骨骼，避免了患者其他部位的创伤。

缺点就是费用较贵，牵张器不适感较强，牵张成骨技术敏感性较高。另外一个重要的影响因素是患者的依从性，因为牵张器必须佩戴在患者颌面部较长时间，给患者生活和社交带来不便，并且在牵张期需要每天激活装置。牵引器去除需要二次手术，局部的感染、唾液腺囊肿和神经损伤都有可能发生[13]。所有术后可能的并发症均应在患者咨询时告知患者。

26.9 治疗目标

DO 是颌面外科领域再生髁突的一种新技术。治疗计划应该包括严格筛选病例，告知患者手术的优点、缺点、风险和并发症。充分的术前准备、术后的适当护理都影响了治疗效果。在上述任何环节上有疏漏，都会影响治疗结果。虽然没有重建手术能够完全满足功能、形式和美学的要求，但是理想的重建手术目标应该是：

（1）适应咬合环境的改变。
（2）适应髁突/关节窝关系的改变。
（3）具有一定的强度和耐久性，能够承受住髁突的正常磨耗。
（4）髁突活动无摩擦。
（5）无炎症、无过敏。
（6）在功能性磨损或损坏后自愈。
（7）关节症状的不适感和疼痛感减轻。
（8）面部美观[7]。

参考文献

请登录 www.wpcxa.com "下载中心"查询或下载。

第27章 颞下颌关节手术患者纤维支气管镜插管

Rajkumar Ahirwal，Darpan Bhargava

27.1 引言

全身麻醉期间的气道管理是十分重要的，颞下颌关节（TMJ）手术患者的气管插管具有挑战性且难度大，因为张口受限会使术者直视声带困难。多种因素会增加关节强直患者的气管插管难度，颅颌融合会伴随骨骼和软组织畸形，包括下颌发育不全，由于下颌空间减少导致的咽腔狭窄，以及假性巨舌症，通常会导致阻塞性睡眠呼吸暂停和气道受损。上述情况导致传统的气管插管技术如经鼻/口插管对该类患者并不适用。对于伴有张口受限的关节手术患者没有标准的气管插管技术[1,2]。

以往文献提出了几种确保关节手术患者安全的气管插管技术，包括经鼻盲探插管，纤维喉镜辅助插管，逆行气管插管等，偶尔也会使用气管切开术[1]。

27.2 病因学

需要关节手术的患者通常已经发展到疾病晚期阶段，大多数患者由于临床症状的进展发生张口受限，这会引起气道解剖结构的改变，导致插管困难，比如关节强直患者。因此对于此类患者难以使用常规插管技术，甚至无法使用常规技术。对于关节强直患者，使其处于仰卧位进行气管插管几乎是不可能的[1-3]。

27.3 伴有张口受限的关节手术患者的气管插管技术

纤维支气管镜插管是对于伴有关节强直或张口受限的手术患者最适合的方法。但是该技术目前无法得到推广，原因包括费用较高、技术敏感性较高、纤维导管的种类及管径范围有限，在操作过程中潜在的非必要出血的风险也增加了纤维支气管镜插管的难度[1]。

在纤维支气管镜时代到来之前，对于张口受限患者使用的气管插管方法主要是经鼻盲探插管，对于 TMJ 患者使用经鼻盲探插管需要麻醉医生受过良好的培训才能确保气道安全。在手术团队做好充分的术前准备以保证手术顺利完成的前提下，这是无创且性价较高的方法[1,4]。

但该技术是有局限性的，我们应该确保在经鼻盲探插管失败的情况下有备用的插管技术可以使用。在进行 TMJ 手术的儿科患者中，由于颌面部骨骼未发育完全而导致张口度较小，以及患者不配合等因素，气管插管要非常小心。而且 TMJ 强直在儿科患者中的发病率较高，这对麻醉医生气道管理的挑战性极高[4]。

27.4 纤维支气管镜插管的流程（图 27.1 至 27.5）

（1）检查纤维支气管镜的光源，将光源聚焦在纱布片上，用 70% 异丙醇除雾。

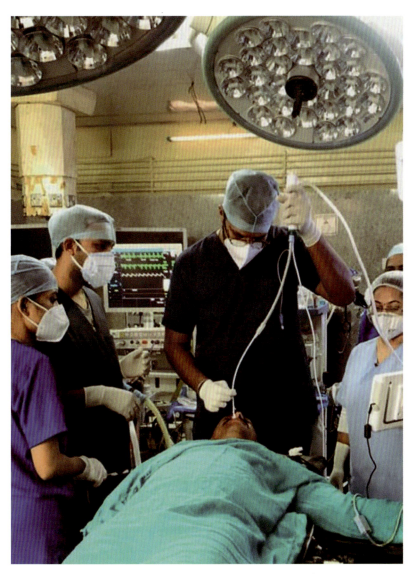

图 27.1 纤维支气管镜在插入鼻腔之前定位在鼻孔处

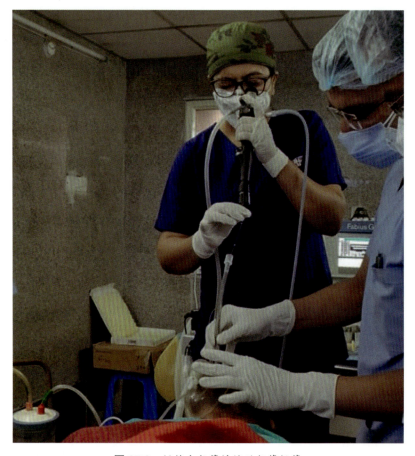

图 27.2　纤维支气管镜辅助气管插管

（2）利多卡因凝胶应涂布到整个纤维支气管镜上，这有利于导管通过。

（3）气管插管应在患者达到足够的镇静水平后开始，患者在气管插管前应做好充分准备，用麻黄碱和利多卡因浸泡的纱布填充鼻孔，以进行鼻黏膜的初步麻醉。2%利多卡因雾化是上呼吸道麻醉技术之一，可与喉上神经阻滞麻醉和经气管局部麻醉联合使用。

（4）对于下气道的局部麻醉，采用"边喷边走"的策略（局部麻醉溶液经支气管镜释出），同时推进支气管镜，直至看到会厌。

（5）如果在支气管镜前进过程中碰到咽后壁，支气管镜的前端应向下转动以寻找声门。

（6）如果会厌存在阻塞，则应在会厌下方操作支气管镜以观察声带。

（7）将支气管镜推进到喉部附近，然后通过支气管镜在声门和声带之间进行局部麻醉。

（8）为了降低喉部损伤和支气管镜前端损伤的风险，对支气管镜施加的力不应过大。

（9）当支气管镜进入气管后，气管插管沿支气管镜推进并固定到位。确定气管隆嵴处，并将气管插管放置在气管隆嵴处之前，以便促进两侧肺的均匀通气。

（10）小心地取出支气管镜，留下气管内插管，以便进行全身麻醉[3]。

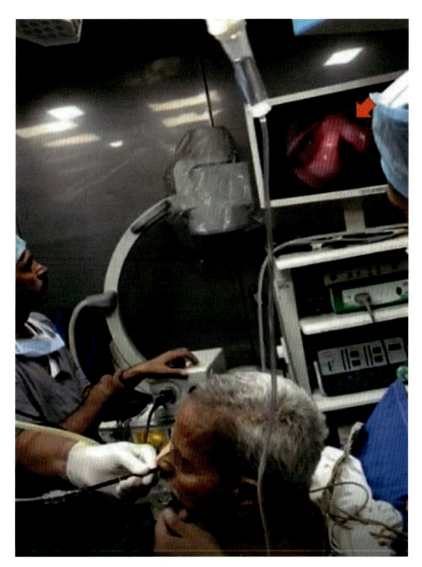

图 27.3　声带的内镜辅助视图（用箭头表示）

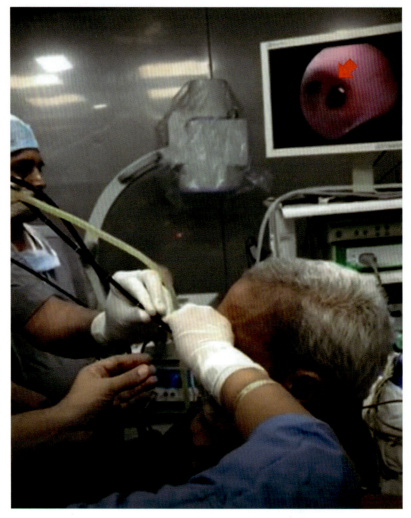

图27.4　气管隆嵴和气管分叉的内镜辅助视图（用箭头表示）

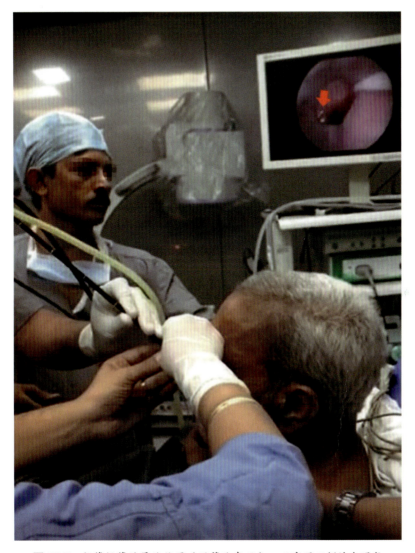

图 27.5　气管插管的最终位置（用箭头表示），以实现双侧均匀通气

（11）支气管镜的外径决定了患者可使用的气管内插管的大小。因此，麻醉前有必要进行患者评估，以保证插管的顺利进行。

27.5　总　结

麻醉医生和外科医生应在术前评估并讨论每一位患者的情况，根据手术的类型和持续时间决定插管的类型，以维持气道通畅。麻醉医生应该掌握插管技术可能发生的并发症的处理，因为它们技术敏感性较高，需要额外的培训。对关节手术患者进行适当的评估、计划和执行以确保气道安全，可预防不必要的并发症。

参考文献

请登录 www.wpcxa.com "下载中心" 查询或下载。